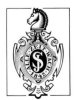

Charles L. Sprung (Hrsg.)

Pulmonalarterienkatheter

Methodik und klinische Anwendung

Mit einer Einleitung von H.J.C. Swan

Übersetzt von
K. Reinhart und L. Hannemann

Mit 53 Abbildungen

Springer Verlag
Berlin Heidelberg New York
London Paris Tokyo

CHARLES L. SPRUNG, M.D.
Chief, Medical Intensive Care Unit,
Veterans Administration Medical Center,
Associate Professor of Medicine,
University of Miami School of Medicine,
Miami, Florida, USA

Dieser Band stellt eine deutsche Übersetzung von
Charles L. Sprung (Ed.): *The Pulmonary Artery Catheter* dar.
Der Springer-Verlag GmbH & Co. KG veröffentlicht und vertreibt die deutsche Ausgabe mit
freundlicher Genehmigung der ASPEN SYSTEMS CORPORATION, Rockville, Maryland,
USA, die über sämtliche Veröffentlichungs- und Vertriebsrechte verfügt.
© 1983 by University Park Press

ISBN 3-540-50182-7 Springer-Verlag Berlin Heidelberg New York
ISBN 0-387-50182-7 Springer-Verlag New York Berlin Heidelberg

CIP-Titelaufnahme der Deutschen Bibliothek:
Pulmonalarterienkatheter: Methodik u. klin. Anwendung/Charles L. Sprung (Hrsg.).
Mit e. Einl. von H. J. C. Swan. Ins Dt. übers. von K. Reinhart u. L. Hannemann. –
Berlin; Heidelberg; New York: Springer, 1988
    ISBN 3-540-50182-7 (Berlin . . .) brosch.
    ISBN 0-387-50182-7 (New York . . .) brosch.
NE: Sprung, Charles L. [Hrsg.]

Das Werk ist urheberrechtlich geschützt. Die dadurch begründeten Rechte, insbesondere die
der Übersetzung, des Nachdrucks, des Vortrags, der Entnahme von Abbildungen und Tabellen, der Funksendung, der Mikroverfilmung oder der Vervielfältigung auf anderen Wegen und
der Speicherung in Datenverarbeitungsanlagen bleiben, auch bei nur auszugsweiser Verwertung vorbehalten. Eine Vervielfältigung dieses Werkes oder von Teilen dieses Werkes ist auch
im Einzelfall nur in den Grenzen der gesetzlichen Bestimmungen des Urheberrechtsgesetzes
der Bundesrepublik Deutschland vom 9. September 1965 in der Fassung vom 24. Juni 1985
zulässig. Sie ist grundsätzlich vergütungspflichtig. Zuwiderhandlungen unterliegen den Strafbestimmungen des Urheberrechtsgesetzes.

© Springer-Verlag Berlin Heidelberg 1989
Printed in Germany

Die Wiedergabe von Gebrauchsnamen, Handelsnamen, Warenbezeichnungen usw. in diesem
Werk berechtigt auch ohne besondere Kennzeichnung nicht zu der Annahme, daß solche Namen im Sinne der Warenzeichen- und Markenschutz-Gesetzgebung als frei zu betrachten wären und daher von jedermann benutzt werden dürfen.
Produkthaftung: Für Angaben über Dosierungsanweisungen und Applikationsformen kann
vom Verlag keine Gewähr übernommen werden. Derartige Angaben müssen vom jeweiligen
Anwender im Einzelfall anhand anderer Literaturstellen auf ihre Richtigkeit überprüft werden.
Satz, Druck und Bindearbeiten: Druckerei Parzeller, Fulda
2119/3130-543210 – Gedruckt auf säurefreiem Papier

*Für meine Eltern, Brüder und Schwestern
und besonders für meine Frau Rebecca
und meine Kinder Elie, Nina und Ari,
die mich und meinen gewählten Beruf ertragen.*

Vorwort der Übersetzer

Wie Sprung in seinem Vorwort ausführt, hat die Einführung des Pulmonalarterieneinschwemmkatheters durch Swan und Kollegen die Versorgung kritisch kranker Patienten revolutioniert. Legt man die nach wie vor zunehmende Anwendung dieser Katheter zugrunde, so gilt diese Aussage unvermindert, obwohl auch heute noch nicht der Nachweis dafür erbracht werden konnte, daß sich mit dem Einsatz dieses nicht komplikationslosen Verfahrens die Mortalität und Morbidität kritisch kranker Patienten signifikant senken läßt. Im Gegenteil, es wird von einigen Autoren sogar die Meinung vertreten, daß das Umgekehrte der Fall sei [3]. Die große Mehrzahl der Intensivmediziner (einschließlich der Übersetzer dieses Buches) ist jedoch weiter der Auffassung, daß in der Therapie spezieller Patienten die Vorteile dieses Verfahrens und damit der Nutzen für die Betroffenen die potentiellen Nachteile überwiegen. Zweifelsohne muß vor einem kritiklosen Einsatz dieser invasiven Maßnahme gewarnt werden. Sie ist nur vertretbar, wenn der Anwender

1) mit der Funktionsweise der Katheter und den nötigen Hilfsmitteln bestens vertraut ist,
2) die Technik des Legens und der Pflege des liegenden Katheters beherrscht,
3) die Kenntnis besitzt, die potentiellen Möglichkeiten des Katheters zur Abklärung der kardiorespiratorischen Situation des Patienten optimal zu nutzen.

Nur unter diesen Voraussetzungen kann der Anwender von einem potentiellen Nutzen für den Patienten ausgehen. Nicht wenige Komplikationen des Verfahrens sind auf seine unsachgemäße Handhabung zurückzuführen. Oft fehlen bei den Anwendern die nötigen physiologischen bzw. pathophysiologischen Gundlagenkenntnisse, ohne die die zu gewinnenden Informationen nicht zu erheben sind bzw. falsch interpretiert werden.

Der Entschluß zur Übersetzung dieses Buches erfolgte, da die Autoren – alle erfahrene Intensivmediziner – es in hervorragender Weise verstanden haben, den potentiellen Anwender über alle oben aufgeführten Grundbedingungen für ein erfolgreiches Arbeiten mit dieser Methode präzise zu informieren.

Die Anwendung des Verfahrens ist durch die Einführung neuer Introducer mit sterilen Schutzhüllen und durch geschlossene Systeme zur Injektatapplikation für die Herzzeitvolumenbestimmung [5] einfacher und möglicherweise auch sicherer geworden. Aber auch mit diesen Techniken lassen sich Katheterinfektionen nicht völlig verhindern [1]. Neue Techniken wie die Bestimmung der Rechtsherzejektionsfraktion über Thermodilution, zusätzliche Katheterlumina zur Einbringung von Herzschrittmachersonden und die Inkorporation von Fiberoptiken in die Katheter zur kontinuierlichen Registrierung der gemischtvenösen Sauerstoffsättigung des Hämoglobins haben die diagnostischen und therapeutischen Möglichkeiten mit Hilfe von Pulmonalarterieneinschwemmkathetern in den vergangenen Jahren noch erweitert [2, 4].

Wir halten die in dem vorliegenden Band vermittelten Grundlagen für die erfolgreiche Arbeit mit allen Formen von Pulmonalarterieneinschwemmkathetern für unerläßlich. Es werden jedoch nicht nur Grundlagen vermittelt, sondern es wird anhand von Fallbeispielen auch die praktische Arbeit mit dem Katheter vorgeführt.

Wir haben uns bei der Übersetzung bemüht, die amerikanische Nomenklatur im Text so zu modifizieren wie sie inzwischen im deutschen Schrifttum mehrheitlich Verwendung findet. Für die tabellarische Wiedergabe der hämodynamischen Profile wurde die amerikanische Originalnomenklatur beibehalten und entsprechend erläutert.

Wir wünschen für die Lektüre dieses Buches viel Freude und hoffen, daß es dem Leser ebensoviele Anregungen und Kenntnisse vermittelt wie den Übersetzern.

Berlin
K. REINHART
L. HANNEMANN

Literatur

1. Murray MJ, Wignes M, McMichan JC (1986) Assessment of sterility of pulmonary arterial catheter sheaths. Anaesth Analg 65:1218
2. Reinhart K, Gramm HJ, Specht M, Föhring U, Mayr O, Schäfer M, Dennhardt R (1986) Physiologische Grundlagen und klinische Erfahrungen mit der kontinuierlichen Registrierung der gemischtvenösen Sauerstoffsättigung bei Risikopatienten. Intensivmed 23:346
3. Robin ED (1984) The cult of the Swan-Ganz catheter: overuse and abuse of pulmonary flow catheters. Ann Intern Med 103:445
4. Vincent JL, Thirion M, Birmioulle S, Lejeune P, Kahn RJ (1986) Thermodilution measurement of right ventricular ejection fraction with a modified pulmonary artery catheter. Intens Care Med 12:33
5. Yonkman CA, Homary BH (1984) Comparison of three methods of maintaining a sterile injectate system during cardiac output determinations. Am J Inf Contr 12:276

Vorwort zur amerikanischen Originalausgabe

Wie immer, wenn neue Medikamente oder Techniken eingeführt werden, so wurden auch an den Pulmonalarterienkatheter (PAK) große Erwartungen gestellt. Es blieb nicht aus, daß in den darauf folgenden Jahren Komplikationen in der Anwendung beschrieben wurden, einige mit tödlichem Ausgang. Trotz dieser Erfahrungen haben Weiterentwicklungen der Anwendungstechnik dafür gesorgt, daß der PAK einen festen Platz in der klinischen Überwachung kritisch Kranker gefunden hat. Nach mehr als einem Jahrzehnt seiner Anwendung hat der Einschwemmkatheter Dr. Swans' und seiner Kollegen die Behandlung kritisch Kranker revolutioniert. Physiologische Veränderungen bei einem Patienten können jetzt am Krankenbett beobachtet und entsprechend behandelt werden. Leider hat die Katheterisierung der Pulmonalarterie nicht dazu beigetragen, die Überlebensrate zu steigern. Ob eine Untersuchung darüber zur jetzigen Zeit durchgeführt werden könnte oder sollte, ist zu diskutieren. Sicher müssen diejenigen Patienten, die eindeutig von einer Katheterisierung profitieren, objektiv definiert werden.

Die vorliegende Arbeit stellt einen Versuch dar, die Konzepte und Informationen über die Katheterisierung der Pulmonalarterie, die in der medizinischen Literatur erhältlich sind, in einem Buch zu vereinigen; es ist für Lernende des hämodynamischen Monitoring gedacht. Da wir alle Lernende auf diesem Gebiet sind, sollte das auch für Lehrschwestern und ausgebildete Schwestern, Techniker, Therapeuten und Ärzte gelten. Auf Grund des verschiedenen Wissensstandes der oben genannten Personen und der vielen Fachabteilungen, die bei der Behandlung von Patienten beteiligt sind, bei denen ein Katheter indiziert ist, haben meine Mitarbeiter (2 Kardiologen, ein Chirug und ein Anästhesist − alle Intensivmediziner) und ich versucht, jede der Gruppen anzusprechen. Die Einleitung von Dr. Swan ist eine retrospektive Darstellung des PAK und eine Vorausschau in die Zukunft; Kap. 1 behandelt die Indikationen für das Legen eines PAK. Es werden die Kriterien dargestellt, die in der Literatur zu finden sind; Kap. 2 beschreibt die Methoden und Techniken der Katheterisierung und der Druckmessung. Dr. Civetta, der den Katheter seit Jahren anwendet, veröffentlichte kürzlich einige seiner Daten und Erfahrungen und berichtet hier über seine persönliche Methode beim Legen des PAK; Kap. 3 bietet eine Zusammenfassung der bisher bekannten Komplikationen bei der Anwendung des PAK. Richtlinien, wie man diese Komplikationen vermeidet und wie man sie behandelt, nachdem sie aufgetreten sind, sind in Kap. 3 enthalten; Kap. 4 ist eine Besprechung der jeweils erhobenen Meßdaten und der abgeleiteten Berechnungen mit Hilfe des PAK. Ebenfalls schließt dieses Kapitel eine Besprechung der Bedeutung dieser Variablen ein. Zum Schluß wird in Kap. 5 über ausgewählte Patienten berichtet, die an den typischen Krankheiten leiden, bei denen eine Katheterisierung der Pulmonalarterie notwendig ist. Die Autoren haben sich entweder in der klinischen Arbeit oder in der Forschung intensiv mit Patienten, die an diesen Krankheiten leiden, beschäftigt. Jeder Fall ist dargestellt; das spezielle Krankheitsbild und die Vorteile der hämodynamischen Messung werden bei den betreffenden Patienten besprochen.

Der Ausdruck „Pulmonalarterienkatheter" (PAK) wird im ganzen Buch als einheitliche „spezifische" Beschreibung des Katheters benutzt.

Der Impuls, dieses Buch zu schreiben, kam von meiner wachsenden Enttäuschung und Besorgnis, als ich die Selbstgefälligkeit einiger Ärzte beobachtete, die PAK anwendeten. Einige Ärzte würden einen Patienten katheterisieren, obwohl eine klinische Untersuchung ausreichen würde, andere verlassen den Patienten gleich nach Legen des Katheters, ohne die potentiellen Informationen zu nutzen, die der Katheter liefern könnte. Wir hoffen, daß dieses Buch derartige Vorkommnisse einschränken wird und als nützliches Nachschlagewerk für diejenigen dient, die mit der Anwendung von PAK zu tun haben.

Danksagung

Der Herausgeber möchte Joan Rodden, Rebecca Sprung, Peggy Pierce, Eileen Marcial, Yvonne Bisordi, Lorraine Scotto, Seymour Levine und den Mitarbeitern der Medical Library of the Veterans Administration Medical Center für ihre technische Hilfe und Dr. Michael Goldstein für seine kritische Durchsicht des Buches danken.

Schließlich möchte der Herausgeber unseren Patienten, Studenten, Mitarbeitern im Krankenhaus und den Lehrern seinen Dank aussprechen, die ihm eine Fülle von Anregungen geliefert haben und die Medizin inhaltsvoller gemacht haben.

CHARLES L. SPRUNG

Inhaltsverzeichnis

Einleitung 1
Literatur 4

Teil 1: Methodologie

Indikationen für die Anlage des Pulmonalarterienkatheters
C. L. SPRUNG und L. J. JACOBS 7

1.1	Komplizierter Myokardinfarkt oder Myokardischämie .	9
1.1.1	Hypotension	10
1.1.2	Kongestives Herzversagen	10
1.1.3	Sinustachykardie	10
1.1.4	Hypertension	11
1.1.5	Akute Mitralklappeninsuffizienz	11
1.1.6	Ventrikelseptumdefekt	11
1.1.7	Perikardtamponade	12
1.1.8	Rechtsherzinfarkt	12
1.1.9	Arzneimittelwirkungen	13
1.1.10	Maßnahmen zur Begrenzung der Größe des Myokardinfarkts	13
1.2	Schock	13
1.3	Pulmonale Indikation	14
1.3.1	Kardiogenes Lungenödem	14
1.3.2	Atemversagen	14
1.3.3	Atemnot unbekannter Ursache	15
1.4	Feststellung des intravasalen Volumens	15
1.5	Vasodilatation	15
1.6	Chirurgie	16
1.6.1	Patienten mit hohem Risiko	16
1.6.2	Chirurgisches Vorgehen	16
1.6.3	Postoperative Komplikationen	17
1.7	Pädiatrie	17
1.8	Routinemäßige Herzkatheterisierung	18
1.9	Verschiedenes	18
	Literatur	20

2	Das Legen des Pulmonalarterienkatheters J. M. CIVETTA	21
2.1	Ausrüstung und Vorbereitung	21
2.1.1	Voraussetzungen für das elektronische Monitoring	21
2.1.2	Kalibrierung	28
2.1.3	Beschaffenheit des Katheters	31
2.1.4	Standardisiertes Vorgehen beim Katheterlegen	33
2.2	Technik des Einführens	36
2.2.1	Vorbereitung der Punktionsstelle	36
2.2.2	Wahl der Punktionsstelle – Vor- und Nachteile	37
2.2.3	Einführen des Introducers	42
2.2.4	Aufrechterhalten einer korrekten Lage für eine adäquate Funktion	49
2.3	Zweck der Pulmonalarterienkatheterisierung	56
2.3.1	Gemessene Drücke	56
2.3.2	Herzzeitvolumen	56
2.4	Risiken, Irrtümer und deren Beseitigung	61
2.4.1	Vorschieben des Katheters	61
2.4.2	Interpretation	63
2.4.3	Positionierung	66
2.5	Zusammenfassung	67
	Literatur	67
3	Komplikationen beim Legen des Pulmonalarterienkatheters C. L. SPRUNG	69
3.1	Arrhythmien	69
3.2	Schenkelblock	73
3.3	Thrombose	74
3.4	Lungenschädigung	75
3.5	Pulmonalarterienruptur	78
3.6	Herzkomplikationen	82
3.7	Verknotung	82
3.8	Komplikationen durch Infektion	85
3.9	Ruptur des Ballons	88
3.10	Verschiedenes	89
	Literatur	93

Teil 2: Klinische Anwendungen

4	Direkte Messungen mit Hilfe des Pulmonalarterienkatheters und abgeleitete Meßgrößen C. L. SPRUNG, E. C. RACKOW und J. M. CIVETTA	99
4.1	Direkt meßbare Variablen	99
4.1.1	Herzfrequenz	103

4.1.2	Blutdruck	103
4.1.3	Herzminutenvolumen	104
4.1.4	Zentralvenöser Druck	107
4.1.5	Pulmonalarterielle Drücke	110
4.1.6	Gemischtvenöse Sauerstoffspannung	122
4.2	Berechnete Variablen	125
4.2.1	Körperoberfläche	125
4.2.2	Herzindex	125
4.2.3	Schlagvolumen	125
4.2.4	Schlagvolumenindex	125
4.2.5	Gefäßwiderstand	126
4.2.6	Linksventrikuläre Schlagarbeit	127
4.2.7	Rechtsventrikuläre Schlagarbeit	127
4.2.8	Sauerstoffgehalt	127
4.2.9	Sauerstoffangebot	128
4.2.10	Sauerstoffaufnahme	129
4.2.11	Sauerstoffextraktionsrate	130
4.2.12	Venoarterielle Beimischung	130
	Literatur	131

5	Einsatz des Pulmonalarterienkatheters – Fallbesprechungen C. L. SPRUNG, B. H. RUBEN, J. M. CIVETTA, L. J. JACOBS	135
5.1	Pneumonie oder Linksherzversagen mit Stauung. C. L. SPRUNG	135
5.2	Myokardinfarkt mit Komplikationen. C. L. SPRUNG	138
5.3	Mitralklappenregurgitation versus Ventrikelseptumdefekt. L. J. JACOBS	147
5.4	Vasodilatation. C. L. SPRUNG	150
5.5	Septischer Schock. C. L. SPRUNG	157
5.6	Atemnotsyndrom des Erwachsenen. C. L. SPRUNG	163
5.7	Multiples Trauma. J. M. CIVETTA	174
5.8	Präoperative Einschätzung für einen chirurgischen Eingriff. B. H. RUBEN	177
5.9	Herzchirurgie. B. H. RUBEN	182
5.10	Ballonverschlußangiographie. C. L. SPRUNG	186
5.11	Luftembolie während des neurochirurgischen Eingriffs. B. H. RUBEN	190
	Literatur	194

Anhang 198

Sachverzeichnis 201

Mitarbeiterverzeichnis

JOSEPH M. CIVETTA, M.D.
Professor and Chief, Division of Emergency Surgical Services, University of Miami School of Medicine, Jackson Memorial Medical Center, Miami, Florida, USA

LAWRENCE J. JACOBS, M.D.
Assistant Clinical Professor of Medicine, Division of Cardiology, University of Miami School of Medicine, Miami, Florida, USA

ERIC C. RACKOW, M.D.
Professor and Vice Chairman, Department of Medicine, Chief, Division of Critical Care Medicine, Director, Center for Critical Care Medicine, University of Health Sciences/The Chicago Medical School, Chicago, Illinois, USA

BRADLEY H. RUBEN, D.O.
Assistant Professor of Anesthesiology, Neurological Surgery and Surgery, Director, Neurosurgical Intensive Care Unit, Co-Director, Surgical Intensive Care Unit, University of Miami School of Medicine/Jackson Memorial Medical Center, Miami, Florida, USA

CHARLES L. SPRUNG, M.D.
Chief, Medical Intensive Care Unit, Veterans Administration Medical Center, Associate Professor of Medicine, Universitiy of Miami School of Medicine, Miami, Florida, USA

H.J.C. SWAN, M.D., Ph.D., F.R.C.P.
Professor of Medicine, University of California (Los Angeles), School of Medicine, Director of Cardiology, Cedars-Sinai Medical Center, Los Angeles, California, USA

Übersetzer:
Priv.-Doz. Dr. med. KONRAD REINHART
Dr. med. LUTZ HANNEMANN
Klinik für Anaesthesiologie und Operative Intensivmedizin
Klinikum Steglitz der Freien Universität Berlin,
Hindenburgdamm 30, 1000 Berlin 30, FRG

Abkürzungsverzeichnis

AMI	„acute myocardial infarction", akuter Myokardinfarkt
AML	„acute myelogenous leukemia", akute myeloische Leukose
$D_{a\bar{v}}O_2$	arteriovenöse Sauerstoffgehaltsdifferenz
ARDS	„adult respiratory distress syndrome", Atemnotsyndrom des Erwachsenen
BSA	„body surface area", Körperoberfläche
C_aO_2	„arterial oxygen content", arterieller Sauerstoffgehalt
$C_{\bar{c}}O_2$	„capillary oxygen content", pulmonalkapillärer Sauerstoffgehalt
CI	„cardiac index", Herzindex
CO	„cardiac output", Herzminutenvolumen
COD	„coefficient of oxygen delivery", Sauerstoffabgabekoeffizient
COP	„colloid osmotic pressure", kolloidosmotischer Druck
CPAP	„continuous positive airway pressure", kontinuierlicher positiver Atemwegsdruck
CPE	„cardiogenic pulmonary edema", kardiales Lungenödem
CPK	Kreatinphosphokinase
$C_{\bar{v}}O_2$	„mixed venous oxygen content", gemischtvenöser Sauerstoffgehalt
DPG	„diphosphoglyceric acid", 2,3-Diphosphoglycerat
EKG	Elektrokardiogramm
F_IO_2	„inspired oxygen concentration", inspiratorische O_2-Konzentration
Ht	Hämatokrit
Hb	Hämoglobin
HF	Herzfrequenz
LAP	„left atrial pressure", linker Vorhofdruck
LVDP	„left ventricular diastolic pressure", linksventrikulärer diastolischer Druck
LVEDP	„left ventricular end-diastolic pressure", linksventrikulärer enddiastolischer Druck
LVEDV	„left ventricular end-diastolic volume", linksventrikuläres enddiastolisches Volumen
LVSW	„left ventricular stroke work", linksventrikuläre Schlagarbeit
MAP	„mean arterial pressure", arterieller Mitteldruck
MPAP	„mean pulmonary artery pressure", pulmonalarterieller Mitteldruck

NCPE	„noncardiogenic pulmonary edema", nichtkardiales Lungenödem
p_c	„capillary hydrostatic pressure", hydrostatischer Druck in der Kapillare
$p_{diast.}$	diastolischer Blutdruck
$p_{syst.}$	systolischer Blutdruck
p_{is}	hydrostatischer Druck im interstitiellen Raum
$p_{\bar{v}}CO$	gemischtvenöse Kohlendioxidspannung
p_aO_2	arterielle Sauerstoffspannung
$p_{\bar{v}}O_2$	gemischtvenöse Sauerstoffspannung
pCO_2	arterielle Kohlendioxidspannung
pO_2	Sauerstoffdruck
PA	„pulmonary artery", Pulmonalarterie
PADP	„pulmonary artery diastolic pressure", pulmonalarterieller diastolischer Blutdruck
PAEDP	„pulmonary artery end-diastolic pressure", pulmonalarterieller enddiastolischer Blutdruck
PAO, PAOP	„pulmonary artery occlusion pressure", pulmonalarterieller Verschlußdruck
PAP	„pulmonary artery pressure", Pulmonalarteriendruck
PASP	„pulmonary artery systolic pressure", pulmonalarterieller systolischer Blutdruck
PCP	„pulmonary capillary pressure", Pulmonalkapillardruck
PCWP	„pulmonary capillary wedge pressure", pulmonalkapillärer Wedgedruck, indirekt gemessener Linksvorhofdruck
PEEP	„positive endexpiratory pressure", positiv endexspiratorischer Druck
PVR	„pulmonary vascular resistance", pulmonaler Gefäßwiderstand
PWP	„pulmonary artery wedge pressure", pulmonalarterieller Verschlußdruck
π_c	„capillary osmotic pressure", kolloidosmotischer Druck der Kapillare
π_{is}	„osmotic pressure in the interstitial space", kolloidosmotischer Druck im interstitiellen Raum
Q_s/Q_t	venoarterielle Beimischung oder pulmonaler Shunt
RAP	„right atrial pressure", rechter Vorhofdruck
RR	Riva Rocci, Blutdruck
RVSW	„right ventricular stroke work", rechtsventrikuläre Schlagarbeit
SGOT	„serum glutamic oxalacetic transaminase"
SGPT	„serum glutamic pyruvic transaminase"
SI	„stroke index", Schlagindex
SV	„stroke volume", Schlagvolumen
SVI	„stroke volume index", Schlagvolumenindex
$S_{\bar{v}}O_2$	gemischtvenöse Sauerstoffsättigung

SVR	„systemic vascular resistance", systemischer oder peripherer Gefäßwiderstand
VES	ventrikuläre Extrasystolen
VO_2	Sauerstoffaufnahme
ZVD	zentraler Venendruck

Hinweis: Ein Querstrich über einem Symbol bedeutet „Mittelwert"; diese häufig selbstverständliche Angabe erscheint nicht immer im Text.

Einleitung

H. J. C. SWAN

Dr. Sprung hat einen wertvollen Beitrag geleistet, indem er den augenblicklichen Wissensstand in dem Verfahren und der Anwendung von hämodynamischen Messungen bei kritisch Kranken zusammengestellt hat. Er hat mir liebenswürdigerweise die Möglichkeit gegeben, einen Überblick über die Verfahren, die sich in den letzten 5 Jahren so schnell erweitert haben, darzustellen.

Der kritische Kranke leidet gewöhnlich an schweren kardiopulmonalen Störungen, die entweder auf primäre Erkrankungen des Herzens oder der Lunge zurückzuführen sind oder auf Erkrankungen anderer Organsysteme beruhen. Was auch immer die fundamentale Ursache des Problems ist, kardiopulmonale Auswirkungen bestimmen oft den Ausgang in derartigen Situationen, wenn man von schweren Gehirnverletzungen absieht. Besonders das kardiovaskuläre System neigt zu rapiden Leistungsschwankungen, und diese Veränderungen haben ernsthafte und potentiell verheerende Konsequenzen in Bezug auf die Bewahrung der Gesamtfunktion des Organismus. Jedoch sind diese schnellen Veränderungen der kardiovaskulären Funktion nicht unbedingt von eindeutigen klinischen Anzeichen begleitet und insbesondere kann die rapide Verschlechterung (oder Verbesserung) fundamentaler zirkulatorischer Funktionen nicht mit Hilfe der Beachtung anamnestischer Daten und Ergebnisse konventioneller klinischer Untersuchungen allein präzise festgestellt werden. Natürlich bedeutet die Unterscheidung zwischen einem Menschen, der bei guter Gesundheit ist, und einem Moribunden keine diagnostische Herausforderung. Jedoch erscheinen Patienten im Anfangstadium einer kardiopulmonalen Krankheit in den ersten Stunden nicht ernsthaft krank, während Patienten mit Störungen in anderen Organsystemen, wie Traumata, Sepsis, Gerinnungsstörungen den Auswirkungen solcher Vorgänge auf die kardiopulmonalen Funktionen erliegen können.

Daher war die sorgfältige und kontinuierliche Beachtung der Funktionen des kardiovaskulären und pulmonalen Systems bei kritisch Kranken immer notwendig, aber erst seit kurzer Zeit ist es möglich, routinemäßig hämodynamische Messungen im größeren Stil durchzuführen.

Historisch gesehen erlaubte die Entwicklung der diagnostischen Herzkatheterisierung in den späten 40er und frühen 50er Jahren die Anwendung fundamentaler Prinzipien der Herz- und Kreislaufphysiologie für klinische Diagnose und Therapie. Besonders wurde die Bedeutung der Höhe der Drücke im Herzen und den großen Gefäßen, des Verhaltens des peripheren vaskulären Widerstandes und des kapillären Gefäßsystems erkannt und in erster Linie wurde die Bedeutung der Höhe des Herzauswurfvolumens, des Sauerstoffangebotes und der Abtransport der metabolischen Abfallprodukte im klinischen

Sinne deutlich. Von größter Wichtigkeit ist die Erkenntnis, daß ein niedriges Herzauswurfvolumen (weniger als 1,8 l/min/m^2) keine lange Überlebenschance bietet (mit Ausnahme bei chronischer Mitralklappenstenose). Tatsächlich sind Herzindizes von 1,0 l/min/m^2 in den meisten Fällen mit keiner Lebenserwartung über ein paar Stunden hinaus vereinbar. Deshalb sind relativ geringe Veränderungen des Herzauswurfvolumens in diesen niedrigen Bereichen höchst bedeutungsvoll für das Überleben des funktionierenden Organismus.

Obwohl die Messungen routinemäßig in diagnostischen Herzkatheterlaboratorien, die mit der notwendigen radiologischen Ausrüstung ausgestattet waren, durchgeführt werden konnten, wurde die Anwendung am Krankenbett durch mehrere praktische Umstände verhindert. Der erste war, daß kritisch Kranke unter schwierigen Bedingungen nicht zu den Röntgenabteilungen gebracht werden konnten, in denen man eine Herzkatheterisierung vornehmen konnte. Zweitens mußten die Messungen am Krankenbett auf den normalen klinischen Stationen durchgeführt werden. Außerdem, und das ist vielleicht das Wichtigste, war das Personal, das den Patienten auf der Station pflegt, intensiv an der Durchführung der hämodynamischen Messung zu beteiligen.

Man muß nicht annehmen, daß hämodynamische Messungen in der Vergangenheit nicht durchgeführt wurden. Nach der Erfahrung des Autors während seiner Tätigkeit in der Mayo-Klinik wurden in den Operationssälen von Dr. John Kirklin 1954 und später folgende Messungen durchgeführt: intraarterieller Druck, zentraler Venendruck, Herzrhythmus, Herzfrequenz und Herzauswurfvolumen unter Anwendung einer Farbverdünnungsmethode. Allerdings war der grundlegende Zweck dieser Messungen, die optimalen Bedingungen für die Anwendung neuer Techniken der extrakorporalen Zirkulation für die Chirurgie am offenen Herzen herauszufinden. Eine Reihe von Forschungen von Moffitt, Theye und ihren Kollegen in der Anästhesie bezog sich auf die Entwicklung von adäquaten angewandten Anästhesietechniken im gleichen Programm.

Von 1951 an hatte der Autor das Glück, unter der rigorosen Führung von Earl H. Wood, M.D., Ph.D., zu arbeiten, der seinem Personal, Technikern wie Ärzten, einen gesunden Respekt gegenüber den medizinischen Geräten, der Technik der Katheterisierung, der genauen Analyse und der Auswertung der dadurch erhaltenen Daten beibrachte. Er stellte auch die vernünftige Forderung auf, alle diese Daten als wichtig anzusehen und sie mit dem geringstmöglichen Trauma und Risiko für den Patienten zu sammeln.

Als der Autor der Herausforderung gegenüberstand, die Vorgänge ischämischer Herzerkrankung zu verstehen, erinnerte er sich bei der dadurch notwendigen Entwicklung des flußgeleiteten Katheters mit einem Ballon an der Spitze, der in der Verbindung mit Dr. William Ganz seinen Namen trägt, an mehrere der oben genannten Grundsätze. Die Prinzipien des flexiblen Katheters wurden von Dotter und Brandley [1, 2] erkannt. Die Verfügbarkeit eines Latexballons (Fogerty) führte zu dessen Verwendung anstatt des anfänglich geplanten „Segels" oder „Fallschirms" als Führung. Die Anwendung eines aufblasbaren Ballons (Dotter) an der Spitze des Katheters bei einem Versuchstier führte zu der Erkenntnis, daß dieser den Eingang in die Pulmonalarterie erleichterte Lategola u. Rahn [3, 4].

Einleitung

Trotz alledem haben der Autor und seine Kollegen die breite generelle Anwendung des Balloneinschwemmkatheters nie anders als ein Instrument für die Blutdruckmessung, die Thermodilutionsmessung des Herzauswurfvolumens und die Berechnung des systemischen und pulmonalen vaskulären Widerstandes für Forschungszwecke angesehen.

Hämodynamische Messungen bedeuten daher einfach die Anwendung der Prinzipien des Herzkatheters am Krankenbett und im klinischen Bereich im Gegensatz zur Anwendung nur im Spezialabor. Der anfängliche Doppellumenkatheter, der zuerst 1970 im *New England Journal of Medicine* beschrieben wurde [5], ist vielfach verändert worden und ist in verschiedenen Formen von verschiedenen Herstellern erhältlich. Die Daten, die durch ihn ermittelt werden, können so verwendet und dargestellt werden, daß sie von Nutzen für das Pflegepersonal der kritisch Kranken sind. Obwohl keine genau definierten Studien auf wissenschaftlicher Basis die besonderen Vorteile der hämodynamischen Messung für den individuellen Patienten erwiesen haben, ist es vernünftig anzunehmen, daß ein präziseres und fortlaufendes Wissen über fundamentale kardiovaskuläre Parameter nachweisbar bessere Entscheidungen in Bezug auf die Therapie erlauben wird, wenn auch nicht heute, so doch sicherlich in der Zukunft. Es ist jedoch der Eindruck einer Vielzahl von Ärzten, daß heute wesentlich kränkere Patienten einer notwendigen Operation unterzogen werden als früher und daß man bei weniger Patienten einen Eingriff aus kardiovaskulären, pulmonalen oder anderen akuten Kontraindikationen unterläßt. Natürlich bieten hämodynamische Messungen dem Patienten wenig Vorteile, wenn kein effektiver, therapeutischer Plan vorhanden ist. Wenn die Hauptursache einer Krankheit nicht behandelt oder modifiziert werden kann oder wenn ein Eingriff nicht als effektiv angesehen wird, ergibt die hämodynamische Messung keinen Sinn bei der Behandlung solcher Patienten. In Zukunft scheint es sicher, daß hämodynamische Meßtechniken, einschließlich des Gebrauchs des Einschwemmkatheters und der direkten Messung des intraarteriellen Druckes, ein wesentlicher Beitrag bei der Behandlung kritisch Kranker für lange Jahre bleiben wird. Konkurrierende Techniken weisen annehmbare bis mäßige Korrelationen auf, haben wenig prognostischen Wert beim individuellen Patienten und zeigen geringe oder mäßige Veränderungen zirkulatorischer Parameter, die klinisch jedoch von großer Bedeutung sind, unzureichend an.

Das sich entwickelnde Spezialfach Intensivmedizin ist die Disziplin, in der die Verantwortung für hämodynamische Messungen ihren Platz finden sollte. Das einfache Einsetzen eines Balloneinschwemmkatheters und eines intraarteriellen Katheters in die Arterie allein als technischer Vorgang bedeutet noch nicht effektive hämodynamische Messung, und das Alleinlassen des Patienten, nachdem der Katheter vom Arzt gelegt ist, erscheint als professionelle Vernachlässigung, wenn nicht die Verwertung der erhaltenen Daten für die Pflege des Patienten in die Verantwortung mit eingeschlossen ist. In jedem Fall müssen genaue Programme für die Ausbildung für hämodynamische Messungen mit angemessenen Richtlinien entwickelt werden. Das augenblickliche System „Lernen durch Tun" hat weder eine sichere noch eine rationale Basis. In vielen Fällen haben „erfahrene" Ärzte mehr durch die Ignoranz und manchmal schlampigen Methoden ihrer Vorgänger im Hause gelernt als von denjenigen, die in Labortechniken und physiologischen Bestimmungen ausgebildet wurden. In der Tat ist die anmaßende Haltung mancher Ärzte in Bezug auf hämodynamische Messungen zweifellos z. T. für immer wieder auftauchende ernste aber vermeidbare Komplikationen bei dieser Technik verantwortlich. In der Zukunft sehe ich, daß diese Techniken weiter spezialisiert werden und die Domäne einer Gruppe im Krankenhaus werden, nämlich der Intensivmediziner der Zukunft.

Literatur

1. Dotter CT, Straube KR (1962) Flow guided cardiac catheterization. Am J Roentgenol Rad Ther Nuclear Med 88:27−30
2. Bradley RD (1964) Diagnostic right heart catheterization with miniature catheters in severely ill patients. Lancet 2:941−942
3. Dotter CT, Lukas DS (1951) Acute cor pulmonale: An experimental study utilizing a special cardiac catheter. Am J Physiol 164:254−262
4. Lategola M, Rahn H (1953) A self-guiding catheter for cardiac and pulmonary arterial catheterization and occlusion. Proc Soc Exp Biol Med 84:667−668
5. Swan HJC, Ganz W, Forrester J, Marcus H, Diamond G, Chonette D (1970) Catheterization of the heart in man with use of a flow-directed balloontipped catheter. N Engl J Med 183:447−451

Teil 1: Methodologie

1 Indikationen für die Anlage des Pulmonalarterienkatheters

C. L. SPRUNG und L. J. JACOBS

> Denn zahlreich sind die Erschlagenen,
> die sie gefällt hat,
> und viele sind, die sie getötet hat.
> (Sprüche 7, 26)

„Denn zahlreich sind die Erschlagenen, die sie gefällt hat", bezieht sich nach talmudischer Auslegung des Alten Testments auf einen Schüler, der nicht die Qualifikation hat, Fragen des Rechts zu entscheiden und dennoch entscheidet, während „und viel sind, die sie getötet hat" sich auf einen Schüler bezieht, der zwar die Qualifikation zur Entscheidung über Fragen des Rechts hat, aber dennoch nicht entscheidet [1]. Eine Analogie zum hämodynamischen Monitoring kann gezogen werden. Der nicht gerechtfertigte Einsatz eines flußgeleiteten Pulmonalarterieneinschwemmkatheters und umgekehrt die Nichtanwendung dieses Katheters, wenn eine Indikation besteht, kann vermehrte Morbidität und Mortalität bedingen. Die weitverbreitete Popularität der hämodynamischen Messung hat in vielen klinischen Fällen zur kritiklosen Anwendung des PAK geführt [2]. In anderen Situationen wird der Einschwemmkatheter zu wenig eingesetzt, sogar bei gesicherten Indikationen [3]. Einige anerkannte Experten haben sich auf klinische Beobachtungen ohne Hilfsmittel verlassen, während andere die Wichtigkeit aggressiver, invasiver Messung hervorgehoben haben. Leider sind prospektive Untersuchungen zur Festlegung der speziellen Indikationen für die Anwendung des PAK nicht durchgeführt worden. Daher müssen die Ärzte die potentiellen Vorteile gegen die Risiken bei jedem einzelnen Patienten abwägen, bevor sie einen PAK am Krankenbett legen. Dies trifft besonders bei kritisch Kranken zu, die an einer pulmonalen oder kardiovaskulären Begleiterkrankung leiden oder ein erhöhtes Blutungs- und Infektionsrisiko haben. Bezeichnenderweise können diese Patienten am meisten von der Anwendung profitieren, während sie gleichzeitig einer vermehrten Komplikationsgefahr ausgesetzt sind. Man muß sich immer vor Augen halten, daß Komplikationen auftreten und tödlich verlaufen können.

Klinische Befunde hängen der hämodynamischen Situation oft hinterher oder spiegeln diese nicht wider [4]. Aus diesem Grund kann die Behandlung von Patienten allein nach klinischen Kriterien zu tiefgreifenden, ungewollten Veränderungen der Herzfrequenz, Vorlast, Nachlast und der Kontraktilität des Herzens führen. Obwohl diese Veränderungen der Determinanten des myokardialen Sauerstoffverbrauchs klinisch nicht in Erscheinung treten müssen, können sie doch äußerst schädliche Auswirkungen für den kritisch Kranken haben, besonders bei Patienten mit akutem Myokardinfarkt. Daher können die funktionell-dynamischen Informationen, die durch die invasive Pulmonalarterienkatheterisierung zur Verfügung stehen, tatsächlich die Grundlage für ein gesichertes therapeutisches Vorgehen für diese Patienten bedeuten.

Die Durchführung der klinischen Rechtsherzkatheterisierung hängt nicht nur von Faktoren wie der sinnvollen medizinischen Indikation ab. Man ist gezwungen, eine teure und auf längerfristige Verwendung angelegte Geräteausstattung zu erwerben und dafür zu sorgen, daß speziell ausgebildete Ärzte, die Katheter legen, mit den Indikationen und Kontraindikationen vertraut sein müssen, ebenso wie mit der technischen Durchführung. Sie müssen in der Lage sein, Komplikationen, die mit der Katheterisierung verbunden sind, zu vermeiden und – wenn sie auftreten – zu behandeln. Ärzte und Schwestern sollten mit dem gesamten System einschließlich der Monitore, Transducer und Katheter vertraut sein. Sie sollten in der Lage sein, auftretende technische Probleme zu lösen und die verschiedenen Druckkurven zu erkennen bzw. zu differenzieren. Unter diesen Voraussetzungen wird der Gewinn von genauen und reproduzierbaren Daten bei geringem Risiko möglich sein. Leider werden immer noch PAK ohne Beachtung dieser Voraussetzungen gelegt. Unter solchen Verhältnissen sind die Daten oft ungenau, die Informationen werden falsch interpretiert und es erfolgen ungeeignete therapeutische Eingriffe. Die Patienten selbst werden manchmal vernachlässigt, damit das Team die Daten beobachten kann. Der PAK kann einen differenzierten Einblick in die Pathophysiologie verschiedener Krankheitsstadien liefern. Diese Informationen sollten aber als Ergänzung dienen und nie gesunden Menschenverstand und ein gutes klinisches Urteil ersetzen.

Der PAK wird angewendet, um eine Diagnose zu stellen oder die angefangenen oder laufenden Therapien festzulegen. Eine Katheterisierung sollte nicht vorgenommen werden, wenn gleichartige Informationen mit nichtinvasiven Methoden erhältlich sind. Invasive Messungen sollten nur durchgeführt werden, wenn eine Frage gestellt ist und die Antwort, die durch den Katheter gegeben wird, die diagnostischen oder therapeutischen Entscheidungen ändern kann. Es gibt Berichte von Ärzten, die sich weigerten, die Informationen, die der PAK lieferte, zu glauben und ihre Patienten, sehr zu deren Nachteil, nach klinischen Kriterien behandelten [5]. Wenn trotz der mit dem Katheter erhobenen Befunde die gleichen Maßnahmen erfolgen, ist es nicht notwendig, einen Patienten diesem potentiell gefährlichen Vorgehen auszusetzen.

Der PAK erlaubt die Messung des zentralen venösen Druckes, des Pulmonalarteriendruckes, des Herzauswurfvolumens und gemischtvenöser Blutproben. Dadurch sind die physiologischen Parameter zugänglich, mit deren Hilfe man die pulmonalen Funktionen und die des rechten und linken Ventrikels in verschiedenen Krankheitsstadien abschätzen kann. Die Hauptindikationen für eine Pulmonalarterienkatheterisierung sind in der folgenden Übersicht angegeben. Wie vorher ausgeführt, müssen die potentiellen Vorteile einer Katheterisierung die Risiken überwiegen. Einige Ärzte werden die Indikationen großzügiger, andere enger fassen. Die Indikationen in der Übersicht repräsentieren diejenigen, die am häufigsten in der medizinischen Literatur erwähnt werden. Eine umfassende Abhandlung über Messungen und Berechnungen von Daten, die mit Hilfe des PAK gesammelt wurden und ihre Bedeutung bei verschiedenen Krankheitsstadien finden sich im Abschnitt über die klinische Anwendung (Kap. 4 und 5).

Indikationen für die Anlage eines Pulmonalarterienkatheters:

1) Komplizierter Myokardinfarkt oder Myokardischämie
   - Hypotension
   - kongestives Herzversagen
   - Sinustachykardie
   - Hypertension
   - akute Mitralklappeninsuffizienz
   - Ventrikelseptumdefekt
   - Perikardtamponade
   - Rechtsherzinfarkt
   - Beurteilung von Arzneimittelwirkungen
   - Einschätzung von Maßnahmen zur Begrenzung der Myokardinfarktgröße
2) Schock
3) Pulmonale Indikationen
   - kardiogenes Lungenödem
   - akutes Lungenversagen
   - Atemnotsyndrom unbekannter Genese
4) Beurteilung des intravaskulären Volumens
5) Einsatz von Vasodilatatoren
6) Chirurgie
   - Risikopatient
   - Art des chirurgischen Eingriffes (Eingriff mit hoher Letalität; absehbar hohe Volumenumsätze)
   - postoperative Komplikationen
7) Pädiatrie
8) Routinemäßige Herzkatheterisierung
9) Verschiedenes

1.1 Komplizierter Myokardinfarkt oder Myokardischämie

Den meisten Patienten mit akutem Myokardinfarkt (AMI) geht es gut und sie brauchen keine routinemäßige Katheterisierung am Krankenbett, obwohl sie an Tachykardie, Hypertension oder pulmonaler Stauung leiden. Patienten, bei denen ein komplizierter Myokardinfarkt vorliegt, haben eine höhere Sterblichkeitsrate als Patienten mit unkompliziertem Verlauf und bedürfen häufig therapeutischer Interventionen. Die meisten Patienten mit einem komplizierten AMI sind in der Tat bereits vor dem Legen des Katheters behandelt worden. Einige Komplikationen erfordern die sofortige Katheterisierung. Patienten mit AMI können eine Disparität zwischen der Funktion des rechten und linken Herzventrikels aufweisen und der pulmonalkapilläre Verschlußdruck (PWP) spiegelt die Funktion des linken Herzventrikels exakter wider als der zentralvenöse Druck (ZVD) [6]. Bei diesen Patienten bietet die Rechtsherzkatheterisierung eine genaue Abschätzung der Prognose und der Funktion des linken Herzventrikels, soweit sie durch den Füllungsdruck und das Herzauswurfvolumen zum Ausdruck kommt. Eine Therapie, die darauf ausgerichtet ist, den myokardialen Sauerstoffverbrauch zu verringern und das Sauerstoffangebot zu erhöhen, wird durch kontinuierliches hämodynamisches Monitoring geleitet mit der Aussicht, die Grenzzonen des Ischämiebereiches bewahren zu helfen.

1.1.1 Hypotension

Die Mehrzahl der Patienten mit AMI und Hypotension (systolischer Blutdruck unter 90 mm Hg) sind hypovolämisch und brauchen eine Volumenzufuhr; diese Patienten befinden sich nicht wirklich im kardiogenen Schock. Patienten mit nur wenig dehnbarem Herzmuskel darf nur vorsichtig Flüssigkeit zugeführt werden, um ein Lungenödem zu vermeiden. Daher wird eine Katheterisierung dann vorgenommen, wenn es nach anfänglichen, auf empirischen Grundlagen erfolgten Versuchen mit Flüssigkeitszufuhr nicht gelingt, das Herzauswurfvolumen bzw. den Blutdruck zu steigern. Der optimale Füllungsdruck bei diesen Patienten, wenn man den PWP zugrunde legt, liegt zwischen 14 und 18 mm Hg [7]. Eine Starling-Kurve kann für jeden Patienten aufgestellt werden, um den optimalen PWP genau festzulegen. Patienten, die nach einer Volumenauffüllung hypotensiv bleiben, sind oft im kardiogenen Schock und zeigen klinische Anzeichen der Minderperfusion. Ihre Herzindizes liegen in der Regel unter 2,2 l/min/m^2, und sie brauchen positiv inotrope Substanzen und/oder Vasodilatatoren.

1.1.2 Kongestives Herzversagen

Patienten mit klinischen Hinweisen auf eine Herzinsuffizienz (Galopprhythmus, Rasselgeräusche) aber ohne Schock kommen in der Regel ohne Katheter aus. Wenn die übliche Therapie (gewöhnlich Sauerstoff, Morphiumsulfat, Furosemid) versagt, wird jedoch eine Katheterisierung vorgenommen. Eine massive Diurese kann ohne die Messung des ventrikulären Füllungsdruckes zur Hypovolämie und sogar zum Schock führen. Nach der Katheterisierung kann eine weitere Diurese oder vasodilatatorische Therapie indiziert sein (besonders beim Vorliegen einer Hypertension).

1.1.3 Sinustachykardie

Da die Herzfrequenz hauptsächlich den myokardialen Sauerstoffverbrauch bestimmt, müssen die Ursachen einer Tachykardie bei Patienten mit AMI entschieden abgeklärt werden. Ursachen, die behandelt werden können, wie Brustschmerzen, Angst, kongestives Herzversagen, Infektionen und Perikarditis sollten in Betracht gezogen werden. In der Regel sind Sedativa und/oder Analgetika alles, was man benötigt. Wenn eine Sinustachykardie von 120–150 Herzschlägen/min trotz einer Behandlung der genannten Ursachen anhält, liegt entweder eine Hypovolämie oder ein ausgedehnter Myokardschaden vor. Selbst für einen äußerst erfahrenen Kliniker kann es schwierig sein, die genaue Ursache und die notwendige Behandlung herauszufinden. Die Rechtsherzkatheterisierung gibt dem Arzt die Möglichkeit, den Patienten mit Hypovolämie durch Diurese oder Vasodilatation zu behandeln. Die Therapie sollte zur Herzfrequenzabnahme führen und dadurch den myokardialen Sauerstoffverbrauch herabsetzen.

1.1.4 Hypertension

Der arterielle Blutdruck ist ebenfalls ein bestimmender Faktor des myokardialen Sauerstoffverbrauchs. Daher kann eine Hypertension (RR > 145/95 mm Hg), die einen Myokardinfarkt oder eine Ischämie erschwerend begleitet, äußerst schädlich sein. Hypertension ist ein nicht ungewöhnliches Problem bei Patienten mit AMI. Analgetika (Morphiumsulfat) und Sedativa (Diazepam) führen gewöhnlich bei den meisten Patienten zu einer Normalisierung des Blutdrucks. Wenn die Hypertension anhält, werden Diuretika, Nitrate und/oder Natriumnitroprussid angewendet. Diese Therapieformen werden oft empirisch ohne einen PAK eingesetzt. Viele Ärzte glauben jedoch, daß die Therapie bei einem Patienten mit Hypertension besser mit Hilfe des Einschwemmkatheters titriert werden kann.

1.1.5 Akute Mitralklappeninsuffizienz

1.1.6 Ventrikelseptumdefekt

Das Auftauchen eines neuen systolischen Geräusches nach einem akuten Myokardinfarkt (AMI) weist entweder auf eine akute Mitralklappeninsuffizienz oder auf eine Ruptur des Ventrikelseptums hin. Leider ist oft die Art des Geräusches nicht spezifisch, und eine Diagnose kann nicht auf Grund der Klinik gestellt werden. Bei diesen Patienten erfolgt eine Katheterisierung der Pulmonalarterie. Blutproben werden sukzessiv aus der V. cava superior, dem rechten Vorhof, dem rechten Ventrikel und der Pulmonalarterie während des Vorschiebens des Katheters entnommen. Das Vorhandensein eines signifikanten Anstiegs der Sauerstoffsättigung im rechten Ventrikel oder der Pulmonalarterie (ein Unterschied größer als 1 Vol.-% zwischen dem rechten Atrium und dem rechten Ventrikel oder der Pulmonalarterie) ist ein Zeichen für eine Ventrikelseptumruptur. Große „V"-Wellen in der pulmonalarteriellen kapillären Verschlußdruckkurve oder retrograde „V"-Wellen in der pulmonalarteriellen Druckkurve bedeuten andererseits eine akute Mitralklappeninsuffienz [8]. Die Behandlung der akuten Mitralklappeninsuffizienz und einer Ventrikelseptumruptur ist vergleichbar, und der Pulmonalarterienkatheter hilft dabei, eine Therapie zu leiten, die Diuretika, Vasodilatatoren, positiv inotrope Substanzen, intraaortale Gegenpulsation oder chirurgische Intervention enthalten kann.

1.1.7 Perikardtamponade

Eine Herztamponade wird durch ansteigenden venösen Druck, Abfallen des arteriellen Blutdruckes und ein kleines, wenig bewegtes Herz charakterisiert. Leider gelten diese Kriterien für eine schnell einsetzende Tamponade und sind nicht immer zuverlässig. Ein paradoxer Puls ist bei den meisten Patienten vorhanden. Herztamponade ist gewöhnlich mit Traumata, Infektion oder bösartigen Tumoren verbunden. Eine Tamponade kann jedoch auch bei Patienten mit AMI auftreten, besonders bei solchen, die mit Antikoagulantien behandelt worden sind. Die Diagnose ist oft durch klinische, röntgenologische und echokardiographische Kriterien zu stellen, und eine Perikardiozentese kann ohne Katheterisierung vorgenommen werden. Eine Katheterisierung kann von äußerster Wichtigkeit sein, um die hämodynamischen Auswirkungen eines Perikardergusses, besonders bei Patienten mit Myokardinfarkt oder Ischämie, festzustellen. Das Legen eines Katheters ist die einzige Möglichkeit, die Diagnose definitiv zu stellen, die Bedrohlichkeit abzuschätzen und die Auswirkungen der Perikardiozentese zu beobachten. Charakteristischerweise sind der diastolische Druck des rechten Vorhofs, des rechten Ventrikels, der Pulmonalarterie und des linken Ventrikels (abgeschätzt durch den pulmonalarteriellen Verschlußdruck) gleich groß und haben die gleiche Form [4]. Der Pulsdruck ist klein und die Wellenform zeigt charakteristischerweise ein diastolisches Plateau mit einem paradoxen Ansteigen bei Inspiration. Gleichgroßer Druck von ZVD und PWP bedeutet jedoch nicht immer eine kardiale Tamponade. Patienten mit einem Infarkt des rechten Ventrikels können ebenfalls eine Angleichung der Drücke zwischen der rechten und der linken Seite haben.

1.1.8 Rechtsherzinfarkt

Verdacht auf einen Infarkt des rechten Ventrikels ist dann gegeben, wenn die Hämodynamik auf eine ungewöhnlich starke Beeinträchtigung der Funktion des rechten Ventrikels hinweist. Man hat festgestellt, daß ein rechter Vorhofdruck, der gleich oder größer ist als der linksventrikuläre Füllungsdruck, das charakteristische hämodynamische Zeichen eines Infarktes des rechten Ventrikels ist [10]. Außerdem treten ein erhöhter systemischer Venendruck ohne ein Lungenödem auf, ein erniedrigtes Herzauswurfvolumen und häufig eine arterielle Hypotension [10]. Ein Infarkt des rechten Ventrikels geht ausnahmslos mit einem Linksherzinfarkt einher. In der Tat kann eine Beteiligung des rechten Ventrikels in 19–43 % der Patienten mit einem akuten inferioren Myokardinfarkt vorliegen. Hämodynamische Messungen im Zusammenhang mit Komplikationen bei Myokardinfarkten können zur zufälligen Entdeckung eines Rechtsherzinfarktes führen. Manchmal ist es unmöglich, eine adäquate Perfusion aufrechtzuerhalten, wenn bei Patienten mit Rechtsherzinfarkt der rechtsseitige Füllungsdruck noch hoch genug ist. Die Diagnose eines Infarktes des rechten Ventrikels basiert auf einer unverhältnismäßigen Unterfunktion des rechten Ventrikels, die allerdings nicht spezifisch für diese Störung ist. Andere Ätiologien des Rechtsherzversagens, wie Lungenembolie, chronisch obstruktive Lungenerkrankung (meist im Zusammenhang mit erhöhtem pulmonalen vaskulären Widerstand) müssen ausgeschlossen werden. Bei Rechtsherzinfarkt können zusätzlich ein erhöhter systemischer Venendruck, Hypotension, paradoxer Puls und sogar eine Angleichung der diastolischen Drücke auftreten; diese Beobachtungen können jedoch auch als Herztamponade oder konstriktive Perikarditis fehlgedeutet werden. Ein gut erhaltenes und steil abfallendes Y-Tal in der Vorhofdruckkurve und eine rechtsventrikuläre Druckkurve mit frühem diastolischem Abfall und Plateauform, wie sie auch bei Patienten mit konstriktiver Perikarditis auftreten, können bei Patienten mit Rechtsherzinfarkt beobachtet werden [10]. Durch nichtinvasive Untersuchungen (Echokardiographie, Scanning) können gewöhnlich die dilatierten und sich schlecht kontrahierenden rechten Herzkammern beim Rechtsherzinfarkt von den kleinen, lebhaft kontrahierenden Kammern bei Herztamponade und konstriktiver Perikarditis unterschieden werden.

1.1.9 Arzneimittelwirkungen

Wie oben ausgeführt, brauchen Patienten mit kompliziertem Myokardinfarkt Diuretika, Vasodilatatoren, positiv inotrope Substanzen und/oder Vasopressoren. Um die Reaktion auf diese Therapie genau zu verfolgen, ist oft ein PAK erforderlich.

1.1.10 Maßnahmen zur Begrenzung der Größe des Myokardinfarkts

Zusätzlich zu den pharmakologischen Mitteln, die angewendet werden, um physiologische Parameter zu optimieren und Größe des Infarktes zu vermindern, können Eingriffe, wie z.B. die intraaortale Ballongegenpulsation und experimentelle Untersuchungsbedingungen die Bewertung durch hämodynamisches Monitoring erforderlich machen.

1.2 Schock

Schock wird definiert als systolischer Blutdruck, der bei aufeinanderfolgenden Messungen weniger als 90 mm Hg beträgt (oder 50 mm Hg weniger als die Ausgangswerte des systolischen Blutdrucks bei an sich hypertensiven Patienten) mit Zeichen ungenügender Gewebedurchblutung. Mangeldurchblutung ist durch einen abnormen Bewußtseinszustand (Lethargie, Stupor oder Koma), Oligurie (Urinproduktion unter 20 ml/h) und Laktatbildung gekennzeichnet. Die verschiedenen Schockformen umfassen die hypovolämischen, kardiogenen, distributiven (septischen) und obstruktiven Ätiologien. Volumenzufuhr ist oft die erste Behandlung bei den verschiedenen Arten des Schocks. Ein peripherer oder zentralvenöser Katheter wird gewöhnlich eingeführt, um die Flüssigkeitstherapie einzuleiten. Falls eine Volumeninfusion nicht schnell den Schock behebt, ist eine Pulmonalarterienkatheterisierung angezeigt. Dies ist zwingend, besonders bei Personen mit ungleichen Funktionen des rechten und linken Ventrikels und erhöhtem zentralvenösem Druck. Der Einschwemmkatheter kann diagnostisches und therapeutisches Hilfsmittel sein. Vorsichtige Volumenauffüllung wird von der Messung des linksventrikulären Füllungsdrucks (PWP), des Herzzeitvolumens und klinischer Untersuchung geleitet. Die Wirkung von inotropen und vasopressorischen Mitteln kann ebenfalls beobachtet werden.

1.3 Pulmonale Indikation

Kardiales und Lungenversagen treten oft zusammen bei einem Patienten auf. Der PAK hilft bei der Unterscheidung von kardialen (erhöhter PWP, herabgesetztes Herzzeitvolumen) und pulmonalen (erhöhter Gradient zwischen diastolischem Druck in der Pulmonalarterie und PWP, erhöhter pulmonaler Shunt) Störungen, die man sonst nur schwer, wenn überhaupt, auf klinischem Wege unterscheiden kann.

1.3.1 Kardiogenes Lungenödem

Wie bei Patienten mit AMI, können auch bei Patienten mit Klappenerkrankungen, Herzkrankheiten mit arteriellem Hypertonus, Kardiomyopathie, myokardialer Ischämie und Tachyarrhythmie Lungenödeme auftreten. Wie schon bei den Patienten mit AMI bemerkt wurde, werden die meisten Patienten mit Mitteln behandelt, die die Vorlast herabsetzen; solche Patienten brauchen keine Katheterisierung. In den seltenen Fällen, in denen das Lungenödem trotz intensiver Behandlung nicht beseitigt werden kann, braucht der Patient einen Katheter.

Der Einschwemmkatheter bietet die Möglichkeit der Messung des linksventrikulären Füllungsdrucks und bleibt ein ständiges Hilfsmittel, die weitere Therapie zu bestimmen.

1.3.2 Atemversagen

Ein häufiger Grund für die Sterblichkeit auf Intensivstationen ist das nicht kardiogene Lungenödem oder das Atemnotsyndrom bei Erwachsenen (ARDS). Die Diagnose basiert auf physischen und röntgenologischen Zeichen einer bilateralen pulmonalen Infiltration, verbunden mit Ödemen, Hypoxämie ($pO_2/F_IO_2 < 160$) normalem linksventrikulären Füllungsdruck (PWP) und, falls feststellbar, erhöhter Ödemflüssigkeit im Verhältnis zum Serumprotein oder kolloidosmotischem Druckgradienten (Druckgradient $>0,7$) [11]. Die meisten Patienten zeigen in ihrer Anamnese eine Prädisposition (Schock, Trauma, Sepsis etc.) und haben normalgroße Herzen. Der Pulmonalarterienkatheter wird bei diesen Patienten gebraucht, um die Diagnose von kardial bedingtem Ödem auszuschließen und den Einsatz des positiven endexpiratorischen Druckes (PEEP) zu überwachen. Viele bekannte Ärzte wenden eine Katheterisierung des rechten Herzens bei Patienten mit jeder Form von Lungenversagen an, die 5–10 cm H_2O PEEP benötigen, andere verwenden den Katheter bereits bevor diese Werte erreicht werden. Mit Hilfe des Pulmonalarterienkatheters kann der Einfluß von PEEP auf das Herzzeitvolumen, den Sauerstofftransport und intrapulmonalen Shunt beobachtet werden [12]. Auf diese Weise kann der optimale PEEP für den einzelnen Patienten festgelegt werden.

Der Katheter wird gelegentlich bei Patienten mit zentralnervöser Atemdepression (Überdosis etc.) angewendet. Probleme wie andauernde Hypotension sind gewöhnlich die Gründe für eine Katheterisierung.

1.3.3 Atemnot unbekannter Ursache

Wie ausgeführt, können Situationen auftreten, bei denen der relative Beitrag von kardialen oder pulmonalen Krankheiten an Störungen der Ventilation durch klinische Untersuchungen nicht genau festgestellt werden kann. Typischerweise können bei dem Patienten auskultatorische Rasselgeräusche und Giemen diagnostiziert werden. Der Pulmonalarterienkatheter kann dazu beitragen, kongestives Herzversagen von Lungenentzündung, Lungenembolie, ARDS oder chronischen Lungenerkrankungen zu unterscheiden.

1.4 Feststellung des intravasalen Volumens

Viele Patienten haben Lungen-, Herz- und Nierenkrankheiten, die eine genaue Bestimmung des Volumenstatus auf Grund klinischer Kriterien nicht erlauben. Diese Patienten können klinische oder röntgenologische Zeichen für ein kongestives Herzversagen oder einen erhöhten zentralvenösen Druck bieten, brauchen aber Flüssigkeitstherapie wegen Hypotension, Hyperalimentation, schweren Verbrennungen, Trauma oder Notwendigkeit von Transfusionen. Der Pulmonalarterienkatheter erlaubt eine exakte Bestimmung des linksventrikulären Füllungsdruckes, die eine angemessene Therapie mit Flüssigkeit, Diuretika, inotropen Substanzen, Vasodilatatoren oder Vasopressoren erlaubt.

1.5 Vasodilatation

Herzversagen nach AMI, Ischämie, Erkrankungen der Herzklappen oder Kardiomyopathie kann sich durch vermindertes Herzzeitvolumen und/oder erhöhten pulmonalen und systemischen venösen Druck manifestieren. Vasodialtatorische Therapie ist in den letzten 10 Jahren zu einer Standardform der Behandlung geworden. Schnell wirkende intravenöse Präparate (Natriumnitroprussid, Nitroglyzerin und Trimethaphan) werden bei Patienten mit AMI oder Pumpversagen verwendet. Es ist klar, daß bei solchen Patienten eine hämodynamische Überwachung notwendig ist. Viele Patienten mit chronischer Herzinsuffizienz erhalten eine vasodilatatorische orale Therapie (Nitrate, Hydralazin, Prazosin) als ambulante Patienten ohne hämodynamisches Monitoring. Zur Bestimmung der dominierenden Störung (Vorlast oder Nachlast) und der optimalen Dosierung der Medikamente kann jedoch eine Pulmonalarterienkatheterisierung auch bei Patienten ohne AMI oder akuter Ischämie hilfreich sein. Veränderungen des linksventrikulären Füllungsdruckes, des Herzauswurfvolumens, des systemischen Gefäßwiderstandes und des systemischen Blutdruckes bestimmen die adäquate Therapie.

1.6 Chirurgie

Hämodynamisches Monitoring kann bei gefährdeten Patienten, die erheblichen Belastungen durch Anästhesie und Chirurgie ausgesetzt sind, von unschätzbarem Nutzen sein. Präoperatives, intraoperatives und/oder postoperatives Monitoring kann deshalb notwendig sein.

1.6.1 Patienten mit hohem Risiko

Große Operationen können zum Linksherzversagen, Myokard- oder Mesenterialinfarkt oder akuter tubulärer Nekrose bei Patienten mit grenzwertiger kardiovaskulärer Reserve führen. Del Guercio u. Cohn haben festgestellt, daß die übliche präoperative Vorbereitung für die Operation von älteren Patienten oft unzureichend ist [13]. Hämodynamische Messungen ergaben bei 64 % der Patienten geringe oder mäßige physiologische Abweichungen und fortgeschrittene Veränderungen bei 23 % der Patienten, bei denen deshalb ein unannehmbares Risiko für größere Operationen bestand [18]. Hämodynamisches Monitoring kann deshalb bei älteren Patienten besonders nützlich sein und beim Patienten, der an kardiovaskulären Krankheiten oder Krankheiten der Atmungsorgane leidet. Kriterien für hochgefährdete Patienten, denen durch präoperative Messungen geholfen werden kann, sind noch nicht festgelegt worden.

1.6.2 Chirurgisches Vorgehen

Patienten, bei denen eine umfassende Operation verbunden mit erhöhtem Operationsrisiko und Mortalität durchgeführt wird, können von hämodynamischen Messungen profitieren. Das trifft besonders für Patienten mit eingeschränkter kardialer oder pulmonaler Funktion zu, kann aber auch für Patienten ohne präexistente Krankheiten gelten. Außerdem können die Pulmonalarterienkatheterisierung und das Monitoring den Patienten helfen, die einer Operation unterzogen werden, bei der großer Blutverlust, Massivtransfusionen oder große Volumenumsätze zu erwarten sind. Hämodynamische Messungen können daher bei folgenden Operationen nützlich sein: Intrathorakale Eingriffe, große Operationen an der Aorta oder den zerebralen Blutgefäßen, Leber- und Intestinaloperationen, Eingriffe bei Polytraumatisierten, Ausweidung des Beckens oder Operationen, bei denen eine kontrollierte Hypotension durchgeführt werden muß. Die Messung des Pulmonalarteriendruckes kann auch bei Entdeckung und Behandlung von Luftemboli während sitzender Position bei neurochirurgischen Eingriffen von Nutzen sein [14].

Routinemäßige Katheterisierung des rechten Herzens ist in einigen Zentren bei Herzoperationen vorgenommen worden (Klappenersatz, koronararterieller Bypass). Mangano hat versucht, die Indikationen für eine Pulmonalarterienkatheterisierung zusammenzustellen [15]. Er fand heraus, daß ZVD und PWP bei Patienten mit einer Ejektionsfraktion von mehr als 0,5 ohne angiographisch feststellbare ventrikuläre Dyssynergie gut korrelierten. ZVD und PWP korrelierten nicht bei Patienten mit einer Ejektionsfraktion von weniger als 0,4 oder mit Dyssynergie. Die letztgenannte Gruppe würde also im Gegensatz zur ersten mehr Nutzen von Bestimmungen des PWP haben als von Messungen des ZVD [15]. Es ist bedauerlich, daß es nur wenige Untersuchungen über die Untergruppen von Patienten gibt, bei denen andere Operationen vorgenommen werden oder die sich in anderen Krankheitsstadien befinden, denen eine Katheterisierung helfen würde. Bevor eine Pulmonalarterienkatheterisierung bei einem chirurgischen Patienten vorgenommen wird, muß man die Notwendigkeit der Anwendung bei diesem speziellen Fall begründen. Nicht alle Patienten, auch solche mit Herzkrankheiten, benötigen ein hämodynamisches Monitoring für jeden chirurgischen Eingriff.

1.6.3 Postoperative Komplikationen

Es können Komplikationen nach einer Operation auftreten, die eine Pulmonalarterienkatheterisierung notwendig machen. Diese schließen Myokardinfarkt oder Ischämie, kardiogenen oder septischen Schock, Lungenversagen, Herztamponade und andere ein.

1.7 Pädiatrie

Kleinere flexiblere Katheter, einschließlich solche für die Messung des Herzauswurfvolumens durch Thermodilution, sind für den Gebrauch bei pädiatrischen Patienten verfügbar. Die gleichen Indikationen gelten für Patienten in der Pädiatrie. Zusätzlich hat sich der Einschwemmkatheter mit einem Ballon an der Spitze in Herzkatheterlaboratorien für die Herzkatheterisierung von

Kleinkindern und Kindern mit angeborenen Herzfehlern als hilfreich erwiesen [16]. Das gilt 1) für die Katheterisierung von Kindern, bei denen die genaue Anatomie und Lage der Herzkammern nicht bekannt ist; 2) für die Plazierung des Katheters in die Herzkammern und Blutgefäße, die mit herkömmlichen Methoden schwer erreichbar sind, wie z. B. der Eingang in die Pulmonalarterie vom linken gemeinsamen Ventrikel oder in die Aorta vom rechten oder gemeinsamen Ventrikel bei der Transposition der großen Gefäße; 3) Katheterpassage durch eine intraatriale Verbindung in den linken Vorhof, linken Ventrikel und die Aorta, um retrograde Katheterisierung und eine Arteriotomie zu vermeiden; 4) um pulmonalarterielle Verschlußdruckmessungen bei Patienten zu erhalten, bei denen diese Messungen auf andere Weise schwer durchzuführen sind.

Es ist selbstverständlich, daß man sehr vorsichtig sein muß, wenn der Katheter im systemischen arteriellen Kreislauf liegt, da der Ballon größere Gefäße verschließen kann. Druckmessung und Deflation des Ballons, um den Katheter in der richtigen Position zu halten, sind daher von äußerster Wichtigkeit im systemischen ebenso wie im pulmonalvaskulären System.

1.8 Routinemäßige Herzkatheterisierung

Die Rechtsherzkatheterisierung des rechten Ventrikels und der Pulmonalarterie kann oft schneller und mit geringerer Inzidenz von schwerwiegenden Arrhythmien durchgeführt werden, wenn ein Einschwemmkatheter mit einem Ballon an der Spitze benutzt wird. Es ist daher nicht überraschend, daß ein solcher Katheter routinemäßig in vielen Herzkatheterlaboratorien eingesetzt wird.

1.9 Verschiedenes

Andere Indikationen für eine Pulmonalarterienkatheterisierung schließen Patienten ein mit dekompensierter Zirrhose, Peritonitis oder Trauma, die einen zentralen Katheter benötigen. Diese Patienten und wahrscheinlich viele andere kritisch Kranke haben unterschiedliche rechte und linke Herzdrücke [17].

Zusätzlich zu den bekannten Funktionen des flußgeleiteten Ballonkatheters bietet der Vielzweckpulmonalarterienkatheter (Edwards Laboratories) die Möglichkeit für atriales (A), ventrikuläres (V) oder A-V-sequentielles „pacing" und „overdrive suppression" von atrialen oder ventrikulären Arrhythmien [18]. Leider ist die Brauchbarkeit des Vielzweckkatheters nicht groß, weil die atrialen und ventrikulären Elektroden nur dann funktionieren, wenn sie genau plaziert sind. Deshalb kann dieser Katheter bei Patienten mit dilatierten Herzen nicht angewendet werden, weil es meist unmöglich ist, die Elektroden in die richtige Position zu bringen. Außerdem funktionieren die

Elektroden nur, wenn die Katheterspitze in die Pulmonalarterie eingeführt ist und nicht vorher. Pulmonalarterienangiographie kann auch mit einem Ballonkatheter durchgeführt werden und die Diagnose einer Lungenembolie erleichtern [19].

So notwendig es ist, die Indikation für eine Katheterisierung darzulegen, so wichtig ist es, die Kontraindikationen zu beachten. Die Pulmonalarterienkatheterisierung am Krankenbett war bei den meisten kritisch Kranken außerordentlich nützlich. Diese Patienten, die man früher als zu krank für eine Katheterisierung erachtete, haben das Verfahren gut überstanden und scheinen am meisten von den gewonnenen Informationen zu profitieren. Leider steigt auch die Inzidenz von Komplikationen bei diesen Schwerkranken. Deshalb, obwohl es keine absoluten Kontraindikationen gibt, sind sicherlich relative Kontraindikationen anzugeben. Patienten mit Koagulopathien und einer erhöhten Neigung zu Blutungen sollten mit äußerster Vorsicht katheterisiert werden, besonders bei perkutaner Anlage des Katheters. Wenn ein Katheter absolut notwendig erscheint, sollte eine periphere Venae sectio der Brachialvene oder, wenn notwendig, die Punktion der V. jugularis interna (die am ehesten komprimiert werden kann) durchgeführt werden. Eine Punktion der V. subclavia und der V. femoralis sollten vermieden werden. Immunsupprimierte Patienten mit Granulozytopenie sind in erhöhtem Maße dem Infektionsrisiko ausgesetzt und jede Katheterisierung sollte vermieden werden. Außerdem sollten alle zusätzlichen Bedingungen, deren Korrektur die Sicherheit der Katheterisierung erhöhen können, korrigiert werden. Diese enthalten: Elektrolytstörungen, Hypoxämie, Azidose, Anämie, Irritierbarkeit der Ventrikel, Hypotension, Hypertension, kongestives Herzversagen, Digitalisintoxikation, Fieber, Koagulopathien und andere. Diese Störungen sollten sicherlich vor einer Katheterisierung korrigiert werden. Leider stellen einige dieser Störungen selbst die Indikation für eine Katheterisierung dar und können nicht ohne Katheter behoben werden. Die Entscheidung des Arztes in Bezug auf die Katheterisierung dieser Patienten ist noch schwieriger. Man muß das erhöhte Risiko gegen den Wert der zu erhaltenen Information abwägen.

Der Gebrauch des PAK wird sich sicher ändern, je weiter die technische Entwicklung des Katheters und der hämodynamischen Messung fortschreitet. Ärzte, deren Ausbildung unterschiedlich ist, werden wahrscheinlich immer eine liberale oder konservative Einstellung zu der Anwendung des Katheters haben. Die passendste Indikation für die Anwendung eines PAK stammt von Dr. Swan: „Jede Situation, in der ein Arzt überlegt, ob er einen zentralvenösen Katheter legen würde, um ein kardiovaskuläres Monitoring durchzuführen" [20].

Literatur

1. Talmud, Tractate Sotah, 22A
2. Dalen JE (1979) Bedside hemodynamic monitoring. (Editorial). N Engl J Med 301:1176–1178
3. Deming WM (1989) Hazards of pulmonary artery catheterization. N Engl J Med 302:808
4. Forrester JS, Diamond G, Chatterjee K, Swan HJC (1976) Medical therapy of acute myocardial infarction by application of hemodynamic subsets. N Engl J Med 295:1356–1362, 1404–1413
5. Quinn K, Quebbeman EJ (1981) Pulmonary artery pressure monitoring in the surgical intensive care unit. Arch Surg 116:872–676
6. Forrester JS, Diamond G, McHugh TJ, Swan HJC (1971) Filling pressures in the right and left sides of the heart in acute myocardial infarction. N Engl J Med 285:190–193
7. Crexells C, Chatterjee K, Forrester JS, Dikshit K, Swan HJC (1973) Optimal level of filling pressure in the left side of the heart in acute myocardial infarction. N Engl J Med 289:1264–1266
8. Meister SG, Helfant RH (1972) Rapid bedside differentiation of ruptured interventricular septum from acute mitral insufficiency. N Engl J Med 287:1024–1025
9. Guberman BA, Fowler NO, Engel PJ, Gueron M, Allen JM (1981) Cardiac tamponade in medical patients. Circulation 64:633–640
10. Lorell B, Leinbach RC, Pohost GM, Gold HK, Dinsmore RE, Hutter AM, Pastore JO, Desanctis RW (1979) Right ventricular infarction: Clinical diagnosis and differentiation from cardiac tamponade and pericardial constriction. Am J Cardiol 43:465–471
11. Sprung CL, Rackow EC, Fein IA, Jacob AI, Isikoff SK (1981) The spectrum of pulmonary edema: Differentiation of cardiogenic, intermediate and noncardiogenic forms of pulmonary edema. Am Rev Respir Dis 124:718–722
12. Suter PM, Fairley HB, Isenberg MD (1975) Optimum end-expiratory airway pressure in patients with acute pulmonary failure. N Engl J Med 292:284–289
13. Del Guerico LRM, Cohn JD (1980) Monitoring operative risk in the elderly. JAMA 243:1350–1355
14. Marshall WK, Bedford RF (1980) Use of a pulmonary-artery catheter for detection and treatment of venous air embolism. Anesthesiology 52:131–134
15. Mangano DT (1980) Monitoring pulmonary arterial pressure in coronary artery disease. Anesthesiology 53:364–370
16. Ganz W, Swan HJC (1980) Ballon-tipped flow-directed catheters. In W. Grossman (ed). Cardiac Catheterization and Angiography, pp. 78–86. Lea and Febiger, Philadelphia
17. Civetta JM, Gabel JC (1972) Flow directed pulmonary artery catheterization in surgical patients: Indications and modifications of technic. Ann Surg 176:753–756
18. Swan HJC, Ganz W (1975) Use of ballon flotation catheters in critically ill patients. Surg Clin North Am 55:501–520
19. Wilson JE, Bynum LJ (1976) An improved pulmonary angiographic technique using a balloon-tipped catheter. Am Rev Respir Dis 114:1137–1144
20. Swan HJC (1975) Balloon flotation catheters: Their use in hemodynamic monitoring in clinical practice. (Editorial). JAMA 233:865–867

2 Das Legen des Pulmonalarterienkatheters

J. M. CIVETTA

Die durch die Verwendung der invasiven Pulmonalarterienkatheterisierung zur Überwachung der kardiovaskulären Funktion gewonnenen zusätzlichen Informationen erfordern von dem Anwender, sich über die physiologischen Implikationen der Daten hinaus Kenntnisse anzueignen, die sicherstellen, daß die gemessenen Werte korrekt sind und in die Interpretation der klinischen Situation einbezogen werden können. Diese Kenntnisse umfassen das Verständnis des elektronischen Monitoringsystems, der Kalibrierungsmethoden, der Katheterbeschaffenheit, der Standardisierung der Einführungstechniken und Hilfsmittel, der Bewertung der abgeleiteten Drücke und des Herzminutenvolumens und, nicht zuletzt, ein Erkennen der möglichen Fehlerquellen und deren Ausschaltung.

2.1 Ausrüstung und Vorbereitung

2.1.1 Voraussetzungen für das elektronische Monitoring

Der Darstellung der pulsierenden Druckwelle auf dem elektronischen Monitor liegt ein vielschichtiger physikalischer Vorgang zugrunde. Der durch die kardiale Kontraktion entstehende vorwärtsgerichtete Fluß wird durch regelmäßigen Auswurf des Schlagvolumens in das elastische Gefäßsystem weitergeleitet. Während der ventrikulären Auswurfphase steigt der Druck im System an, durch die Dehnbarkeit sowohl der Pulmonalarterien als auch der Arterien des großen Kreislaufs wird er gedämpft. Da jedoch der Gefäßwiderstand der Arterien des kleinen Kreislaufs wesentlich geringer ist als derjenige im großen Kreislauf, ist trotz eines vergleichbaren Schlagvolumens von rechtem und linkem Ventrikel der Druck im Pulmonalarteriensystem erheblich niedriger. Nach Beendigung der kardialen Auswurfphase wird der Blutfluß durch die während der Dehnung der Arterien gespeicherte Energie weitergeleitet. Daraus folgt, daß Messungen im Pulmonalarteriensystem viel genauer sein müssen, da die dort gebildeten Drücke viel niedriger als in den systemischen Arterien sind. Die Druckwelle wird in eine fließende Hin- und Herbewegung im intravasalen Katheter übertragen. Wenn der Katheter mit einem Druckwandler verbunden ist, wird die Flüssigkeitsbewegung im Gefäßsystem in ein elektrisches Signal umgewandelt (Abb. 2.1). Der Druckwandler ist eine elektromechanische Vorrichtung, bestehend aus einer flüssigkeitsgefüllten Kuppel („dome"), die sich über einer empfindlichen Membran befindet. Da Flüssig-

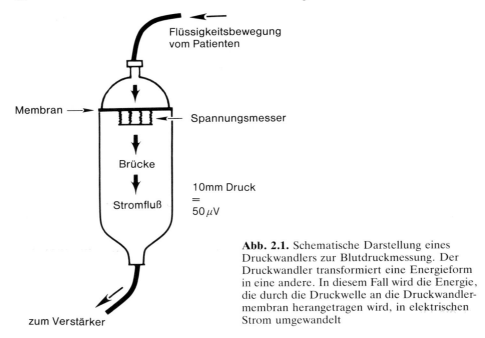

Abb. 2.1. Schematische Darstellung eines Druckwandlers zur Blutdruckmessung. Der Druckwandler transformiert eine Energieform in eine andere. In diesem Fall wird die Energie, die durch die Druckwelle an die Druckwandlermembran herangetragen wird, in elektrischen Strom umgewandelt

keit nicht komprimierbar ist, wird deren Hin- und Herbewegung als periodische Bewegung direkt auf die Membran übertragen. An der Unterfläche der Membran befindet sich ein Spannungsmesser, welcher aus einem System unterschiedlicher Widerstände besteht. Er ist mit einer elektrischen Komponente verbunden, die Wheatstone-Brücke genannt wird. Bei der Wheatstone-Brücke handelt es sich um eine rechteckige Struktur (Abb. 2.2), bestehend

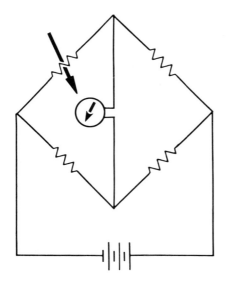

Abb. 2.2. Die Wheatstone-Brücke. In den Stromkreis sind 3 elektrische Widerstände inkorporiert, die nach Ω kalibriert werden. Der durch den die gezackte Linie kreuzenden *Pfeil* markierte 4. Widerstand ist variabel; bei richtiger Justierung wird kein Strom erzeugt

aus 3 definierten elektrischen Widerständen und dem variablen Widerstand der Membran. Wenn die Wheatstone-Brücke „ausbalanciert" (im Gleichgewicht) ist, ist der variable Widerstand derart angeglichen, daß jeweils das Produkt zweier Widerstände dem Produkt der beiden übrigen Widerstände entspricht. Bei einer Veränderung des variablen Widerstandes, hervorgerufen durch die Flüssigkeitsbewegung an der Membran, kommt es zu einer Unterbrechung des Gleichgewichtes in der Wheatstone-Brücke. Diese löst einen elektrischen Stromfluß im System aus, welcher an einen Verstärker im Monitor weitergeleitet wird. Die meisten Druckwandler erzeugen ein elektrisches Signal von ungefähr 50 µV entsprechend 10 mm Hg Druck, der auf die Membran des Druckwandlers ausgeübt wird. Der Monitor verstärkt das Signal ungefähr 5- bis 10mal, um eine sichtbare Darstellung auf der Bildfläche zu erzeugen. Um eine brauchbare Reproduktion des Signals zu erreichen, müssen wir uns mit den elektronischen Eigenschaften des Monitors auseinandersetzen. Bezüglich der Qualität des Signals gibt es 4 wesentliche Gesichtspunkte. Sie betreffen den intravasalen Katheter, die Verbindungsschläuche, den Druckwandler und den elektronischen Monitor:

1) die Frequenzbreite,
2) die relative natürliche Frequenz,
3) die Dämpfung und
4) Artefakte durch Bewegungen des Katheters.

Zu 1): In vergleichbaren Situationen gibt es Einschränkungen der Frequenzwiedergabe; es ist bekannt, daß die Hundepfeife, die für unsere Ohren lautlos ist, vom Hund problemlos gehört wird. Dieses Beispiel zeigt, daß die Frequenzbreite des Hundegehörs größer als die unsere ist. Ein anderes Beispiel: Wenn man eine gute Aufnahme eines Symphoniekonzertes auf dem Plattenspieler eines Kindes abspielt, klingt die Musik blechern, und es fehlt die Klangfülle des Konzertsaales. Auf einer teuren Stereoanlage, deren Frequenzbreite die Wiedergabe von höchsten und tiefsten Tönen ermöglicht, wird sich die Qualität des Klanges beträchtlich erhöhen. Biologische Signale setzen sich ebenso wie Klangwellen aus vielen verschiedenen Wellenlängen zusammen. Diese sind definiert als die Anzahl von Schwingungen pro Sekunde oder Hertz. Eine komplexe mathematische Formel, die als die Fourier-Analyse der komplexen Wellenlänge bezeichnet wird, kann diese auf dem Monitor in ihre individuellen Bestandteile zerlegen. Eine Stereoanlage ist in der Lage, Klangwellen von 10–20000 Hz zu reproduzieren. Die akkurate Darstellung eines biologischen Signals erfordert ein System, das Frequenzen bis 20 Hz wahrheitsgetreu reproduzieren kann. Bei extrem gesteigerter Herzfrequenz, z. B. auf 180/min, werden pro Sekunde 3 Drucksignale fortgeleitet und das Monitorsystem muß in der Lage sein, Frequenzen bis zu 60 Hz zu reproduzieren. Wenn die Frequenzbreite des System unzureichend ist, wird der auf dem Monitor wiedergegebene Druck niedriger sein als der tatsächlich erzeugte Druck, da die höchsten Frequenzen nicht reproduziert werden können. Dies kann sehr einfach anhand einer Anordnung dargestellt werden, die nur 1- und 2-Hz-Signale verwendet (Abb. 2.3). Die Druckwellenform in dieser Illustration setzt sich aus der Summe von 1- und 2-Hz-Signalen zusammen. Ein Monitor,

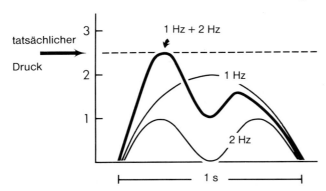

Abb. 2.3. Darstellung der durch 1- bzw. 2-Hz-Signale produzierten Kurvenformen. Die höchste Stelle der Kurve findet sich dort, wo beide Einzelkurven ihre Maxima erreichen

der auf 2 Hz „antworten" kann, wird den wahren Druck anzeigen. Wenn die Frequenzbreite auf 1 Hz limitiert ist, kann das Gerät nur den Teil der Kurve darstellen, der von dem 1-Hz-Signal produziert wird (Abb. 2.4). Es ist zu beachten, daß für die Kurve in Abb. 2.3 ein Druckwert von 2,5 angegeben ist. Dabei handelt es sich um den aus dem aus 1-Hz- und 2-Hz-Signal zusammengesetzten Druckwert. Bei einer Begrenzung der Frequenzbreite des Monitors auf 1 Hz beträgt der angezeigte Druckwert 2 (wie in Abb. 2.4 dargestellt). Zusätzlich ist zu beachten, daß eine aus 2 Signalen kombinierte Kurve einen steileren Abfall aufweist. Für den klinischen Gebrauch folgt daraus, daß ein Monitor mit einer inadäquaten Frequenzbreite fälschlicherweise einen niedrigen Druckwert unterhalb des dem physiologischen Signal entsprechenden Druckwertes angeben wird. Am häufigsten wird dies der Fall sein, wenn die Herzfrequenz sehr hoch und der Kurvenverlauf besonders steil ist, wie das

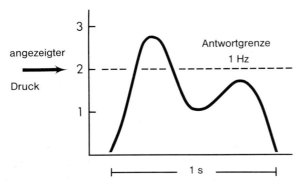

Abb. 2.4. Die Kurvenform des Signals dargestellt auf einem Monitor, der nur Signale mit einer Kapazität von 1 Hz wiedergeben kann. Der höchste Punkt der Kurve wird nicht abgebildet, da er durch das 2-Hz-Signal zustande kommt

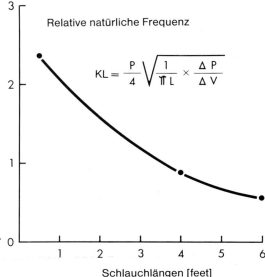

Abb. 2.5. Die relative natürliche Frequenz in Abhängigkeit von der Katheterlänge (KL; 1 foot = 0,3048 m). Ein längerer Katheter resultiert in einer Verstärkung des Signals, da es zum „Klingeln" im System kommt

bei einem starren kardiovaskulären System, d.h. bei älteren Patienten mit Hypertonus und Arteriosklerose, anzutreffen ist.

Zu 2): Die Schlauchverbindungen zwischen Patient und Druckwandler beeinflussen die Kurve der Frequenzantwort. Das flüssigkeitsgefüllte System besitzt eine „natürliche" Frequenz. Wenn sich die Vibrationen im System der natürlichen Frequenz annähern, kommt es zu einer erheblichen Zunahme der Amplitude des Signals. Dies mag sich verwirrend anhören, aber ein einfaches Experiment wird das physikalische Prinzip verdeutlichen. Auf dem befeuchteten Rand eines normalen Wasserglases kann man durch schnelles Kreisen mit der Fingerspitze kein Geräusch erzeugen; verwendet man ein Kristallglas, entsteht ein klingendes Geräusch. Auf dem Kristallglas hat man die natürliche Frequenz erreicht, wodurch die Schwingungen bis zu dem Punkt verstärkt werden, an dem sie hörbar werden. Eine der Hauptdeterminanten der natürlichen Frequenz ist die Länge des Schlauchverbindungssystems zwischen Katheter und Druckwandler (Abb. 2.5). Mit zunehmender Länge des Verbindungssystems nimmt die natürliche Frequenz ab. Bei einem sehr langen Verbindungssystem kann die natürliche Frequenz im physiologischen Bereich liegen. Die entstehende Verstärkung, die durch die überschießende Antwort im Verstärkerstromkreis ausgelöst wird, bewirkt eine fälschlich hohe Druckmessung, die dem physiologischen Signal nicht entspricht; Abb. 2.6 stellt die entsprechenden Zusammenhänge zwischen natürlicher Frequenz und Druckmessung dar. Solange die natürliche Frequenz außerhalb des für eine valide Reproduktion des biologischen Signals notwendigen Bereichs, nämlich 20 Hz, liegt, zeigt der Monitor die korrekten Blutdruckwerte an. Wird jedoch ein extrem langes Verbindungssystem verwendet, verschiebt sich die Antwortkurve nach links, so daß bei 20 Hz bereits eine überschießende Verstärkerantwort auftritt,

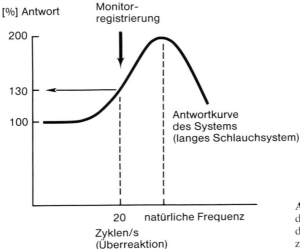

Abb. 2.6. Liegt die Verstärkung des Signals im Frequenzbereich des biologischen Signals, wird ein zu hoher Druck angezeigt

ein sogenanntes „Klingeln". Der vom Monitor ermittelte Blutdruckwert wäre wegen der durch das Konnektionssystem hervorgerufenen Verstärkung zu hoch. Diese Möglichkeit muß beim Monitoring des Pulmonalarteriensystems berücksichtigt werden und die Länge der Verbindungsstücke auf ca. 150 cm begrenzt werden.

Zu 3): Als drittes ist die Dämpfung zu beachten. Unter Dämpfung versteht man den Verlust an physiologischem Signal im Übermittlungssystem. Die Entstehung des elektrischen Signals hängt von der Membranbewegung im Druckwandler ab. Wenn etwas von der physikalischen Bewegung vor dem Kontakt mit der Transducermembran verlorengeht, vermindert sich das elektrische Signal, da das physiologische Drucksignal nicht vollständig registriert wurde. Wenn nachgiebiges, d. h. weiches Plastikschlauchmaterial zur Verbindung von Katheter und Druckwandler verwendet wird, geht etwas von der pulsierenden Bewegung der Flüssigkeit durch die Dehnbarkeit der Plastikschläuche verloren. Wir machen uns dieses Prinzip beim Palpieren des peripheren Pulses zunutze, indem wir eine ähnliche Weitergabe physikalischer Energie in Form der Ausdehnung der Arterienwand tasten. Wenn wenig nachgiebiges Schlauchmaterial „pulsiert", geht Energie verloren, die Folge ist eine inadäquate Wiedergabe des ursprünglichen, physiologischen Signals, das die Transducermembran erreicht. Die häufigste Ursache für eine Dämpfung ist eine Luftblase im System. Im Gegensatz zu Flüssigkeit ist Luft recht gut komprimierbar (eine Taucherflasche enthält genügend Luft, um damit eine Telefonzelle zu füllen). Die Übermittlung der Druckwelle durch das Schlauchsystem zum Transducer hängt von der nichtkomprimierbaren Eigenschaft der Flüssigkeit ab. Mit anderen Worten werden sämtliche Bewegungen im Gefäßsystem auf die Membran des Transducers übertragen. Wenn jedoch eine Luftblase ins System gerät, komprimiert ein Teil der Energie der Flüssigkeit diese Luft (Abb. 2.7) und geht vor Erreichen der Transducermembran verloren. Die Bewegung der Flüssigkeitssäule auf der „Patientenseite" ist dann stärker als

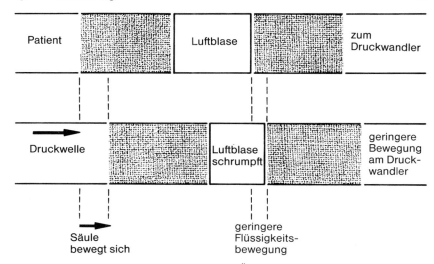

Abb. 2.7. Darstellung des Effektes einer Luftblase im Übertragungssystem. Da Luft komprimierbar ist, geht ein Teil der Energie der Flüssigkeitsbewegung durch die Komprimierung der Luftblase verloren. Die Flüssigkeitsbewegung, die die Membran erreicht, ist geringer als die ursprünglich von der Druckwelle ausgehende

auf der Membranseite. Eine geringere Bewegung der Membran verursacht ein schwächeres Signal, und der gemessene Druck ist entsprechend niedriger (Abb. 2.8).

Der Dämpfungseffekt spielt beim Messen der Pulmonalarteriendrücke eine extrem wichtige Rolle, da viele Hochfrequenzanteile in der Druckdarstellung enthalten sind und die Gesamtdrücke wesentlich niedriger sind als die systemischen (arteriellen) Drücke. Die Dämpfung bewirkt also eine Unter-

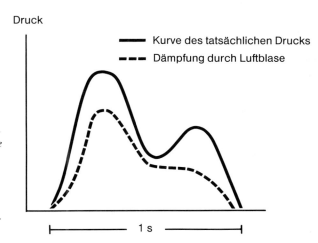

Abb. 2.8. Durch Dämpfung hervorgerufene Druckkurvendarstellung. Die *durchgehende Linie* stellt die Druckkurve dar, die der Druckwandler nach Verstärkung des elektrischen Signals weiterleitet. Ist das Signal gedämpft, wird die Druckkurve niedrigere Spitzendrücke aufweisen

schätzung der Stärke des Signals und kann zusätzlich durch die Beseitigung der Hochfrequenzanteile eine Interpretation der Kurvenform unmöglich machen.

Zu 4): Die letzte Fehlerquelle ist als der Katheter-Peitschen-Effekt bekannt. Dieser tritt nur im Pulmonalarterienkreislauf und nicht bei Messungen in den systemischen Arterien auf. Dieser Effekt ist das Ergebnis der mechanischen Übertragung der Herzkontraktion. Die Kontraktion ist so kraftvoll, daß sie sich auf den in der Pulmonalarterie liegenden Katheter überträgt. Stellen Sie sich einen Cowboy bei dem Versuch vor, ein bockendes Wildpferd einzureiten. Das Bocken des Pferdes läßt den Oberkörper des Cowboys hin- und herschaukeln. Den Kopf des Cowboys kann man sich analog der Spitze des PAK vorstellen. Dieses Artefakt ist sehr hochfrequent und kann durch den Einbau eines Filters in das System effektiv angegangen werden, ähnlich wie statische Störfrequenzen mittels eines Hochfrequenzfilters aus einer Schallplattenaufnahme entfernt werden.

Eine praktikable Anordnung für das Druckmonitoring am Krankenbett muß diese elektronischen Gegebenheiten berücksichtigen und außerdem das Gerät vor Beschädigung schützen. Der variable Widerstand in der Transducermembran ist extrem empfindlich. Die Plazierung des Druckwandlers direkt neben dem Krankenbett setzt diesen in einer betriebsamen Intensivstation der Gefahr der Beschädigung aus. Wir haben herausgefunden, daß die permanente Fixierung des Druckwandlers hinter dem Bett die Schadensquote dieser empfindlichen Instrumente senkt. Auch bei dieser Position dürfen die Konnektionssysteme nicht länger als 150 cm sein. Schließlich muß eine sorgfältige Kalibrierung des Druckwandlermonitorsystems erfolgen, um zu gewährleisten, daß ein vorgegebenes, bekanntes Drucksignal auch korrekt angezeigt wird.

2.1.2 Kalibrierung

Die Verwendung eines Nullreferenzpunktes und die Erzeugung eines elektrischen Signals, das einem bestimmten Druckwert entspricht, werden Abgleich und Kalibrierung genannt. Als Nullreferenzpunkt wird gewöhnlich ein Punkt auf 3/5 der Thoraxhöhe gewählt. Obwohl oft vorgeschlagen wird, die Druckwandlermembran auf dieser Höhe anzubringen und durch Öffnen eines Dreiwegehahns am „dome" den Nullabgleich vorzunehmen, ist dies weder notwendig noch erstrebenswert. Es ist nochmals zu betonen, daß der Druckwandler fest fixiert werden sollte, um eine Schädigung des empfindlichen Instrumentes zu vermeiden. Zwar ist es erforderlich, den Nullabgleich auf der korrekten Höhe durchzuführen. Dies kann jedoch leicht erreicht werden, indem man das gesamte Übertragungssystem mit Flüssigkeit füllt, die Dreiwegehähne am Druckwandler völlig verschließt und das freie, nicht mit dem Katheter verbundene Ende des Schlauchsystems als Referenzpunkt verwendet. Dieses kann leicht der entsprechenden Thoraxhöhe des Patienten angenähert werden und der Nullabgleich am Monitor in dieser Position vorgenommen werden. Dies hat den zusätzlichen Vorteil, das Eindringen von Luftblasen in die Kuppel des Druckwandlers auszuschließen und die Infektionsgefahr zu minimieren, da das flüssigkeitsgefüllte Schlauchsystem nur am freien Ende des Übertragungssystems geöffnet wird, wo es leicht sterilisiert werden kann. Der Druckwandler muß in seiner fixierten Position nicht mehr verändert werden, wenn eine Lageänderung des Patienten erfolgt. Es ist dann nur noch notwendig, die Anpassung durch Abgleich des freien Schlauchendes auf der entsprechenden Höhe vorzunehmen.

Das Kalibrieren des Monitors erfordert die Vorgabe eines bekannten Drucksignals. Diese kann in Form der internen oder der externen Kalibrierung durchgeführt werden. Die interne Kalibrierung ist mit allen Monitoren möglich. Durch Aktivierung des Kalibrierungsvorganges wird dem Monitor ein elektrisches Signal vorgegeben, das dem gewünschten Kalibrierungsdruck entspricht. Bei dieser Form der Kalibrierung wird das elektrische Signal direkt in den Verstärker eingegeben, so „als ob" der Kalibrierungsdruck auf den Druckwandler selbst ausgeübt worden wäre. Obwohl sich die Genauigkeit der Druckwandler angeblich innerhalb von $\pm 5\%$ Abweichung bewegt, haben wir in der Praxis die Erfahrung gemacht, daß beim längeren Einsatz der Druckwandler auf einer stark frequentierten Intensivstation diese Genauigkeit selten erreicht wird. Bei einer Untersuchung von 16 Druckwandlern wurden Abweichungen bis zu $\pm 27\%$ festgestellt. Ganz offensichtlich überschreitet dies die erlaubte Variabilität. Bei einem Druckwandler mit einer derartigen Varianz ist bei Eingabe des elektronischen Referenzsignals mit einem Artefakt zu rechnen.

Daraus folgt, daß ein einfaches externes Kalibrierungssystem, welches gleichzeitig das übertragende Schlauchsystem, den Druckwandler sowie den Monitor testet, wünschenswert ist, da es genauer ist. Bei diesem Verfahren wird eine 20 mm Hg Druck entsprechende Wassersäule von außen auf den Druckwandler appliziert. Da Quecksilber ungefähr 13,4mal so viel wie Wasser wiegt, ist eine Wassersäule von 26,8 (268 mm H_2O) erforderlich. Dies kann durch die Verwendung einer einfachen Meßlatte zur Messung des zentralvenösen Drucks als Kalibrierungsinstrument bewerkstelligt werden. Eine Klemme wird am Nullreferenzpunkt befestigt, eine 2. Klemme 26,8 cm oberhalb derselben (Abb. 2.9). Das freie Ende des Übertragungsschlauches wird an der Nullklemme angebracht. Der Monitor wird zunächst auf dieses Nullniveau abgeglichen. Das Schlauchende wird dann auf eine Höhe mit dem 26,8- bzw. 20-mm Hg-Referenzpunkt gebracht und über das Kalibrierungssystem des Monitors so abgeglichen, daß ein Druck von 20 mm Hg angezeigt wird (Abb. 2.10). Bei diesem Verfahren wirkt also ein echtes physikalisches Signal entsprechend 20 mm Hg auf die Druckwandlermembran ein. Das freie Ende des Schlauchsystems wird dann auf die entsprechende Thoraxhöhe des Patienten gebracht und das Nullreferenzsignal aktiviert. Dieser Vorgang ist leicht nachvollziehbar und ist in der Praxis wiederholt mit großer Verläßlichkeit von Pflegepersonal und Technikern angewendet worden.

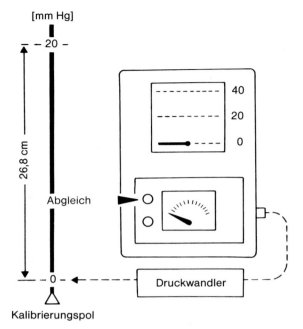

Abb. 2.9. Die externe Kalibrierung mit einem bekannten Signal. Im ersten Schritt wird die Druckleine am Nullpunkt des Kalibrierungspols angebracht. Der Monitor wird dann so abgeglichen, daß die Anzeige auf Null steht

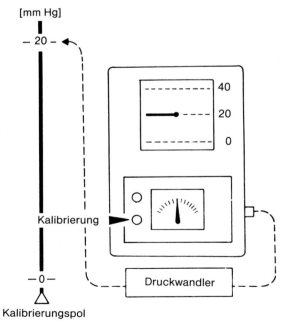

Abb. 2.10. Kalibrierung mit dem vorgegebenen, bekannten Signal. Das Ende des Schlauchsystems wird auf einen 20 mm Hg entsprechenden Punkt angehoben (26,8 cm über dem Nullreferenzpunkt. Der Monitor wird dann auf diesen Wert abgeglichen

2.1.3 Beschaffenheit des Katheters

Der erste in der Klinik verwendete Pulmonalarterieneinschwemmkatheter enthielt 2 Lumen. Eines diente der Übertragung des Drucksignals und der Aspiration von Proben aus der Pulmonalarterie, das zweite wurde benutzt, um einen 1 ml fassenden Latexballon zu füllen, der sich proximal der Spitze des Pulmonalarterienkatheters befand. Nach Einbringen des Katheters in den zentralvenösen Kreislauf wurde der Ballon gefüllt und der Katheter unter Kontrolle des Monitordruckes durch den rechten Vorhof und Ventrikel vorgeschoben, bis eine Position erreicht war, in der der Ballon die Pulmonalarterie völlig verschloß. An diesem Punkt änderte sich das Kurvenbild und nahm eine der linken Vorhofdruckkurve ähnliche Form an. Dies wurde als Pulmonalkapillarenverschlußdruck (PCW), Pulmonalarterienokklusionsdruck (PAO), oder Pulmonalarterienwedgedruck (PWP) bezeichnet. Der ursprünglich verwendete Katheter war ein weicher, biegsamer 5-Charr-Katheter. Seitdem sind eine Anzahl zusätzlicher Vorrichtungen für spezielle Zwecke hinzugefügt worden, andere sind derzeit in der Entwicklung. Die heute hauptsächlich verwendeten Katheter sind 4lumige, 7-Charr-Katheter, in denen ein Thermistor eingebaut ist, der ungefähr 5–6 cm proximal vor der Katheterspitze endet, und die eine zusätzliche Öffnung zur Druckmessung und zur Entnahme von Blutproben aus dem rechten Vorhof haben. Der 4lumige Katheter erlaubt also: 1) die Messung des Pulmonalarteriendrucks (distales Lumen, luftleerer Ballon); 2) die Messung des Pulmonalarterienverschlußdruckes (distales Lumen, luftgefüllter Ballon); 3) die Messung des rechten Vorhofdruckes (proximales Lumen); 4) die Messung des Herzminutenvolumens mittels der Thermodilutionsmethode (Der Thermistor ist mit einem externen Herzminutenvolumencomputer verbunden); 5) die Gewinnung von „echten" gemischtvenösen Blutproben aus der Pulmonalarterie (Probe wird durch das distale Lumen bei nicht gefülltem Ballon aspiriert); 6) die Gewinnung von Blutproben aus dem rechten Vorhof (Probe wird durch das proximale Lumen aspiriert).

Die 7-Charr-Katheter sind etwas starrer als die 5-Charr-Modelle; dies vereinfacht die Passage durch das Herz, kann aber zur Verletzung des intraventrikulären Septums durch die Katheterspitze führen und Arrhythmien auslösen. Der Ballon ist so konstruiert, daß bei vorschriftsmäßig mit 1,5 ml Luft gefülltem Ballon die Katheterspitze innerhalb desselben liegt. Dadurch berührt nicht die starre Katheterspitze, sondern der weiche Latexballon das interventrikuläre Septum.

Andere Katheter sind für die Verwendung in der Pädiatrie geeignet. Einige Katheter haben einen Durchmesser von 7 Charr, die proximale Öffnung befindet sich 15–20 cm von der distalen Öffnung entfernt. Bei Kathetern, die bei Erwachsenen Verwendung finden, liegt die proximale Öffnung im allgemeinen 20 cm proximal der Katheterspitze. Die derzeit gebräuchlichen Katheter sind in Tabelle 2.1 aufgeführt.

Neuere Katheter haben ein fünftes Lumen, welches eine Fiberoptik enthält, die zur Messung der gemischtvenösen Sättigung verwendet wird. In Phasen eines konstanten Sauerstoffverbrauchs verändert sich die gemischtvenöse Sättigung in Abhängigkeit vom Herzminutenvolumen; dies erlaubt eine konti-

Tabelle 2.1. Einschwemmkatheter

Typ	Größe [Charr]	Proximale Öffnung [cm]	Thermistor	Zusätzliche Bestandteile /Anwendung
Doppeltes Lumen	5	0	0	0
	6	0	0	0
	7	0	0	0
Dreifaches Lumen	7	30	0	0
	7	20	0	0
Pädiatrischer Doppellumenkatheter	4	0	0	0
	5	0	0	0
	5	0	0	Angiographie
Pulmonale Angiographie	7	0	0	0
	8	0	0	0
Bipolarer Schrittmacher	5	0	0	0
Thermodilution	7	30	+	0
	5	20	+	Pädiatrischer Ballon
	2,5	0	+	Kein Ballon
	8	30	+	Oxymeterkonnektion
	7	30	+	Heparinisiert
	7	30	+	Zusätzliches Lumen
	7	30	+	Zusätzliche Vorhoföffnung

nuierliche Abschätzung der Veränderungen des Herzminutenvolumens. Bei wechselndem Sauerstoffverbrauch können sich die gemischtvenöse Sättigung und das Herzminutenvolumen unabhängig voneinander verändern. Diese Information kann in Zusammenhang mit der Herzminutenvolumenmessung durch die Thermodilutionsmethode Hinweise auf Veränderungen des Gesamtsauerstoffverbrauchs geben. Die Therapie des Herzversagens und die Entwicklung einer systemischen Sepsis stellen Bedingungen dar, in denen sich der Sauerstoffverbrauch und die gemischtvenöse Sättigung, bedingt durch Veränderungen des totalen Sauerstoffverbrauchs des Körpers, gleichsinnig verändern können.

In anderen Kathetern sind Elektroden eingebaut, die zur Ableitung eines intrakardialen EKG aus Vorhof und Ventrikel verwendet werden können. In einigen Kathetern können diese Elektroden als intrakardiale Schrittmacher Anwendung finden.

Die Kosten für Katheter mit Elektroden sind wesentlich höher als für die gewöhnlichen 7-Charr-Thermodilutionskatheter. Ein zusätzliches Lumen, das in der Region des rechten Ventrikels endet, würde das Einführen einer Elektrode zur EKG-Ableitung oder als Schrittmacher ermöglichen, wenn es die

Situation erfordern würde. Dadurch wäre die Schrittmacherfunktion im Bedarfsfalle vorhanden, aber die Kosten würden nicht für jeden Patienten anfallen, der die Pulmonalarterienkatheterisierung zum Monitoring der hämodynamischen Parameter benötigt. Außerdem könnte dieses fünfte Lumen für Infusionen verwendet werden und vielleicht einen zusätzlichen zentralvenösen Katheter überflüssig machen.

Ein anderer neuartiger Katheter hat ein fünftes Lumen mit Öffnung im rechten Vorhof, welches zur Infusion von Flüssigkeiten verwendet werden kann. Dies kann die Notwendigkeit der Unterbrechung der Zufuhr vasoaktiver Substanzen während Messungen des Herzminutenvolumens eliminieren. Fast alle heute gebräuchlichen Pulmonalarterienkatheter sind aus Materialien, die die Thrombenbildung begünstigen. Möglicherweise fördern diese Katheter die Bildung von intravasalen Gerinnseln. Dies kann zur Obstruktion der V. cava superior oder zu einer Lungenembolie führen; z. Z. befinden sich neuere Katheter in der klinischen Erprobung, die mit Heparin beschichtet sind und das Risiko der Thrombenbildung minimieren sollen.

2.1.4 Standardisiertes Vorgehen beim Katheterlegen

Zusätzlich zur Verwendung eines einwandfreien Monitorsystems kann 4) die Standardisierung des Materials, das zum Legen verwendet wird, die Risiken des Legens und der Fortführung des invasiven Monitorings verringern. Es ist also ratsam, alle notwendigen Bestandteile zusammen steril verpackt als Pulmonalarterienset bereitzuhalten. Besonders wichtig ist dies in Abteilungen, in denen das invasive Monitoring von Ärzten durchgeführt wird, die – z. B. im Rahmen einer hausinternen Rotation – nur für kurze Zeit auf der Intensivstation tätig sind. Von diesen Ärzten kann man nicht erwarten, daß sie die Brauchbarkeit aller Komponenten einzeln überprüfen. Es ist deshalb einfacher, die standardisierten Sets mit einer sinnvollen Ausstattung zu verwenden, als die notwendigen Materialien in Eile zusammenzusuchen. So werden „Experimente" vermieden. Die Standardisierung sorgt für die Verwendung der richtigen Materialien, was besonders in einer Notfallsituation sinnvoll ist. Das externe System sollte ebenfalls standardisiert sein. Die Durchgängigkeit der Schläuche und der Katheterlumen war bis zur Einführung von druckgesteuerten, kontinuierlichen Low-flow-Infusomaten ein Problem. Wir bevorzugen eine mit einer Sprungfeder betriebene Vorrichtung wie z. B. den Tycos-Druckinfusomaten, da aufblasbare Druckbeutel selten einen konstanten Druck halten, wenn sie mehrere Monate lang im Einsatz sind. Sinkt der Antriebsdruck unter die empfohlenen 300 mm Hg, funktioniert der konstante Infusionsantrieb nicht mehr und die Gefahr eines Clottings und damit des Funktionsverlustes des Katheters bzw. des Schlauchsystems und der invasiven Monitorbestandteile nimmt zu. Dies mag bei arteriellen Kathetern eine größere Rolle spielen, die Standardisierung der Vorgehensweisen sorgt jedoch für zuverlässigere Meßresultate. Deshalb wird der gleiche Infusomat auch für den Pulmonalarterienkatheter empfohlen. Isotone Kochsalzlösung mit 5 000 I. E. Heparin/500 ml kann als „Spülflüssigkeit" verwendet werden. Die Salzzufuhr ist

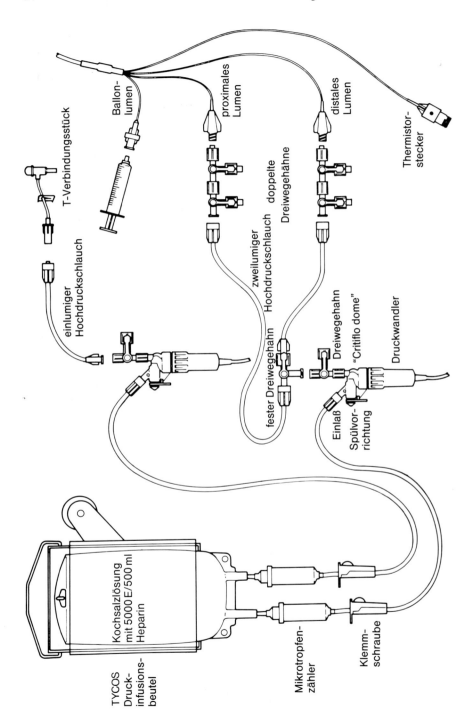

Abb. 2.11. Externe Komponente des Druckmonitorsystems. Ein einzelner Druckbeutel gewährleistet die Dauerinfusion für den arteriellen und den pulmonalarteriellen Katheter. Die Verwendung eines Systems mit 2 Dreiwegehähnen ermöglicht den Anschluß des proximalen und distalen Lumens des PAK an einen Druckwandler. Zusätzliche Komponenten sind in der Zeichnung gekennzeichnet und im Text beschrieben

minimal, da der Infusomat die Menge auf ungefähr 72 ml/24 h begrenzt. Dextroselösungen sind weniger empfehlenswert, da sich das Risiko eines Bakterienwachstums erhöht. Die Verwendung eines Einmaldomes für den Druckwandler macht die Gassterilisation des empfindlichen Instrumentes überflüssig und erlaubt den schnellen und sicheren Wechsel des Systems. Obwohl die Verwendung einer flüssigen Zwischenschicht zwischen Druckwandlermembran und Einmaldome als Quelle bakteriellen Wachstums gesehen wurde, konnten wir nicht feststellen, daß dieses Risiko umgangen wird, wenn keine flüssige Zwischenschicht verwendet wird. Die Frequenzantwort des Systems ist auch ohne Flüssigkeit für klinische Messungen ausreichend genau. Andererseits sollte nur wenig dehnbares, starres Schlauchmaterial zur Verbindung des Katheters mit den Druckwandlern benutzt werden, um das biologische Signal nicht zu verfälschen. Wir halten es nicht für notwendig, gleichzeitig neben der kontinuierlichen Darstellung der Pulmonalarterienkurve auch die des zentralvenösen Druckes abzuleiten. Eine intermittierende Ableitung und Dokumentation ist ausreichend und ermöglicht einen zusätzlichen Zugang für Infusionen. Dementsprechend verwenden wir ein doppelläufiges, wenig dehnbares Schlauchsystem, welches mit dem Dauerinfusomaten durch einen Dreiwegehahn verbunden ist. Beide Enden dieses Schlauchsystems sind mittels Dreiwegehähnen mit dem proximalen bzw. dem distalen Lumen des PAK verbunden. Eine kontinuierliche Messung des Pulmonalarteriendruckes ist gewährleistet, und Infusionen können über das zentralvenöse Lumen gegeben werden. Sind ZVD-Messungen erforderlich, wird der Dreiwegehahn zum Infusionsschlauchsystem hin geschlossen und derjenige zum Druckwandler hin geöffnet, so daß die Ableitung der ZVD-Kurve und die Messung des Druckes erfolgt. Außerdem wird bei diesem Vorgehen nur ein Druckkanal des Monitors in Anspruch genommen.

Das erlaubt ein adäquates, hämodynamisches Monitoring mit einem einzelnen Dreikanalmonitor, der die EKG-Ableitung, die arterielle Blutdruckmessung und einen Kanal für den Pulmonalarterienkatheter umfaßt. Der Wegwerfdome, das Anschlußsystem für die kontinuierliche Infusion und das wenig dehnbare Schlauchsystem, das direkt an den PAK angeschlossen wird, sind in einem kommerziell erhältlichen Set von Gould und Sorenson enthalten. Diese Sets haben den zusätzlichen Vorteil, daß sie bereits zusammengesetzt sind und verschweißte Verbindungsteile besitzen. Dadurch wird nicht nur eine versehentliche Diskonnektion und Kontamination vermieden, sondern auch erhebliche Zeit beim Zusammenbau des externen Monitoringdrucksystems gespart. Die zusammengesetzten Bestandteile sind in Abb. 2.11 dargestellt.

Das vorgepackte Set für das Legen des PAK enthält eine äußere Verpackung mit dem Material zur Vorbereitung und Abdeckung der Punktionsstelle und eine innere Verpackung, die die sterilen Bestandteile selbst enthält. Die folgende Übersicht listet den Inhalt des Sets auf, der z. Z. auf der operativen Intensivstation der Universitätsklinik von Miami, dem Jackson Memorial Medical Center, zur Anwendung kommt. In diesem Set fehlt nur noch der Pulmonalarterienkatheter selbst sowie ein Introducer zur perkutanen Einführung. Das Vorgehen betreffs Hautvorbereitung, Desinfektion und Abdeckung wird im folgenden Kapitel beschrieben.

Vorgepacktes Set zum Legen eines Katheters:

Äußere Verpackung
- 1 steriles Tuch
- 1 Paar sterile Handschuhe (Größe 7,5)
- 4 Gesichtsmasken *Hauben*
- 2 Pflaster, Elastoplast (Beiersdorf)
- 1 Rolle Pflaster
- 1 Rolle durchsichtiges, wasserfestes Pflaster
- 1 Polyvidon-Jod-Salbe
- 1 Polyvidon-Jod-Lösung

Innere Verpackung
- 1 Schere (wiederverwendbar) *Klemme + Schere als ein Instrument*
- 3 Zangen (wiederverwendbar)
- 10 Kompressen (10 · 10 cm)
- 2 Medizinschälchen (wiederverwendbar)
- 3 Tücher
- 1 Skalpell
- 1 Spritze (10 ml, aber nicht Luer-Lock)
- 3 Spritzen (3 ml mit 22er Nadel)
- 2 18er Nadeln
- 1 25er Nadeln

4 Dreiwegehähne

2.2 Technik des Einführens

2.2.1 Vorbereitung der Punktionsstelle

Obwohl der Anwender i. allg. technische Komplikationen während des Legens befürchtet, ist mit Sicherheit die Sepsis das größte Risiko der invasiven Katheterisierung. Die sorgfältige Beachtung der Vorschriften beim Legen und bei der Pflege von zentralen Kathetern zur parenteralen Ernährung haben das Risiko bei diesen minimiert. Durch die häufigen, für die Messungen am PAK notwendigen Manipulationen, erhöht sich das Sepsisrisiko beträchtlich. Die Prinzipien, die für die Handhabung der Katheter zur parenteralen Ernährung gelten, dürfen nur aus wichtigen Gründen und unter Wahrung der notwendigen Sicherheitsmaßnahmen übertreten werden; z. B. sollte ein Katheter für parenterale Ernährung nicht der Applikation von Medikamenten, anderen Infusionen oder der Gewinnung von Blutproben dienen. Das vollständige Monitoring via Pulmonalarterienkatheter erfordert regelmäßige Injektionen von eisgekühlter Flüssigkeit zur Bestimmung des Herzminutenvolumens, die Aspiration von „echten" gemischtvenösen Blutproben aus dem Pulmonalarterienlumen und die Benutzung von einem oder beiden Lumen zur Infusion vasoaktiver Substanzen oder Volumen. Obwohl an einem zentralen Katheter nicht manipuliert werden sollte, erfordert die Aufrechterhaltung einer geeigneten Position der PAK-Spitze zur Messung des Wedgedruckes des öfteren Manipulationen. Die sorgfältige Hautdesinfektion und eine sterile Abdeckung sind für die Verringerung der Risiken einer Kathetersepsis extrem wichtig, die durch Manipulationen des Katheters und den normalen Gebrauch der Monitoringfunktionen entstehen. Eine kurze Beschreibung unserer Vorgehensweisen und Ziele soll den vernünftigen Kompromiß zwischen Idealzustand und Notwendigkeit illustrieren. Der Patient sollte so gelagert werden, daß das vorgesehene Punktionsgebiet leicht zugänglich und frei von Beatmungsschläuchen, sonstigen Schlauchsystemen, Elektrodenkabeln usw. ist. Es ist wichtig, störende Ausrüstungsgegenstände vor Hautdesinfektion und Abdeckung sicher zu befestigen, um eine versehentliche Kontamination zu vermeiden. Alles am Bett befindliche Personal sollte Mundschutz tragen (einschließlich des extubierten Patienten), um eine bakterielle Verunreinigung aus Mund- und Nasenflora so gering wie möglich zu halten. Wir verwenden wie auch beim Legen von zentralvenösen Kathetern oder Kathetern zur parenteralen Ernährung keine sterilen Kittel. Wenn man mit der Ausrüstung oder dem Vorgehen nicht vertraut ist, kann ein steriler Kittel jedoch zusätzliche Sicherheit bieten. Die äußere Verpackung des Pulmonalarteriensets sollte entfernt werden und der Ausführende sollte, mit sterilen Handschuhen versehen, die sterile innere Verpackung öffnen. Der Inhalt sollte so angeordnet sein, daß Platz für zusätzliche Gegenstände und die Hautdesinfektionslösungen vorhanden ist. Es sollten Acetonlösung zur Entfettung der Haut und Entfernung von Pflasterspuren, wässrige Jodlösung zur antibakteriellen Desinfektion sowie sterile Kochsalzlösung zur Säuberung der Haut nach Beendigung des Katheterlegens vorhanden sein. Mit einer sterilen Kompresse sollte Acetonlösung mit kreisförmigen Bewegungen, ausgehend von der anvisierten Punktionsstelle, aufgetragen werden. Es sollte ein Gebiet von ca. 20–30 cm Durchmesser erfaßt werden. Eine zweite Reinigung folgt. In der gleichen Weise sollte das Gebiet 3mal hintereinander mit Jodlösung desinfiziert werden. Die Jodlösung muß mindestens 2 min auf der Hautoberfläche verbleiben, um eine antibakterielle Wirkung vor Beginn des Punktionsvorganges zu erzielen. Das mit sterilen Tüchern abzudeckende Gebiet sollte ca. 20 cm groß sein, um eine anatomische Orientierung und die Punktion selber zu ermöglichen. Ein steriles Tuch sollte den Patienten vom Thorax bis zu den Füßen bedecken, um eine adäquate Arbeitsfläche für den Pulmonalarterienkatheter und das dazugehörige Schlauchsystem zur Verfügung zu haben. Es ist wichtig, eine große sterile Arbeitsfläche zu schaffen, da es bei einer kleinen, sterilen Arbeitsfläche wesentlich eher zu akzidentellen Kontaminationen kommt.

2.2.2 Wahl der Punktionsstelle — Vor- und Nachteile

Es gibt viele potentielle Zugangsmöglichkeiten zum rechten Vorhof. Obwohl i. allg. die Vorlieben und Erfahrungen des Punktierenden ausschlaggebend sind, existieren für jeden Zugangsweg spezielle Vor- und Nachteile. Einige betreffen die Technik der Venenpunktion, andere stehen im Zusammenhang mit der erwarteten Dauer der Katheterisierung und den Nebendiagnosen des individuellen Patienten. Idealerweise sollten diese Aspekte wichtiger sein als die Vorlieben des Punktierenden.

Periphere Venen. In den ersten Beschreibungen der Pulmonalarterienkatheterisierung bei Patienten mit einem akuten Myokardinfarkt wurden die Kathe-

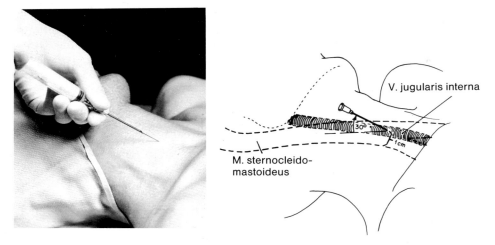

Abb. 2.12. Schematische Darstellung der Lagebeziehung zwischen V. jugularis interna und M. sternocleidomastoideus. Die V. jugularis interna wird mit der Spinalnadel punktiert, diese dient dann als Führung für die größere 14-g-Nadel

ter über eine Kubitalvene plaziert. Häufig wurde eine chirurgische Freilegung der Vene durchgeführt. Punktionsort und Methode waren den Kardiologen vertraut, die Erfahrung mit der diagnostischen Herzkatheterisierung hatten; jedoch hat dieses Vorgehen bei der Langzeitkatheterisierung gewisse Nachteile. Dazu gehören die Gefahr der Phlebitis in der katheterisierten Vene, ein größeres Infektionsrisiko bei der Freilegung der Vene als bei der perkutanen Punktion, Schwierigkeiten beim Vorschieben in den zentralen Kreislauf (besonders an der Einmündung der peripheren Vene in die V. subclavia), wenn 7-Charr-Thermodilutionskatheter verwendet werden, sowie eine erhöhte Wahrscheinlichkeit des Wanderns der Katheterspitze bei Lageveränderungen des Patienten in den folgenden Tagen. Außerdem sind bei Patienten, die seit längerem schwerkrank sind, oft beide Kubitalvenen thrombosiert, so daß sie nicht für die Katheterisierung in Frage kommen. Die V. brachialis, die unter der oberflächlichen Faszie liegt und die A. brachialis begleitet, darf in diesen Fällen benutzt werden. Diese Vene ist jedoch für einen 7-Charr-Katheter oft nicht groß genug. Trotzdem kann diese Technik bei Patienten mit Koagulopathien sinnvoll sein. Der direkte perkutane Zugang zu größeren zentralen Venen könnte wegen der Gefahr der versehentlich hervorgerufenen arteriellen Blutung oder der Verletzung der zentralen Vene gefährlich sein und die Vorteile dieser Methode in den Hintergrund stellen. Die periphere Freilegung kann in solchen besonderen Situationen sicher versucht werden.

Eine andere öfter für die Pulmonalarterienkatheterisierung verwendete periphere Vene ist die V. jugularis externa. Im allgemeinen kann sie mit Leichtigkeit kanüliert werden und das Vorschieben des Katheters mit Hilfe eines J-förmigen Drahtes erfolgen [6]. Da es sich noch um eine periphere Vene handelt, besteht die Gefahr der Stase und damit der Thrombosierung, und – was allen Zugängen im Halsbereich gemeinsam ist − das Anlegen und Pflegen eines sterilen, dicht abschließenden Verbandes über einen längeren Zeitraum hinweg ist dort erschwert. Diese Technik ist jedoch für das kurzzeitige Monitoring während der Narkose sowie für die ersten 24 h der postoperativen Phase brauchbar. Patienten mit relativ normaler Myokardfunktion, die sich einer koronaren Bypassoperation oder einem größeren abdominalen Eingriff unterziehen müssen, benötigen gewöhnlich kein verlängertes Monitoring. In diesen Fällen kann eine Punktion im Halsbereich für den Anästhesisten günstiger und für den ersten postoperativen Tag praktikabel sein.

Zentrale Venen. In vergleichbaren Situationen wird oft der Zugang über die V. jugularis interna gewählt. Die Punktion kann durch den M. sternocleidomastoideus versucht werden, entweder zwischen den beiden Muskelköpfen kurz vor dem Ansatz, oder, unter Zug des Muskelbauches nach medial, mit Ansatz der Nadel hinter dem Muskel. Da es ebensoviele Methoden wie deren Befürworter gibt, beschränke ich mich auf die Beschreibung einer Technik, die als besonders sicher gilt. In Abb. 2.12 ist das Lageverhältnis zwischen V. jugularis interna und dem M. sternocleidomastoideus schematisch dargestellt. Die angestrebte Punktionsstelle befindet sich 3 Fingerbreit über der Klavikula und 1 cm medial der posterioren Begrenzung des M. sternocleidomastoideus. Die Punktionsnadel wird parallel zur anterioren Begrenzung des M. sternocleidomastoideus in einem Winkel von ca. 30° angesetzt. Bei diesem Ansatz durchtritt die Punktionsnadel den Muskelbauch und sollte das Lumen der V. jugularis interna in ca. 1/2−2 cm Tiefe erreichen. Zahlreiche mögliche Komplikationen können bei der Kanülierung einer zentralen Vene auftreten. Zu diesen gehören die Perforation eines angrenzenden Gefäßes wie z. B. der A. carotis, der A. subclavia, der Pleurakuppe oder der später auftretenden Perforation der zentralen Vene, wenn eine modifizierte Seldinger-Technik angewendet wird. Um diese Risiken geringzuhalten, haben wir folgende Sicherheitstechnik entwickelt. Eine 20er und 22er Spinalpunktionsnadel wird durch eine 14er Nadel gefädelt, die zum Katheterset gehört. Nach der Hautdesinfektion und der Infiltration von Lokalanästhetika werden beide Nadeln entsprechend den oben angegebenen Richtlinien eingeführt, bis die V. jugularis interna punktiert ist. Die größere Nadel wird unter Verwendung der Spinalnadel als Führungshilfe vorgeschoben. Bei diesem Vorgehen sind die Folgen einer versehentlichen Punktion einer benachbarten Struktur wie z. B. der A. carotis weniger schwer, da die Punktionsstelle klein ist und durch manuelle Kompression eine signifikante Hämatombildung verhindert werden kann. Ich ziehe die anschließende Kanülierung der Vene mit einem Plastikkatheter vor, um das Risiko einer Verletzung der Gefäßwand durch den nachfolgend eingeführten Führungsdraht zu minimieren. Diese Methode wird sowohl für die Kanülierung der V. jugularis interna als auch der V. subclavia empfohlen. Andere bevorzugen die initiale Punktion mit einer Plastikkanüle-über-Nadel-Kombination. Die Verwendung dieser kurzen Kanüle führte jedoch gelegentlich zu Punktionen der Jugularvene, weshalb wir den langen Plastikkatheter bevorzugen. Nach gelungener Punktion wird die Plastikkanüle vorgeschoben und dient als Leitkanal für den Führungsdraht. Die Gefahr einer Perforation durch den Führungsdraht ist bei dieser Technik durchaus gegeben und hat uns dazu veranlaßt, den Zwischenschritt des Einführens des längeren Plastikkatheters in den Ablauf aufzunehmen. Wenn dieser Katheter ein Stück vorgeschoben worden ist und die Aspiration von Blut problemlos möglich ist, kann man relativ sicher sein, daß der Katheter nicht geknickt oder verdreht im Lumen der V. jugularis interna liegt. Nun kann der Führungsdraht eine ähnliche Strecke vorgeschoben werden. Der zentralvenöse Katheter und die Nadel können zurückgezogen und entfernt werden, der Führungsdraht verbleibt im Lumen der Jugularis interna. Die Punktionsstelle kann mit einen Skalpell erweitert werden und ein Introducer von angemessener Größe über den Führungsdraht geschoben werden. Es kann erforderlich sein, den zentralvenösen Katheter 10 cm zurückzuziehen und einen externen Teil abzuschneiden, wenn ein kurzer Führungsdraht verwendet wird. Bei Verwendung eines langen Führungsdrahtes kann dies vermieden werden, aber es besteht die Gefahr einer Perforation des rechten Vorhofes oder der rechten Kammer. Ein kurzer Führungsdraht, der durch den richtig liegenden zentralvenösen Katheter vorgeschoben wird, schützt vor dem gelegentlichen Auftreten solcher Komplikationen. Der Ausführende muß den Katheter nahe der Eintrittsstelle festhalten und fixieren, um ein Verrutschen des Katheters unter Hautniveau zu verhindern. Die weitere Vorgehensweise wird unten beschrieben.

Zu den Nachteilen des Zuganges über die V. jugularis interna gehören die schwierige Verbandspflege und, am häufigsten, die versehentliche Punktion der A. carotis communis. Andere, seltenere Komplikationen schließen die Punktion der Trachea oder sogar des Cuffs des endotrachealen Tubus ein. Im letzteren Fall muß der Punktierende die Nadel offensichtlich zu weit und zu medial vorgeschoben haben. Diese Komplikation wäre während einer Narkose oder der Versorgung eines Patienten mit schwerer respiratorischer Insuffizienz extrem gefährlich. Der Zugang über die V. jugularis interna ist für ein kurzzeitiges Monitoring durchaus geeignet, besonders bei dessen Beginn während der Anästhesie, da das Punktionsgebiet leicht zugänglich ist und die Punktion einigermaßen einfach.

Üblich ist auch die Punktion der V. subclavia. Dieser Zugang ist zur parenteralen Ernährung gebräuchlich und war zunächst der bevorzugte Zugangsweg beim Druckmonitoring. Auf Intensivstationen ist die Punktion der V. subclavia aus den verschiedensten Gründen am gebräuchlichsten, u. a. deshalb, weil sie den Ärzten am vertrautesten und die sterile Verbandspflege am einfachsten ist. Bei Patienten mit nachgewiesenen Koagulopathien sollte dieser Zugang nicht gewählt werden, da wegen der fehlenden Kompressionsmöglichkeit jeder Zwischenfall schwerwiegende Folgen haben kann. Bei älteren Patienten mit arteriosklerotisch verformten, großen Gefäßen besteht ein erhöhtes Verletzungsrisiko. In einem Fall führte die Zerreißung der verkrümmten A. ascendens zu einer massiven, mediastinalen Blutung und zum sofortigen Tod des Patienten. Solche Komplikationen können vermieden werden, wenn vor der Punktion der V. subclavia die Gerinnungsparameter überprüft werden und ein Röntgenthorax angefertigt wird. Obwohl sowohl der infraklavikuläre als auch der supraklavikuläre Zugang ihre Verfechter haben, wird meist der infraklavikuläre Zugang bevorzugt. Wichtiger als die Lokalisation der Punktionsstelle ist die Lagerung des Patienten. Der Patient wird in Kopftieflage oder Trendelenburg-Position gebracht, um die Venenfüllung und den Druck zu erhöhen; dadurch wird die Treffsicherheit bei der Venenpunktion erhöht und die Gefahr einer Luftembolie verringert. Eine Rolle von ca. 10 cm Durchmesser (Tuch oder Decke) wird vertikal unter die Schulterblätter des Patienten gelegt. Dadurch werden die Schultern nach hinten verlagert und die Nadel kann horizontal eingeführt werden. Wenn die Schultern nicht in eine posteriore Lage gebracht werden können, kann eine fachgerechte Nadelführung unmöglich werden. Bei posteriorer Punktionsrichtung steigt das Risiko einer versehentlichen Punktion der A. subclavia oder der Pleura. Ich bevorzuge als Punktionstelle den Punkt, an dem die Biegung der Klavikula zum Sternum hin anzusteigen beginnt. An diesem Punkt kann die Nadel unter die Klavikula gleiten. Die Stelle ist leichter zu identifizieren als durch imaginäre Aufteilung der Klavikula ermittelte Orientierungspunkte. Nach Infiltration von Lokalanästhetika empfehle ich die Punktion der V. subclavia mit einer 14-gg.-Nadel aus einem Set zur zentralvenösen Katheterisierung. Der zentralvenöse Katheter wird genauso eingeführt wie für die V. jugularis interna beschrieben. Auch der Führungsdraht wird in ähnlicher Weise vorgeschoben.

Gelegentlich wird die V. femoralis zur Pulmonalarterienkatheterisierung verwendet. Bei chirurgischen Patienten mit abdominaler Sepsis ist dieser Zugang selbstverständlich kontraindiziert, da die Sterilität der Punktionsstelle gewahrt werden muß. Bei adipösen Patienten kann diese Vene schwer zu lokalisieren sein. Wegen der bekannten Gefahren der tiefen Beinvenenthrombose und einer nachfolgenden Lungenembolie sollte diese Vene nicht mit den gängigen Pulmonalarterienkathetern katheterisiert werden. Wenn sich herausstellt, daß der heparinisierte PAK das Thromboserisiko senkt, kann die V. femoralis erneut in Betracht gezogen werden. Aufgrund der Probleme der sterilen Verbandspflege beim Langzeitmonitoring wird dieser Zugang trotzdem nie optimal sein. Dies ist aber offensichtlich nur eine relative Kontraindikation, da die A. femoralis auf vielen Intensivstationen häufig zur arteriellen Blutdruckmessung verwendet wird. Die Punktionsstelle kann bei Patienten mit normalem Habitus leicht identifiziert werden. Die V. femoralis verläuft medial der A. femoralis. Die A. femoralis ist nach ihrem Austritt unter dem Lig. inguinale gut tastbar. Die Punktion sollte ca. 3 cm unterhalb dieser Stelle vorgenommen werden, damit die Nadel möglichst horizontal eingeführt werden kann. Dies steht im Gegensatz zu der zur Aspiration von Blutproben aus der V. oder A. femoralis üblichen, vertikalen Punktion. Nach Punktion der Vene wird das für die Katheterisierung der V. jugularis interna und der V. subclavia angegebene Verfahren durchgeführt.

Ich würde diesen Zugang momentan nur empfehlen, wenn andere Möglichkeiten zum Langzeitmonitoring ausscheiden. Bei den meisten chirurgischen Eingriffen ist dieser Zugang für den Anästhesisten schlecht erreichbar. Die Punktion der V. femoralis kann jedoch bei nachgewiesener oder vermuteter Obstruktion der V. cava superior und in Notfallsituationen durchgeführt werden. Die chirurgische Freilegung der V. saphena nahe ihrer Einmündung in die Femoralvene oder der V. axillaris sind nach Erfahrung des Autors nur sehr selten notwendig. In verzweifelten Situationen sollte es mit Phantasie und Beharrlichkeit immer möglich sein, einen Zugang zum zentralen Kreislaufsystem zu finden.

2.2.3 Einführen des Introducers

Es gibt 2 Methoden, den PAK einzuführen. Der Katheter kann direkt in einer chirurgisch freigelegten Vene plaziert werden, oder es wird eine Schleuse verwendet, um den Katheter von der Hauptpunktionsstelle in das Lumen der Vene vorzuschieben. Die letztere Methode findet bei der Punktion von großen Venen wie der V. subclavia, der V. jugularis interna oder der V. femoralis Anwendung. Nach Einführen des zentralvenösen Katheters und der freien Aspiration von Blut wird der Führungsdraht ungefähr genauso weit wie der zentralvenöse Katheter vorgeschoben. Dies stellt sicher, daß die Spitze des Führungsdrahtes nicht blind eingeführt wird und mindert die Gefahr der Perforation. Der zentralvenöse Katheter wird unter Belassen des Führungsdrahtes im Lumen entfernt. Die Punktionsstelle wird mit einem Skalpell $\neq 11$ erweitert. Es erleichtert die Passage des Introducers (Abb. 2.13) durch das subkutane Fettgewebe, wenn man den Rücken des Skalpells der Richtung des Führungsdrahtes angleicht und den Schnitt auf 1–1,5 cm erweitert. Dies erlaubt dem Introducer, der von viel größerem Kaliber ist, das subkutane Fettgewebe ohne größere Kraftanstrengungen und Drehungen zu durchdringen, die den Introducer oder die Hülle beschädigen könnten. Der Introducer setzt sich i. allg. aus 2 Teilen zusammen, einem spitz zulaufenden, inneren Anteil zur Dilatation des Stichkanals und der venösen Punktionsstelle und einer äußeren Schleuse, die in der Vene verbleibt, nachdem Führungsdraht und Dilatator zurückgezogen worden sind. Normalerweise wird aus der korrekt plazierten Schleuse Blut abfließen; ist dies nicht der Fall, sollte eine Spritze auf das Ansatzstück gesetzt und mit vorsichtigen Manipulationen versucht werden, einen freien Blutfluß herzustellen. Ein neuer Introducertyp mit integriertem Seitenarm für Dauerinfusionen ist jetzt kommerziell erhältlich. Diese Introducer werden nach Einführen des PAK durch die perforierte Membran am Ende des Leitkanals an ihrem Platz belassen. Eine sterile Plastikhülle kann am Ende des Introducers angebracht werden, so daß am Katheter manipuliert werden kann, falls die Katheterspitze ihre Lage verändert. Dieser Zusatz stellt eine zusätzliche zentralvenöse Infusionsmöglichkeit dar und macht es technisch einfacher, den Katheter zwischenzeitlich zu manipulieren. Zur Beurteilung der Langzeitsterilität liegen keine Daten vor; entsprechende Studien sind momentan im Gange. Mit diesem neuen Introducertyp kann primär der zentralvenöse Zugang erfolgen, und das Legen des PAK kann dann schnell vonstatten gehen, wenn invasiveres Monitoring später erforderlich wird. Die Vorteile sind beeindruckend – bis jedoch fundierte Daten hinsichtlich der Sterilität der Kombination von steriler Plastikhülle und perforierter Membran vorliegen, scheint es sinnvoll, dieses System vorerst nur für das kurzzeitige Monitoring zu empfehlen.

Nachdem der Introducer in die gewünschte Position gebracht worden ist, kann der Katheter selbst vorbereitet und mit Hilfe eines Assistenten getestet

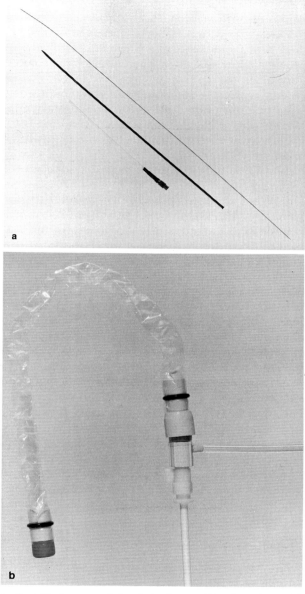

Abb. 2.13a, b. Photographie von 2 vielfach verwendeten Introducern. Der Introducer (**a**) wird nach Insertion des Katheters entfernt; **b** zeigt einen neueren Introducer. Die Schleuse verbleibt nicht nur an ihrem Platz, sondern kann über den Seitenarm auch für Infusionen verwendet werden

werden. Die innere sterile Verpackung mit dem PAK sollte dem Ausführenden angereicht werden. Nach Entfernung der schützenden Verpackung sollte das distale Ende mit Ballon, Thermistor und den Lumen zur Probenentnahme dem Assistenten übergeben werden. Doppelte Dreiwegehähne werden am proximalen und distalen Lumen angebracht und diese dann mit einer Spitze über einen der Dreiwegehähne gefüllt. Die wenig dehnbare Druckleine wird an dem distalen, in die Pulmonalarterie mündenden Lumen mittels Dreiwegehahn befestigt. Das Lumen für den zentralvenösen Druck bzw. den rechten Vorhof wird in gleicher Weise gefüllt, um die Durchgängigkeit zu überprüfen. Dieser Dreiwegehahn bleibt aber während des Einlegens des Katheters verschlossen. Dann wird der Ballon mit 1,5 ml Luft gefüllt und auf seine symmetrische Entfaltung und den Schutz der Katheterspitze hin überprüft. Er bleibt für eine gewisse Zeit aufgeblasen, um ihn auf Undichtigkeiten hin zu überprüfen. Während dieser Zeit wird der Katheter so gehalten, daß er nicht kontaminiert wird. Der Katheter wird dann so weit durch den Introducer vorgeschoben, daß die Katheterspitze das venöse Gefäß erreicht. Zu diesem Zeitpunkt wird aus dem freien Lumen aspiriert, um sich vom freien Fluß des Blutes zu überzeugen. Der Katheter wird mit der Spritze von Blut freigespült, anschließend wird der Dreiwegehahn so gestellt, daß man die Druckkurve auf dem Monitor sehen kann. Ich ziehe es vor, wenn der Ballon unmittelbar nach Eintritt der Katheterspitze in das Lumen der Vene aufgeblasen wird. Bei der Punktion der V. jugularis interna, der V. subclavia und der V. femoralis würde der Ballon sofort nach Eintreten des Katheters gefüllt werden. Wenn eine periphere Venae sectio durchgeführt wurde, muß der Katheter so weit vorgeschoben werden, daß die Spitze bereits ein zentrales Gefäß erreicht hat. Diese Entfernung sollte am besten vor dem Einführen des Katheters abgeschätzt werden, indem man den Katheter so über den Arm des Patienten legt bzw. hält, daß sich die Spitze des Katheters über der wahrscheinlichen Lage der V. subclavia befindet. Derjenige, der den Katheter legt, merkt sich den Punkt am proximalen Ende des Katheters in der Ellenbeuge. Nach meinem Empfinden hat das unmittelbare Aufblasen des Ballons zur Folge, daß die Steuerung des Katheters durch den Blutfluß zum Erreichen des rechten Vorhofes maximal genutzt werden kann. Gewöhnlich kann man, nachdem der Katheter ungefähr 10–15 cm vorgeschoben wurde, auf dem Monitor eine für die intrathorakale Position typische Druckkurve erkennen. Bei Spontanatmung des Patienten ist ein plötzlicher Abfall der Druckkurve, der durch die Inspiration bedingt ist, charakteristisch (Abb. 2.14 a). Dies ist ein Artefakt, der durch die plötzliche Erniedrigung des intrathorakalen Druckes hervorgerufen wird, zu der es während der Inspiration kommt. Alternativ dazu wird die Kurve angehoben, wenn ein Patient mit positivem Druck während der mechanischen Inspirationsphase beatmet wird. Bei Beatmung mit positivem Druck steigt der Druck in den Atemwegen beträchtlich über den Umgebungsdruck, und dieser intrapulmonale Druck wird gewöhnlich auf die intravasale Druckkurve übertragen. Der Katheter sollte stetig so weit vorgeschoben werden, bis die Kurve des rechten Ventrikels sichtbar wird oder solange, bis der Katheter 30 cm von der Eintrittsstelle in der Jugularis interna oder der Subclavia entfernt ist. Wurde eine Kubitalvene benutzt, sind zusätzlich 20 cm (rechts) oder 30 cm (links)

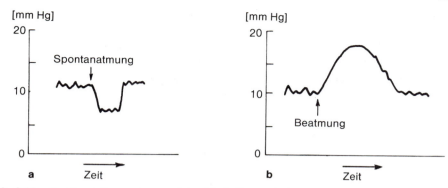

Abb. 2.14a, b. Darstellung einer rechten Vorhofkurve bei spontan atmenden Patienten. **a** Man beachte den Ausschlag, der mit der Inspiration des Patienten korrespondiert. Die Darstellung der Druckkurve eines beatmeten Patienten. **b** In diesem Fall bewirkt die Inspiration einen positiven Ausschlag der Vorhofkurve

nötig, bevor man die Druckkurve des rechten Ventrikels erhält. Stellt sich keine rechtsventrikuläre Kurve dar, kommen 2 Möglichkeiten in Frage. Entweder ist der Katheter in eine zentralvenöse Vene eingetreten, wie z. B. die V. anonyma oder die V. cava inferior oder der Katheter hat sich im rechten Vorhof aufgerollt. Wenn der Ballon unmittelbar nach Eintritt der Katheterspitze in die zentrale Vene, die punktiert wurde, aufgeblasen wird, ist es unwahrscheinlich, daß er sich gegen den Strom bewegt, weil der Fluß in den anderen zentralen Venen so gerichtet ist, daß er den Eintritt eines mit einem Ballon an der Spitze versehenen Katheters in eine andere zentrale Vene verhindert. Es ist nicht ungewöhnlich, daß sich ein Katheter im rechten Vorhof aufrollt. Es gibt einige pathophysiologische Besonderheiten wie etwa eine Trikuspidalklappenstenose, Trikuspidalinsuffizienz oder Zustände mit einem niedrigen Herzzeitvolumen, bei denen der venöse Blutfluß so gering ist, daß die Katheterspitze nicht vorwärtstransportiert wird. Mit nach wie vor aufgeblasenem Ballon sollte der Katheter soweit zurückgezogen werden, bis er an die Spitze des Introducers stößt und nicht mehr weiter zurückgezogen werden kann. Er sollte dann unter Beobachtung der Druckkurve erneut vorgeschoben werden. Die folgenden Versuche sollten bezüglich der Geschwindigkeit des Vorschiebens und/oder Drehungen des Katheters variieren, bis die Kurve des rechten Ventrikels sichtbar ist (Abb. 2.15). Für den Fall, daß dies nicht erfolgreich ist, wird die weitere Vorgehensweise in einem späteren Abschnitt beschrieben. Die Katheterspitze durchquert gewöhnlich den rechten Ventrikel, nachdem der Katheter 10–15 cm in ihn eingeführt wurde. In diesem Zeitraum können ventrikuläre ektopische Extrasystolen ausgelöst werden, wenn die Katheterspitze an das Ventrikelseptum anstößt. Es ist immer ratsam, daß der Assistent darauf vorbereitet ist, Antiarrhythmika wie z. B. Xylocain zu verabreichen, falls anhaltende ventrikuläre Extrasystolen oder salvenartige ektopische Herzaktionen auftreten. Falls die Arryhthmie als gefährlich eingeschätzt wird bzw. das verabreichte Xylocain ineffektiv ist, muß der Katheter eventuell zurückge-

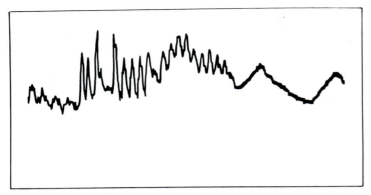

Abb. 2.15. Kontinuierliche Registrierung der Kurve eines PAK beim Vorschieben vom rechten Vorhof bis zur Wedgeposition. Der Vorhofdruckkurve folgen die Ventrikeldruckkurven, die Pulmonalarteriendrücke und schließlich die charakteristische Wedgekurve

zogen werden. Die Druckkurve des rechten Ventrikels ist durch einen steilen Anstieg und einen Spitzendruck charakterisiert, der signifikant höher ist als der in der Kurve aus dem rechten Vorhof; außerdem kommt es zu einem steilen Abfall zur Ausgangslinie ohne das Auftreten einer durch den Verschluß der Pulmonalarterienklappe hervorgerufenen Inzisur, die die Pulmonalarterienkurve 2zackig (dikrot) macht. Die absolute Höhe der Grundlinie hängt natürlich vom enddiastolischen Druck im rechten Ventrikel ab. Da viele Patienten, bei denen eine Pulmonalarterienkatheterisierung durchgeführt wird, ernsthafte Beeinträchtigungen der kardiovaskulären Funktionen aufweisen, sind Druckwerte, die 20–25 mm Hg übersteigen, nicht ungewöhnlich. Das wäre Ausdruck eines bestimmten Grades des Rechtsherzversagen. Es wäre aber falsch, anzunehmen, daß der Druck „so hoch" sein könnte, denn der Hauptgrund für ein invasives Monitoring ist der Verdacht der Beeinträchtigung der Ventrikelfunktion. Es ist ganz offensichtlich, daß die Genauigkeit des externen Druckaufnehmersystems einschließlich dessen genauer Kalibrierung eine unerläßliche Voraussetzung für die Interpretation abnormer Druckkurven ist. Wenn die Katheterspitze wirklich vom Blutfluß geleitet durch den rechten Ventrikel geht, sollte man einen Wechsel in der Kurvenform beobachten, wenn der Katheter die Pulmonalklappe passiert. Die Druckkurve verändert sich durch das Auftreten der Klappeninzisur und des diastolischen Pulmonalarteriendrucks, der gewöhnlich höher ist als der diastolische Druck im rechten Ventrikel.

Bestimmte physiologische Störungen haben charakteristische Veränderungen bezüglich der Unterschiede zwischen den Kurven des rechten Ventrikels und der Pulmonalarterie zur Folge. Dies wird im Anschluß diskutiert. Wenn einmal eine Pulmonalarterienkurve erzielt wurde, sollte eine gleichmäßige stetige Vorwärtsbewegung der Katheterspitze beibehalten werden, bis der Charakter der Druckkurve sich erneut verändert. Dazu sollte es nach ca. 5–15 cm kommen. Diese Kurve ist phasisch, mit einer niedrigen Amplitude, vergleichbar der Vorhofkurve. Selbstverständlich können die numerischen Druckwerte der Kurven oft unterschiedlich sein, denn eine der Hauptindikationen für die Bestimmung der linken und rechten Füllungsdrücke ist die Unterschiedlichkeit der Funktion des rechten und des linken Ventrikels voneinander [9]. Die visuelle Beurteilung der Druckkurve ist das Hauptkriterium, um sicher zu sein, daß sich der Katheter in der richtigen Wedgeposition befindet. Gelegentlich kann die Darstellung der pulmokapillären Verschlußkurve nicht eindeutig genug für eine Festlegung sein. Bei nach wie vor aufgeblasenem Ballon wird dann eine Blutprobe schnell aus dem Pulmonalarterienlumen aspiriert. Die ersten 2 ml, die gewonnen werden, sollten verworfen werden, und eine zweite Spritze sollte mit schnell aspiriertem Blut gefüllt werden. Eine zweite Aspiration sollte nach Entleerung des Ballons extrem langsam (1 ml/20 s) erfolgen. Von dieser Probe sollten 2 ml verworfen werden, und eine zweite 2-ml-Probe sollte ebenfalls mit einer Aspirationsrate von weniger als 1 ml/20 s gewonnen werden. Beide Proben sollten im Blutgaslabor analysiert werden. Wenn sich die Katheterspitze in korrekter Wedgeposition befindet, sollte das rasch aspirierte Blut eine höhere Sauerstoffspannung haben als jenes, das − langsam − bei nicht aufgeblasenem Ballon gewonnen wurde. Dieser Unterschied wird durch Kontamination der ersten Probe mit Blut, das aus dem pulmokapillären Gefäßbett übergetreten ist und eine höhere Sauerstoffspannung haben sollte, hervorgerufen. Gelegentlich kommt es vor, daß eine Katheterspitze die Pulmonalarterienklappe durchläuft, in die Pulmonalarterie vordringt und ihre Spitze umkehrt, um schließlich zwischen den Papillarmuskeln des rechten Ventrikels zu landen. Die Dämpfung der Druckkurve kann aufgrund der Nähe der Katheterspitze zur Muskulatur des rechten Ventrikels eine Verschlußdruckkurve simulieren. Es wird jedoch in diesem Fall keinen Unterschied zwischen den Sauerstoffspannungen der beiden Blutproben geben. Es sollte immer eine Röntgenthoraxaufnahme erfolgen, um die exakte Lage der Katheterspitze sicherzustellen. Die Füllung des Ballons mit 1,5 ml sollte eine distale Verschiebung der Katheterspitze verhindern. Falls jedoch die Schlinge des Katheters im rechten Ventrikel groß genug ist, ist es möglich, daß sich die Katheterspitze noch weiter peripher verschiebt, nachdem der Katheter in der richtigen Position befestigt wurde. Der erste Schritt zur Verhinderung dieser Distalwanderung kann beim Legen selbst erfolgen. Nach Erreichen der „korrekten" Position wird der Inhalt des Ballons abgelassen, damit man die Druckkurve erneut beobachten kann. Dabei sollte die gleiche Pulmonalarteriendruckkurve erzielt werden. Nun sollte der Ballon erneut aufgeblasen werden unter der Erwartung, daß die gleiche Druckkurve erzielt wird. Dies sollte langsam unter Registrierung der Menge Luft geschehen, die nötig ist, eine Wedgekurve zu erhalten. Sind weniger als 1,5 ml Luft dazu erforderlich, sollte der Katheter 5 cm zurückgezogen werden. Man sollte versuchen, eine Wedgeposition zu erreichen, die mit 1,5 ml Füllvolumen zu erzielen ist. Eine Katheterposition, bei der dies mit weniger als 1,25 ml möglich ist, sollte nicht als endgültig betrachtet werden. Dieser Vorgang sollte wenigstens 2mal wiederholt werden.

Nach Verifizierung der endgültigen Position durch wiederholtes Aufblasen und ablassen des Ballons sollte der Katheter in dieser Lage gesichert werden.

Falls ein wieder zu entfernender Introducer verwendet wurde, sollte der Assistent den Ballon soweit aufblasen, bis ein Widerstand auftritt. Normalerweise sollte dies bei einem Volumen von etwa 1,5 ml der Fall sein. Dies ist ein Versuch, die Katheterspitze in der richtigen Position zu „sichern", während die folgenden Maßnahmen durchgeführt werden. Die Position des Katheters an der Einstichstelle wird bei aufgeblasenem Ballon aufrechterhalten und der Introducer über den Katheter zurückgezogen, bis seine Spitze sichtbar wird. Der Katheter selbst wird auf Hautniveau festgehalten und der Introducer so weit proximal bewegt, wie dies möglich ist. Wird ein Introducer verwendet, der im Gefäß verbleibt, ist dieser Schritt nicht nötig, und der Katheter wird in der korrekten Position befestigt.

Nachdem der Katheter richtig plaziert ist, wird er fixiert und mit einem sterilen Verband versehen. Der Ballon sollte während dieser letzten Phase aufgeblasen bleiben, um die Gefahr der Weiterbewegung der Katheterspitze zu verringern. Wenn man den zu entfernenden Introducer verwendet, ist das Vorgehen wie folgt: Der Katheter wird außerhalb fixiert und die umgebende Hautfläche mit einem Schwamm und normaler Kochsalzlösung von der Polyvidonlösung gereinigt. Die Polyvidon-Jod-Lösung kann unter dem abschließenden Verband zu Hautirritationen führen. Das Gebiet wird dann mit sterilen Gazetupfern gereinigt. Eine Polyvidonsalbe wird dann auf die Punktionsstelle gebracht und mit Gaze abgedeckt. Die antimikrobiell wirkende Polyvidonsalbe wird auf die Kathetereintrittsstelle aufgebracht, um eine Kontamination der Eintrittstelle in die Haut zu verhindern. Der Katheter selbst wird an dieser Stelle nicht festgenäht. Mit dem immer noch sterilen Katheter wird dann über dem 1. Gazetupfer eine Schleife gebildet und mit einem 2. sterilen Gazetupfer bedeckt. Die sterile Schleife des Katheters ist in den Verband einbezogen, um bakterielle Verunreinigungen zu begrenzen, obwohl der Katheter selbst mit wässriger Polyvidonlösung präpariert wird, falls in der Folge starke Veränderungen erforderlich sind.

Das Gebiet um die sterilen Tupfer wird dann mit einem flüssigen Pflaster eingesprüht, um eine adhäsive Oberfläche zu schaffen. Der Verband wird mit Fixomull abgedeckt und abschließend noch mit einem wasserdichten Pflaster versorgt. Der außerhalb des Verbandes liegende Anteil des Katheters wird dann mit einem Pflaster fixiert. Das Datum und die Zeit, zu der der Verband gemacht wurde, sollte auf dem Verband und in den Akten des Patienten vermerkt werden. Damit wird sichergestellt, daß der Verband korrekt erhalten bleibt und entsprechend den eingeführten Vorschriften gewechselt wird. Auf unserer Intensivstation werden alle Verbände von invasiven Kathetern nach 24 h erneuert. Wenn verschiedene Katheter zu verschiedenen Zeiten gelegt werden, kann so vorgegangen werden, daß man alle Verbände zur gleichen Zeit wechselt. Es ist jedoch darauf zu achten, daß dieser Zeitpunkt durch die Dauer der am längsten zurückliegenden Punktion bestimmt wird. So würde für den Fall, daß ein arterieller Katheter vor 48 h gelegt wurde und ein PAK vor 36 h, bei beiden Kathetern der Verbandswechsel zu der Zeit durchgeführt, die für den arteriellen Katheter gilt. Der Verband des PAK hätte für weitere 12 h belassen werden können, aber der Vorteil für die Schwester und die Reduzierung des finanziellen Aufwandes für das Verbandmaterial scheinen den Verbandwechsel am PAK zur gleichen Zeit zu rechtfertigen.

Wenn man von den vorübergehenden Arrhythmien, die bei der Passage des Katheters auftreten, absieht, ist die häufigste Komplikation des invasiven Monitorings mit einem PAK die Bakteriämie [11]. Wir selbst verzeichneten einen signifikanten Anstieg von positiven Blutkulturen, wenn die Pulmonalarterienkatheterisierung über 72 h hinaus fortgeführt wurde. Diese Inzidenz ging jedoch drastisch zurück, wenn in den Fällen, wo die Fortführung des invasiven Monitorings als notwendig erachtet wurde, der Zugang für den Katheter nach 72 h gewechselt wurde [12]. Obwohl die Gesamtinzidenz von positiven Blutkulturen immer noch höher war als diejenige bei streng überwachter parenteraler Ernährung, ist festzuhalten, daß positive Blutkulturen meistens bei Patienten gewonnen wurden, die eine manifeste Sepsis vor Durchführung des invasiven Monitorings hatten, und gewöhnlich waren die Bakterien, die über den PAK gewonnen wurden, die gleichen wie die, die aus dem ursprünglichen Sepsisherd kultiviert wurden. Bei Patienten mit gesicherter Sepsis scheint es ratsam, täglich sowohl aus dem Katheter als auch aus dem peripheren Blut Kulturen anzulegen, bevor es zum Ausbruch von katastrophalen klinischen Krankheitszeichen, d. h. zu einem septischen Schock kommt. Es scheint auch ratsam, jeden Katheter zu entfernen, über den positive Blutkulturen gewonnen wurden – sogar dann, wenn die Liegedauer des Katheters weniger als 72 h betrug. Zusätzliche Informationen bietet der Abschnitt über Komplikationen.

2.2.4 Aufrechterhalten einer korrekten Lage für eine adäquate Funktion

Der PAK dient der Gewinnung von Informationen bezüglich der Flußrate (Herzzeitvolumen), der gemischtvenösen Sauerstoffspannung, den Drücken im Lungenkreislauf und der Abschätzung des linken Vorhofdruckes. Alle diese Funktionen hängen entscheidend von der korrekten Lage der Katheterspitze ab. Die Interpretation der Kurvenform kann fehlerhaft sein, statische Röntgenbilder können Informationen liefern, die als Ausdruck einer korrekten oder nicht korrekten Katheterlage interpretiert werden können, und schließlich können Veränderungen im kardiovaskulären System und/oder Lageveränderungen des Patienten zu einer Verschiebung des Katheters aus seiner ursprünglichen Position führen. Entsprechend muß man sich potentieller Irrtumsmöglichkeiten bewußt sein. Eine besondere Katheterlage kann für gleichzeitig auftretende und sich gegenseitig bedingende Fehler bei den Bestimmungen verantwortlich sein. Wenn der Katheter neu positioniert werden muß, muß eine Methode entwickelt werden, um das potentielle Risiko einer intravasalen Kontaminierung mit Bakterien, die sich an der Punktionsstelle oder am intrakutanen Teil des Katheters gebildet haben, zu vermindern. Die Lagesicherung des Katheters muß mit einer Methode erfolgen, die im Zusammenhang mit der Funktion des Katheters steht, denn es ist nicht möglich, die Katheterspitze in ihrer endgültigen Lage in der Pulmonalarterie sichtbar zu machen.

Fehlbeurteilungen können durch das Wandern der Katheterspitze in distale Richtung in der Pulmonalarterie zustande kommen. Die Bestimmung des Herzminutenvolumens hängt vom adäquaten Erfassen des injizierten Flüssigkeitsbolus durch den Thermistor ab, der sich 5 cm proximal der Katheterspitze befindet. Der Thermistor sollte in einem Hauptast der Pulmonalarterie oder in einer ihrer Hauptverzweigungen liegen. Unter diesen Umständen wird der Fluß um den Thermistor repräsentativ für das gesamte Herzzeitvolumen sein, weil der Katheter selbst nur einen relativ kleinen Anteil des Querschnittes der Arterie einnimmt, in der die Registrierung erfolgt. Wenn die Spitze des Katheters nach peripher gewandert ist, kann der Thermistor in einem sehr viel kleineren Pulmonalarterienast liegen, der entweder einen weniger repräsentativen Anteil des gesamten Pulmonalarterienblutflusses erhält oder in dem der Thermistor wegen des kleineren Durchmessers nahe der Gefäßwand liegt. In beiden Fällen könnte der Fluß, der den Thermistor selbst umgibt, nicht repräsentativ für die Gesamtdurchblutung der Lunge sein. Daraus kann man schließen, daß er einen abgeschwächten Fluß registriert und entprechend der mathematischen Funktion des Algorithmus des Computers (s. u.) die Berechnung eines höheren Herzzeitvolumens die Folge wäre. Unglücklicherweise würde diese Katheterlage den Kliniker auch in eine Situation bringen, in der die Gewinnung einer „echt" gemischtvenösen Probe in einem Gemisch resultieren würde, das wegen des geringen anterograden Pulmonalarterienflusses aus „echt" gemischtvenösem Blut und Blut aus den Lungenkapillaren bestehen würde. Diese „kontaminierte" Probe würde einen höheren Sauerstoffgehalt aufweisen. Die Kombination eines hohen Herzzeitvolumens und eines hohen gemischtvenösen Sauerstoffgehaltes könnte vielleicht als Ausdruck einer gegenseitigen Kompensation nach dem Fickschen Prinzip interpretiert werden [13]. Falls der Sauerstoffverbrauch konstant war und das Herzzeitvolumen anstieg, würde man einen Anstieg des venösen Sauerstoffgehaltes als Ausdruck einer erniedrigten arteriovenösen Sauerstoffgehaltsdifferenz erwarten. Ein zu weit peripher plazierter PAK würde folglich Resultate erbringen, die mit physiologischen Erklärungen in Einklang stehen würden.

Die häufigsten Gründe für eine Lagekorrektur eines PAK sind die Beobachtung einer spontanen, kontinuierlichen pulmokapillären Verschlußdruckkurve (die anzeigt, daß der Katheter schon in eine distale Lage gewandert ist) oder die Unmöglichkeit, mit einem aufgeblasenen Ballon eine zufriedenstellende Verschlußdruckkurve zu erzielen. Im ersteren Fall bedeutet das, daß die Methode zur Bestimmung des Herzminutenvolumens und gemischtvenöser Blutproben fehlerhaft sein wird, der letztgenannte Fall schließt die Möglichkeit der exakten Bestimmung linksventrikulärer Füllungsdrücke aus. Damit ist evident, daß die Position des Katheters geändert werden muß. Wenn die Katheterschleuse entfernt wurde, wird folgendes Vorgehen für die erneute Plazierung des Katheters empfohlen: Ein Assistent entfernt die äußere, nicht sterile Verpackung des Sets für den „Kleiderwechsel". Es wird nach den gleichen, vorher ausgeführten Vorschriften bezüglich der Anwendung des Mundschutzes gearbeitet. Der Assistent entfernt die äußeren Abdeckungen um die Einstichstelle und hebt den freien Teil des PAK an, um dem Ausführenden die Möglichkeit zu geben, die inneren Abdeckungen zu entfernen und ein ste-

Technik des Einführens

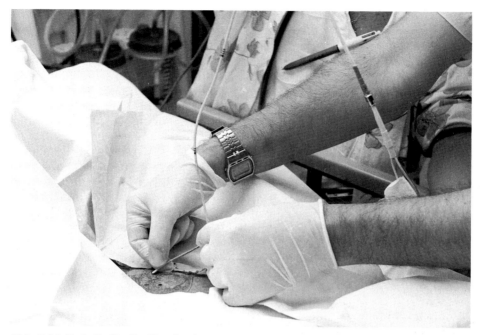

Abb. 2.16. Technik für die Neueinschwemmung des PAK. Der Assistent hält den Katheter so, daß der Ausführende eine neue sterile Fläche schaffen und den exponierten Anteil des Katheters mit Jodlösung abwischen kann. Es wird nur mit dem vorher steril gehaltenen Teil des Katheters gearbeitet

riles Arbeitsfeld zu schaffen (Abb. 2.16). Die obere sterile Gaze wird entfernt, und der Ausführende nimmt den Teil des Katheters, der vorher steril umhüllt war. Die innere Gaze wird entfernt und der Katheter mit Aceton abgewaschen, um Jodophor und Reste der Abdeckung zu entfernen. Dadurch wird gleichzeitig die Einstichstelle um die Haut entfettet. Mit Jodophor getränkte Tupfer werden dann auf die Haut, die Umgebung und an die geschützte Katheterschlinge gelegt. Da diese Schlinge in der Regel 10–15 cm lang ist, sollten Manipulationen am intakten Teil des Katheters niemals dazu führen, daß ein Katheterteil, der vorher außerhalb der abschließenden Umhüllung war, eingeführt wird. Obwohl dieser Anteil vor Anwendung der Jodophorlösung nicht völlig steril sein kann, sollte die Schutzhülle dafür gesorgt haben, daß keine gröbere Kontamination stattgefunden hat. Eine Präparation des Katheterteils und der Haut mit einer Jodlösung für 2 min sollte ausreichen, um die Sterilität dieses Katheterteils zu sichern. Der Ausführende muß mit beiden Händen unterschiedlich arbeiten: Eine Hand hält den Katheter während der Sterilisation fest und die andere schiebt den sterilen Teil vor oder zieht ihn zurück. Nachdem der Desinfektionsvorgang beendet wurde und die Region mit passenden sterilen Tüchern abgedeckt wurde, kann die Repositionierung versucht werden. Falls der Katheter spontan in Wedgeposition war, sollte er in 1-cm-Schritten unter einer ausreichend langen Beobachtungszeit zwischen jedem Schritt zurückgezogen werden, um feststellen zu können, ob auf dem Monitor eine Pulmonalarterienkurve erscheint. Wenn wieder eine Pulmonalarterienkurve sichtbar wird, bittet der Ausführende den Assistenten, den Ballon langsam zu füllen, so daß beide das Erscheinen der charakteristischen Wedgekurve beobachten können. Zu diesem Zeitpunkt sollte sich der Assistent das Volumen der in den Ballon applizierten Luft merken. Wegen der auftretenden Fehler bei der Bestimmung des Herzminutenvolumens, ist es nötig sicherzustellen, daß die Wedgekurve nur erzielt werden kann, wenn 1,5 ml Luft injiziert wird. Ein kleineres Volumen bedeutet, daß die Spitze noch immer in einem kleineren Pulmonalarterienast liegt. Ein größeres Volumen kann aufgrund des erhöhten Füllungsdrucks zu einer Ruptur des Ballons führen. In Fällen, in denen durch ein normales Aufblasen (1,5 ml) die Pulmonalarterienkurve nicht in eine pulmokapilläre Verschlußdruckkurve überführt werden kann, sollte der Katheter vorsichtig vorgeschoben werden, bis wieder eine richtige Kurvenform erzielt wird.

Die Beurteilung der Katheterposition am Krankenbett in bezug auf die Bestimmung des Herzminutenvolumens und die Aspiration von gemischtvenösen Blutproben kann wie folgt durchgeführt werden: Nachdem das sterile Feld vorbereitet wurde, zieht der Ausführende den Katheter solange zurück, bis wieder eine rechtsventrikuläre Druckkurve erscheint. Der Katheter wird nach dem Erscheinen der Pulmonalarteriendruckkurve 5 cm vorgeschoben. An dieser Stelle wird der Thermistor im Hauptast der Pulmonalarterie sein, weil die Spitze des Katheters selbst in der Pulmonalarterie liegt. In dieser Position wird eine Blutprobe entnommen. Sie sollte die echte, gemischtvenöse Sauerstoffspannung repräsentieren. Wenn diese Position einmal erreicht wurde, wird eine Herzminutenvolumenbestimmung durchgeführt und eine Blutprobe nach den vorher beschriebenen Richtlinien entnommen. Der Katheter sollte daraufhin unter Beobachtung der Druckkurve vorgeschoben werden, bis die echte Wedgekurve erscheint. Die Herzminutenvolumenbestimmung und die Abnahme der gemischtvenösen Probe sollten an dieser Stelle wiederholt werden. Trotz der Zeitverzögerung, die dieses Vorgehen bedeutet, sollte der Katheter nicht fixiert und mit einem sterilen Verband versehen werden, bis die Ergebnisse dieser Messungen vorliegen. Ein richtig positionierter Katheter muß nahezu gleiche Ergebnisse in beiden Lagen liefern. Man kann pathophysiologische Veränderungen beim Patienten oder dessen Ansprechen auf die Therapie nicht anhand der Messungen bewerten, die das invasive Monitoring liefert, wenn der Katheter nicht korrekt liegt. Das Problem verstärkt sich dadurch, daß die erhaltenen Daten in Computersysteme eingegeben werden, die komplexe Parameter der Herz-Kreislauf-Funktionen berechnen [14]. Man muß sich immer wieder das grundlegende Prinzip von berechneten Variablen deutlich machen (wenn man „Müll" hineingibt, kommt auch nur „Müll" heraus). Die genaue Wiedergabe des Pulmonalarteriendruckes, des Flusses in der Pulmonalarterie und der pulmonalen Sauerstoffspannung kann erzielt werden, wenn man diese Informationen wünscht. Durch technische Rückschläge darf man sich aber nicht abhalten lassen. Dies wird der Fall sein, wenn der Entschluß, mit dem invasiven hämodynamischen Monitoring zu beginnen, auf

Tabelle 2.2. Problem und Lösung

Problem	Ursache	Behebung
Es stellt sich keine Druckkurve dar	– Dreiwegehahn-Stellung inkorrekt	Stellung korrigieren
	– Clotting im Katheter	Aspirieren und spülen
	– Lockerer Druckwandlerdome, Luft im Dome	Spülen und Luft entfernen
	– Defekter Dome	Dome austauschen
	– Druckwandler nicht richtig befestigt	Druckwandler feststecken
	– Defekter Druckwandler	Quecksilbermanometer testen ggf. austauschen
	– Verstärker steht auf „cal", „0" oder „off"	Verstärker überprüfen
Gedämpfte Kurvendarstellung	– Druckbeutel nicht auf 300 mm Hg oder undicht	Druckbeutel überprüfen, ggf. austauschen
	– Luft um Druckwandler oder System	Aspirieren, luftfrei spülen
	– Leck im System	Alle Konnektionsteile festdrehen, spülen
	– Blutgerinnsel an der Katheterspitze oder im Druckwandler	Blut aspirieren und Katheter bzw. Druckwandler spülen
	– Völlig geclotteter Katheter kann nicht gespült werden	Weiter aspirieren, Spülen vermeiden, Katheter wechseln
	– Abgeknickte Druckleine oder Katheter	Druckleine und Katheter prüfen, Verband entfernen, begradigen und richten
	– Druckwandler nicht zum Katheter hin geöffnet	Öffnen
	– Fehlerhafte Kalibrierung oder nachträgliche Veränderung	Erneut kalibrieren, korrekte Werte verwenden
	– Katheterspitze liegt an	Korrekte Position sichern, ggf. repositionieren
Sehr niedrige Drücke, kaum Änderung bei Katheterpassage	– Dämpfung	Wie oben
	– Hypovolämie	Volumen nach Sicherung der Diurese
Keine Vorhofdruckkurve beim Vorschieben	– Katheter gerollt in Cava superior oder anderer Vene	Bei gefülltem Ballon zurückziehen bis Widerstand eintritt; erneut vorschieben
Keine rechte Ventrikelkurve	– Gerollt im rechten Vorhof	Katheter drehen, Insertionsgeschwindigkeit variieren

Tabelle 2.2. (Fortsetzung)

Problem	Ursache	Behebung
Pulmonalarterienklappe kann nicht passiert werden	– Gerollt im rechten Ventrikel	Zurückziehen und erneut vorschieben, Kopfteil hochstellen, inotrope Substanzen verabreichen ($CaCl_2$, Katecholamine) evtl. Durchleuchtung
Arrhythmien	– Katheterspitze berührt Kammerwand	Lidocainbolus, Ballonvolumen prüfen, bei Persistieren zurückziehen
Anhaltende Schwierigkeiten beim Vorschieben des Katheters	– Ungewöhnliche anatomische oder physiologische Bedingungen	Durchleuchtung
Pulmonalarterienkurve sichtbar, aber Wedgedruck bei gefülltem Ballon nicht darstellbar	– Katheterspitze ist evtl. nicht weit genug vorgeschoben – Ungenügendes Aufblasen des Ballons – Ruptur des Ballons (kein Widerstand beim Aufblasen, Aspiration von Blut aus dem Ballonlumen)	Katheter vorschieben
Kontinuierliche PWP-Kurve	– Ballon noch gefüllt	Entleeren des Ballons
	– Katheterspitze zu weit vorgeschoben	Patient repositionieren; bei Persistieren der Wedgekurve Zurückziehen des Katheters
	– Dreiwegehan evtl. geschlossen	Öffnen
Abnormaler PWP oder ungewöhnliche Kurvenform	– Katheter hat die Gegenrichtung eingeschlagen und liegt im rechten Ventrikel	Zum rechten Vorhof zurückziehen, erneut vorschieben
	– Katheter liegt an der Gefäßwand an	Evtl. Röntgenthorax, Ballonvolumen prüfen, Katheter repositionieren
Drastische Veränderungen der Druckkurve	– Lokalisation des Katheters verändert	Katheterposition überprüfen, evtl. repositionieren
	– Fehlerhafte Kalibrierung oder Lage des Druckwandlers	Rekalibrierung/Repositionierung
	– Messungen bei jeweils unterschiedlicher Lage des Patienten	Messungen bei gleichbleibender Position
Abnormal niedriger oder negativer Druck	– Lockere Konnektion	Konnektion überprüfen

Tabelle 2.2. (Fortsetzung)

Problem	Ursache	Behebung
	– Inkorrekte Kalibrierung	Korrekte Rekalibrierung
	– Falsche Druckwandlerhöhe (höher als der Vorhof)	Den Patienten in korrekte Meßposition bringen oder belassen
	– Ausgeprägte respiratorische Schwankungen	Druck aus dem Kurvenverlauf und nicht von der Monitoranzeige ablesen
Unruhiges Kurvenbild	– Katheter-Peitschen-Effekt	Hochfrequenzfilter am Monitor überprüfen, Katheter repositionieren
Blutung aus Katheter oder Schlauchsystem, Blutungen aus der Punktionsstelle	– Leck im System	Konnektionen festdrehen, Spülen der Systeme
	– Falsche Technik, Gefäßverletzung	Überprüfung der Punktionsstelle, lokale Kompression und korrekte Fixierung

dem Wunsch basiert, die Unsicherheit des klinischen Urteils durch die genaue Charakterisierung der konkret vorhandenen hämodynamischen Situation zu ersetzen. Ein unzureichend positionierter Katheter ersetzt die aus ungenauen und bruchstückhaften Beobachtungen resultierende klinische Unsicherheit durch unzuverlässige Daten, die ein unzureichend funktionierendes intravasales Monitoringsystem liefert. Mögliche Ursachen und Lösungen für Probleme, die während der Pulmonalarterienkatheterisierung auftreten können, sind in Tabelle 2.2 zusammengefaßt.

Nachdem der Katheter richtig repositioniert wurde, muß mit peinlicher Sorgfalt darauf geachtet werden, daß der neue Verband entsprechend den Prinzipien angelegt wird, die in Zusammenhang mit dem 1. Verband aufgeführt wurden. Es muß daran erinnert werden, daß jede Lageveränderung mit der zusätzlichen Möglichkeit der bakteriellen Verunreinigung einhergeht. Jedoch konnten wir in eigenen Untersuchungen zeigen, daß die Lageveränderung nicht mit einer erhöhten Inzidenz von Bakteriämien einhergeht [12].

Verwendet man eines der neuen Introducersysteme, bei denen die Schleuse in der zentralen Vene verbleibt, und beachtet man das Vorgehen beim Anbringen einer sterilen Hülle und der anderen Komponenten sorgfältig, ist es sehr wohl möglich, den Katheter durch das Anfassen über die flexible Plastikhülle zu repositionieren. Es muß noch einmal darauf hingewiesen werden, daß noch kein gesichertes Datenmaterial hinsichtlich der Sterilität aller Komponenten vorliegt. Auf der anderen Seite wurde anhand von fortlaufenden Bakterienkulturen aus dem externen System und parallel dazu aus dem Katheter bzw. peripher entnommenen Blut die allgemeine Sicherheit dieses Systems dokumentiert. Obwohl die angewendeten Prinzipien in Übereinstimmung mit den derzeit gültigen Sterilitätskriterien entwickelt wurden, muß vor Empfehlung des Systems sichergestellt werden, daß diese Manipulationen ohne Kontaminationen durchgeführt werden können.

2.3 Zweck der Pulmonalarterienkatheterisierung

Drei unterschiedliche Arten von Daten können bei der Verwendung eines PAK gewonnen werden: Drücke, Sauerstoffspannungen (Sauerstoffgehalte) und Abschätzungen des Herzzeitvolumens.

2.3.1 Gemessene Drücke

Bis jetzt wurden 4 Drücke erwähnt: der systolische Pulmonalarteriendruck, der diastolische und der Mitteldruck sowie der PCWP. Auch die Gradienten zwischen den einzelnen Drücken können nützlich sein. Falls der pulmovaskuläre Widerstand nicht erhöht ist, besteht nur ein relativ kleiner Unterschied zwischen dem enddiastolischen Pulmonalarteriendruck (PAEDP) und dem pulmokapillären Verschlußdruck. Bei intakter Funktion des rechten Ventrikels werden relativ geringe Unterschiede zwischen dem enddiastolischen Pulmonalarteriendruck und dem enddiastolischen Druck im rechten Ventrikel beobachtet. Der Anstieg eines dieser Gradienten kann als Folge einer Dysfunktion des rechten Ventrikels oder eines erhöhten pulmovaskulären Widerstandes interpretiert werden. In der Tat wurde darüber berichtet, daß der PAEDP und der PCWP in Abhängigkeit von der Beeinträchtigung des Gasaustausches beim akuten Lungenversagen miteinander korrelieren [15]. Es ist auch verständlich, daß Patienten, die an einer chronischen obstruktiven Lungenerkrankung leiden, einen erhöhten pulmovaskulären Widerstand entwickeln können, der in einem Anstieg des PAEDP-PCWP-Gradienten und einer Beeinträchtigung der Funktion des rechten Ventrikels resultiert.

2.3.2 Herzzeitvolumen

Die Technik zur Messung des Herzminutenvolumens, die in die Thermodilutionskatheter inkorporiert ist, ist sehr einfach. Der Fluß des Herzzeitvolumens wird nach der Stuart-Hamilton-Formel berechnet, wie sie auch bei der Farbverdünnungsmethode angewendet wird [16]. Diese Formel wurde auch benutzt, um das Herzzeitvolumen mit Indozyangrün als Farbstoff zu berechnen. Dieses Verfahren war äußerst aufwendig und erforderte das Sammeln und Aufbewahren des Blutes, die Herstellung von Referenzproben und die Bestimmung der „Kardiogrünlösung" in dem vom Patienten gewonnenen Blut. Deshalb war für einen individuellen Patienten oder eine bestimmte Intensivstation nur eine begrenzte Anzahl von etwa 8–10 Bestimmungen pro Tag möglich. Die Thermodilutionsmethode nutzt die Temperaturdifferenz zwischen der injizierten Flüssigkeit und der Ausgangstemperatur des Patienten. Bei dieser Methode wird die Temperatur des Injektats und die Änderung der Temperatur, die während der Injektion über den PAK in die Pulmonalarterie eintritt, gemessen. Ein Mikroprozessor wird zur Berechnung nach der Indikatorverdünnungsformel benutzt. Die ersten Herzzeitvolumencomputer erforderten die Eingabe der Temperaturdifferenz und den Nullabgleich der Wheatstone-Brücke, die in den Computer eingebaut ist, um die Widerstandsänderungen auszugleichen, die vom Thermistor als Antwort auf die Temperaturänderungen im fließenden Blut durch das Injektat bewirkt werden. Die zur Zeit auf dem Markt befindliche Computergeneration führt viele dieser Funktionen automatisch aus. Wenn man aber die nötigen Schritte nicht versteht, ist es möglich, daß das Endergebnis durch methodische Fehler getrübt wird, die durch Unwissenheit oder Unerfahrenheit zustande kommen. Die Formel besagt, daß der Fluß (Herzzeitvolumen) gleich einigen Kostanten ist, multipliziert mit der Menge des Injektats und geteilt durch die mathematische Formel, die sich aus dem Auftreten und Verschwinden der Temperaturänderungen über die Zeit ergibt. Dies kann wie folgt ausgedrückt werden:

$$CO = \frac{K \cdot INJ}{\int_0^\infty \Delta T \, dt}$$

HZV Herzzeitvolumen; *K* Systemkonstante; *INJ* Menge des Injektats; ΔT Temperaturänderung, wie sie vom Thermistor erfaßt wird. Die Injektatmenge gibt das injizierte Volumen, üblicherweise 10 ml, sowie die Temperaturabnahme, die auf dem Weg vom proximalen Katheteranteil bis zur Öffnung in der zentralen Zirkulation auftritt, wieder. Die Temperaturdifferenz wird heutzutage automatisch berechnet, sofern die vom Temperaturfühler des Injektats erfaßte Temperatur identisch mit der Temperatur der injizierten Lösung ist. Die Körperkerntemperaturen werden automatisch durch den Computer bestimmt, weil der Thermistor die jeweilige Temperatur über einen jeweils speziellen Widerstand erkennt. Die Thermodilutionsmethode ist dann genau, wenn es einen ausreichenden Unterschied zwischen der Körpertemperatur und der Injektattemperatur gibt. Die einfachste Technik wäre, ein Injektat mit Raumtemperatur zu benutzen. Es ist schwieriger, die ursprünglich beschriebene Technik mit 0 °C (Eiswassermethode) anzuwenden. Die Genauigkeit der Herzzeitvolumenbestimmungen hängt von der Injektatmenge ab, die die Temperaturänderung bewirkt. Da die Fehlerbreite der Methode ± 5 % beträgt, ist es logisch, daß mit zunehmender Injektatmenge die potentielle Fehlerquote abnimmt. Wenn z. B. die Körpertemperatur des Patienten 37 °C und die Injektattemperatur 25 °C beträgt, besteht eine Temperaturdifferenz von 12 °C. Kardiovaskuläre Messungen können aber ebensogut bei Patienten mit einer Körpertemperatur von 29 ° oder 30 °C und einer daraus resultierenden Temperaturdifferenz von nur 4 °C notwendig sein. Da man das Injektat in der sterilen Lösung, die als Quelle der Injektate zur Herzzeitvolumenbestimmung verwendet wird, nicht einzeln ausmachen kann, kann schon ein Temperaturunterschied von 1 °C zwischen der „Raumtemperatur der gesamten Injektatlösung" und dem Injektat selbst einen Fehler von 25 % in der Herzzeitvolumenbestimmung zur Folge haben. Bei der Verwendung einer Injektatlösung mit einer Temperatur von 0 °C würde normalerweise ein Temperaturunterschied von 37 °C bestehen. Eine Abweichung von 1 °C von der Injektattemperatur würde folglich nur zu einem Fehler von 3 % bei der Messung des Herzzeitvolumens führen. Bei einen Abfall der Körpertemperatur auf 30 °C käme es zu einer

Zunahme des potentiellen Fehlers auf 33%. Wegen der größeren Spezifität, die die Injektion größerer Proben gewährleistet, verwenden wir weiterhin eisgekühlte Injektate. Um Sterilität und Reproduzierbarkeit zu gewährleisten, haben wir diverse Möglichkeiten der Bereitstellung eines großen Eisbades, in welches die individuellen Behälter für jeden Patienten eingetaucht sind. Einer der Behälter dient zur Aufbewahrung der Injektate. Individuelle Proben werden durch ein steriles Dreiwegehahn- und Kanülensystem entnommen. Eine Kreuzkontamination kann nicht auftreten, da das Injektat jedes Patienten isoliert ist und Kanülen und Spritzen nach einmaligem Gebrauch verworfen werden.

Das gesamte Eisbadsystem wurde unter Simulation klinischer Bedingungen getestet. Aus den verschiedenen Behältern wurden randomisierte Proben aspiriert, und die Injektattemperatur wurde nach den üblicherweise auftretenden Zeitverzögerungen und bei wiederholten Injektionen gemessenen. Die Abweichung betrug weniger als 0,2 °C. Sequentielle und randomisierte Bakterienkulturen zeigten, daß bei dieser Methode der Isolierung und Kühlung die Proben steril bleiben. Wir verwenden einen Injektatbehälter nur jeweils 24 h. Die 250 ml fassenden Behälter enthalten eine Flüssigkeitsmenge, die nur für 8 hämodynamische Profile ausreicht. (Jede Bestimmung erfordert 3 Injektionen/10 ml) Daher sind innerhalb des 24-h-Zeitraums häufig zusätzliche Behälter erforderlich.

Es ist sinnvoll, unsere Methoden im Hinblick auf ihre Sicherheit zu überprüfen. Unbeschriftete, sterile Behälter mit der Injektatflüssigkeit (5%-Glukoselösung) werden im Kühlschrank aufbewahrt, um die zur Abkühlung des Injektats auf 0 °C notwendige Zeit möglichst kurz zu halten. Wir haben festgestellt, daß die vorgekühlten Behälter mindestens 15−20 min in das Eisbad getaucht werden müssen, bevor die gewünschte Temperatur erreicht ist. Nicht vorgekühlte Behälter brauchen mindestens die doppelte Zeit, um die erforderliche Temperatur zu erreichen. Die Probe wird für diesen Zweck in einen speziellen Behälter gelegt. Die anderen Behälter werden mit Namen, Datum und Uhrzeit gekennzeichnet. Alle Behälter werden mit Namen, Datum und Uhrzeit gekennzeichnet. Alle Behälter werden jeden Morgen ausgewechselt, so daß kein individueller Behälter länger als 24 h verwendet wird. Es liegt auf der Hand, daß die meisten Behälter für einen kürzeren Zeitraum verwendet werden. Eine sterile 18er Nadel wird in eine sterile Öffnung des Behälters eingeführt. Ein steriler Dreiwegehahn wird an der Nadel befestigt. Mit einer Einmalspritze wird wiederholt ein Volumen von 10 ml für 30 s aspiriert und zurückgegeben. Wir haben uns vorher vergewissert, daß die Lösung in der Spritze innerhalb von 15 s mit dem Injektat in dem eisgekühlten Behälter im Equilibrium ist und daß diese Temperatur nach Beendigung der Aspiration und Reinjektion mindestens 30 s konstant bleibt. So kann man sicher sein, daß die Temperatur des Injektats in der Spitze lange genug konstant bleibt, um die nächsten Schritte durchführen zu können. Da die Injektion des Aspirates durch die proximale Öffnung des PAK erfolgt, muß ein Verfahren angewendet werden, das die Sterilität nicht unnötig gefährdet. Der Ausführende sollte sich 2 min lang mit einer effektiven, im Krankenhaus bewährten antiseptischen Lösung die Hände waschen. Nach korrekter Aspiration des Injektats und Verschluß der Lumina für die Infusion und das Druckmonitoring wird der Dreiwegehahn am distalen Lumen zum rechten Vorhof dekonnektiert und die sterile Spritze direkt auf den Katheteransatz gesteckt. Der Herzminutenvolumencomputer wird gestartet und die Injektion in weniger als 4 s durchgeführt. Die Ausführenden sollten auf die genaue Einhaltung dieser Zeit achten und regelmäßig kontrolliert werden. Auch die Automatisierung des Injektionssystems wurde erwogen; dies wäre jedoch nur eine zusätzliche Kontaminations- und Fehlerquelle, und der technische Aufwand wäre dem relativ einfachen Problem nicht angemessen. Die Injektion sollte nicht automatisiert werden, da ein erfahrener und aufmerksamer Arzt Veränderungen im Beatmungsregime und daraus resultierende Druckveränderungen, Eigenbewegungen des Patienten und viele andere subjektive Einflußfaktoren registrieren und bewerten kann.

Dies überwiegt bei weitem etwaige leichte Schwankungen bei der manuellen Injektionsgeschwindigkeit. Die Computeralgorithmen gleichen unterschiedliche Injektionsgeschwindigkeiten in der Regel problemlos aus; die Beobachtung des schwerkranken Patienten durch den Arzt kann durch keine Computeralgorithmen ersetzt werden. Die meisten Computer zur Herzminutenvolumenbestimmung berechnen automatisch den Unterschied zwischen Injektat- und Körpertemperatur [17]. Das blinde Vertrauen in die Berechnungen des Computers gehört zu den gravierendsten menschlichen Fehlern. Wenn z. B. ein System mit einer Injektattemperatur von 0 °C verwendet wird, gibt der Ausführende dies als Konstante ein. Der Computer berechnet den Unterschied zwischen der Körpertemperatur und der angeblich die Injektattemperatur repräsentierenden Probe. Ich habe persönlich beobachtet, wie eine Temperaturmeßsonde aus dem Kontrollinjektatbehälter herausfiel, so daß der Computer die Raumtemperatur registrierte. Der mit der Messung befaßte Arzt konnte nicht begreifen, wieso der Computer ein Herzzeitvolumen von 25 l/min ermittelte. Die vom Computer errechnete Differenz zwischen Injektat- und Raumtemperatur betrug 12 °C, obwohl das Injektat in Wirklichkeit 3mal so kalt war. Durch die Replazierung der Sonde in den eisgekühlten Meßbehälter verringerte sich das Herzzeitvolumen auf den richtigen − und physiologischen − Wert von 8,3 l/min. Der Benutzer muß sich davon überzeugen, daß die von Maschinen errechneten Werte realistisch sind.

Die Computerfunktionen können wie folgt zusammengefaßt werden: Das Injektat senkt die Temperatur des Blutes, mit dem es sich vermischt. Diese Temperaturänderung, die ihr Maximum bei Ende der Injektion erreicht und auf ihren Ausgangswert zurückgeht, wenn das nachströmende Blut die Injektatlösung in die Pulmonalarterie transportiert, wird vom Thermistor aufgenommen. Der Thermistor ist eine Vorrichtung, in dem sich elektrische Widerstände im definierten mathematischen Verhältnis entsprechend der einwirkenden Temperatur verändern. Dieser elektrische Widerstand ist ähnlich wie das elektrische Widerstandssystem in der Wheatstone-Brücke in dem Thermistor inkorporiert. In früheren Computern zur Herzzeitvolumenbestimmung mußte der Widerstand des Systems manuell abgeglichen werden, um nach der Messung wieder ein elektrisches Gleichgewicht herzustellen. Diese Funktion wird nun automatisch vom Computer übernommen, an dem ein Lichtsignal aufleuchtet, wenn die elektrische Neutralität wieder hergestellt ist. Ähnlich wie bei den Druckwandlern führt jede Temperaturveränderung zu einer Aufhebung des Gleichgewichts in der Wheatstone-Brücke. Der zu diesem Zeitpunkt fließende elektrische Strom geht in ein Potentiometer ein, das aus der Temperaturänderung einen mathematischen Ausdruck formt, der den Nenner der Stuart-Hamilton-Indikator-Dilutions-Formel darstellt. Die übrige Berechnung ist einfach: Das Produkt der definierten Injektattemperatur und des Volumens wird mit der festgelegten Konstante für das Kathetersystem multipliziert und schließlich durch den Output des Potentiometers dividiert. In dem Berechnungssystem sind Korrekturfaktoren enthalten, so daß das Herzzeitvolumen in kurzer Zeit auf der Anzeigetafel sichtbar wird. Die mathematische Analyse dauert i. allg. 20—25 s. Wir führen 3 aufeinanderfolgende Bestimmungen des Herzzeitvolumens im Abstand von 1 min durch. Dies sind durchschnittliche Angaben; bei beatmeten Patienten sollte die Injektion zeitgleich mit einer bestimmten Beatmungsphase erfolgen. Es ist klar, daß sich das Schlagvolumen innerhalb von Sekunden verändern kann. Eine reproduzierbare Technik kann Schwankungen der Herzzeitvolumenbestimmung eliminieren, die nur auf unterschiedliche Probengewinnung zurückzuführen sind.

Es existieren noch andere potentielle Fehlerquellen. Die schnelle Infusion von kalten Blutkonserven oder auch nur Infusionen mit Raumtemperatur können die Grundtemperatur und die automatische Berechnung des Temperaturunterschiedes beeinflussen. Diese sollten mindestens 20 s vor Beginn der Herzzeitvolumenbestimmung beendet werden. Vasoaktive Substanzen sollten nicht durch die Injektionsöffnung verabreicht werden, da durch die Injektion dem Patienten ungefähr 1 ml Flüssigkeit verabreicht wird, in der diese Substanzen enthalten sind.

Die meisten kommerziell erhältlichen Geräte geben bei Störungen wie unzureichender Batterieladung, fehlerhaften Katheteranschlüssen und elektronischen Fehlfunktionen des Thermistors oder der zuleitenden Kabel Alarm. Diese Störungen müssen behoben werden, bevor eine genaue Bestimmung des Herzzeitvolumens stattfinden kann.

Da der Computer das Herzminutenvolumen nur anhand der injizierten Probe berechnen kann, führen Fehler bei der Injektion unweigerlich zu falschen Berechnungen; z. B. resultiert ein inakkurates Injektionsvolumen in einer irrtümlich hohen oder niedrigen Herzzeitvolumenbestimmung je nachdem, ob das Volumen kleiner oder größer als vorgeschrieben war. Ist das Injektat zu warm, fällt der errechnete Wert zu hoch aus. Wenn das proximale Lumen des PAK nicht im rechten Vorhof liegt, wird das Injektat nicht im gesamten Herzzeitvolumen, sondern in uneinheitlichen Volumina verdünnt. Dies kann bei Patienten mit zierlichem Habitus der Fall sein, wenn die Distanz zwischen der richtig liegenden Katheterspitze und dem rechten Vorhof weniger als 30 cm beträgt. In solchen Situationen kommen spezielle Katheteranfertigungen zum Einsatz. In der Pädiatrie werden selbstverständlich für Kinder geeignete Katheter verwendet. Zur falsch-niedrigen Berechnung des Herzzeitvolumens kommt es, wenn ein zu großes Volumen injiziert wird und wenn die Zeitabstände zwischen den Injektionen zu kurz sind. Wenn die Rekalibrierung des gesamten Katheters noch nicht erfolgt ist, wird die Temperaturdifferenz überschätzt und der Nenner in der Berechnung zu hoch angesetzt, was zu einem falsch-hohen Wert für das Herzzeitvolumen führt. Es hat sich erwiesen, daß minimal 1minütige Abstände zwischen den Injektionen ausreichend sind.

Die Manipulationen am Dreiwegehahn, die für wiederholte Messungen erforderlich sind, scheinen geeignet, das Infektionsrisiko zu erhöhen. Die serienmäßige Gewinnung von Blutkulturen zur Überwachung dieses Vorgehens konnte jedoch bis jetzt noch keinen Nachweis für diese Vermutung erbringen. Es werden dabei Einmalspritzen für jede Meßserie mit jeweils 3 Durchgängen verwendet. Die Verbindungskabel und die Thermistorkonnektion werden mit Alkohol desinfiziert und der gesamte Computer sowie der Beiwagen alle 24 h einer Reinigung unterzogen. Sorgfältige Händedesinfektion und saubere Handhabung der Technik sind selbstverständlich.

Es gibt geschlossene Systeme, bei denen die Lösung Raumtemperatur hat und ständig über einen Dreiwegehahn mit dem Katheter verbunden ist. Das Injektat wird durch eine Öffnung des Dreiwegehahns aspiriert und durch eine andere injiziert. Dies hat offensichtlich Vorteile hinsichtlich der Notwendigkeit, zu diskonnektieren und direkt zu injizieren; wir bevorzugen jedoch eisgekühltes Injektat. Durch einen Dreiwegehahn ist eine kontinuierliche und zügige Injektion nur schwer möglich. Die Injektionsgeschwindigkeit ist oft langsamer und schwerer kontrollierbar, außerdem können Undichtigkeiten auftreten. Die Nachteile bei der Herzzeitvolumenbestimmung sind schwerwiegender als die Gefahr der Kontamination, zumal trotz ständiger Kontrollen keine Beweise für eine erhöhte Infektionsgefahr gefunden werden konnten.

2.4 Risiken, Irrtümer und deren Beseitigung

Es gibt eine Reihe von Umständen, die die Interpretation der Kurvendarstellung während des Vorschiebens des Katheters und der folgenden Anwendung erschweren. Es gibt aber auch bestimmte Manöver, mit denen Schwierigkeiten beim Vorschieben des Katheters begegnet werden kann.

2.4.1 Vorschieben des Katheters

Gelegentlich ist es schwierig, den Katheter zum rechten Vorhof vorzuschieben, auch wenn der Ballon sofort nach Erreichen der zentralvenösen Position gefüllt wird. Wenn die Schleuse zu weit eingeführt worden ist, kann die Spritze u. U. in einer anderen zentralen Vene landen, was dazu führt, daß der Katheter vom Herzen weggeleitet wird. Der Katheter wird bei aufgeblasenem Ballon so weit zurückgezogen, daß er die Spitze des Introducers berührt; sowohl Introducer als auch Katheter werden dann zusammen solange zurückgezogen, bis man einen Widerstand fühlt, der anzeigt, daß die Gefäßwand erreicht worden ist. Der Katheter wird dann aus dieser Position vorgeschoben.

Bei Krankheitsbildern mit niedrigen Herzminutenvolumina kann der Katheter schwer vorzuschieben sein, weil der Blutfluß nicht ausreicht, den Ballon zu dirigieren. In diesem Fall kann die Stimulation der kardialen Kontraktion mit Kalziumchlorid oder inotropen Substanzen zum Ziel führen. Vermutet man eine Hypovolämie, kann die Gabe von Volumen das Herzzeitvolumen so erhöhen, daß das Vorschieben des Katheters möglich wird. Es ist klarzustellen, daß es sich dabei um vorübergehende Maßnahmen handelt, da der Sinn der Katheterisierung im Sammeln von Informationen besteht, die einen Beitrag zur weiteren Therapie leisten.

Ich kann mich an einen Fall erinnern, bei dem der Katheter durch ein Vorhofseptum vorgeschoben wurde, ohne daß der Ausführende die Situation erfaßte. Die Ballonspitze wurde so lange vorgeschoben, bis eine Wedgeposition erreicht war. Der Katheter befand sich jedoch in der A. carotis, was sich auf der Kontrollröntgenthoraxaufnahme klar darstellte. Dies wäre auch bei einem Ventrikelseptumdefekt denkbar. In beiden Fällen hätte die Blutgasanalyse eine hohe Sauerstoffspannung ergeben. Bei Rechtsherzversagen können 2 Besonderheiten auftreten. Der rechtsventrikuläre enddiastolische Druck kann so hoch sein, daß man glaubt, es handele sich um eine Pulmonalarterienkurve (Abb. 2.17). Das sorgfältige Beobachten der Katheterlänge sollte einen Hinweis auf das Vorliegen einer solchen Situation geben. Die Katheterspitze sollte zum rechten Vorhof zurückgezogen und wieder vorsichtig vorgeschoben werden. Während dieses Vorganges sollte die Kurve ständig beobachtet werden. Wenn der Monitor so ausgerüstet ist, daß man ein Standbild festhalten kann, sollte man dieses sofort nach Eintritt in den rechten Ventrikel mit der neuen Kurve vergleichen. Bei Rechtsherzversagen oder ausgeprägter pulmonaler Hypertension kann auch die Passage in die Pulmonalarterie erschwert sein. Wenn wiederholte Versuche fehlgeschlagen sind, den rechten Ventrikel

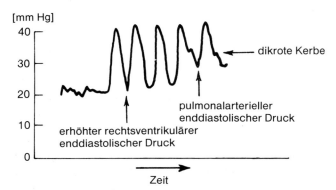

Abb. 2.17. Kurve eines Patienten mit Rechtsherzversagen. Der rechtsventrikuläre enddiastolische Druck übersteigt 20 mmHg. Normalerweise beträgt dieser 10mmHg oder weniger. Da der diastolische Pulmonalarteriendruck 20 mmHg oder weniger betragen kann, ist es möglich, daß ein unerfahrener Anwender annimmt, diese Kurve würde den Pulmonalarteriendruck repräsentieren. Die Abwesenheit einer dikrotischen Hebung und der zeitliche Zusammenhang zum rechten Vorhofdruck sollte die Unterscheidung ermöglichen

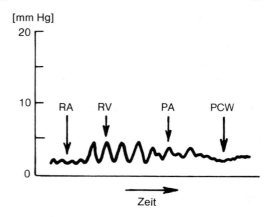

Abb. 2.18. Druckkurve eines Patienten im hypovolämischen Schock. Sowohl die Druckkurve des rechten Vorhofes *(RA)*, des rechten Ventrikels *(RV)* als auch der Pulmonalarterie *(PA)* sind recht gering und können die Interpretation der Kurven erschweren. *PCW* pulmonalarterielle Verschlußdruckkurve

zu durchqueren, kann ein Anheben des Patientenkopfes um 40–50 °C nützlich sein. Dadurch wird der Ballon in die Nähe des Kammerausgangs geschwemmt und tritt u. U. doch noch in die Pulmonalarterie ein.

Bei hypovolämischen Schockzuständen werden extrem niedrige Ventrikel- und Pulmonalarteriendrücke beobachtet. Dadurch kann es schwierig sein, die richtige Katheterposition nachzuweisen. (Abb. 2.18) In solchen Situationen ist die Differenz zwischen dem diastolischen Pulmonalarteriendruck und dem enddiastolischen Druck des rechten Ventrikels extrem niedrig. Eine schnelle Volumensubstitution sowie die Therapie der zugrundeliegenden Ursache können helfen, die Situation zu klären. Eine Luftblase im System kann durch eine starke Dämpfung dazu führen, daß eine identische Kurve wie bei Volumenmangel zustande kommt. Das gesamte Schlauchsystem sollte überprüft werden, um sicherzustellen, daß die Kurve echt ist und nicht durch Artefakte verfälscht wird.

2.4.2 Interpretation

Meistens treten Schwierigkeiten bei der Interpretation der Pulmonalarterien- und der Wedgekurve jedoch aufgrund spezieller pathophysiologischer Mechanismen auf. Dazu zählen, einzeln oder kombiniert, die folgenden: Tachykardie, Mitralstenose, Mitralklappeninsuffizienz, die chronisch obstruktive Lungenerkrankung sowie ein pulmonaler Hochdruck. Bei Patienten mit schwerer pulmonaler Hypertension kann die richtige Plazierung des Katheters schwierig sein; zusätzlich kehrt die Katheterspitze häufig ihre Richtung um und passiert die Pulmonalklappe, so daß sich in der Pulmonalarterie eine Schlinge bildet. Bei weiterem Vorschieben des Katheters kann sich die Katheterspitze in der Muskulatur des rechten Ventrikels verfangen. Die dadurch hervorgerufene Dämpfung kann irrtümlich für die Wedgeposition gehalten werden. Die Thoraxröntgenaufnahme sollte den Verlauf des Katheters erkennen lassen. Eine Reposition des Katheters ist dann erforderlich.

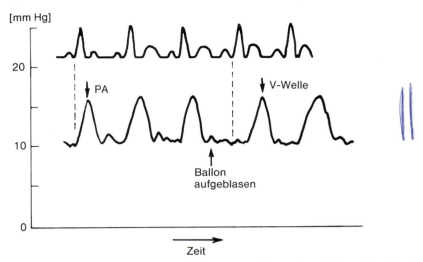

Abb. 2.19. Druckkurve eines Patienten mit Mitralklappeninsuffizienz. Man beachte den Zusammenhang zwischen QRS-Komplex und der anhebenden Pulmonalarterienkurve. Nach Füllung des Ballons und Erzielung einer Wedgekurve bewegt sich die V-Welle vom QRS-Komplex weg

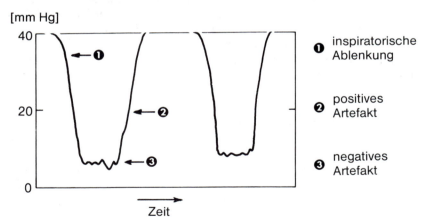

Abb. 2.20. Wedgekurve bei einem Patienten mit schwerer asthmoider Bronchitis und ausgeprägter Erhöhung des intrathorakalen Druckes aufgrund von „Airtrapping" während der Exspiration. In dieser Situation ist es unmöglich, einen korrekten Wedgedruck zu ermitteln. Die Inspiration bewirkt eine erhebliche negative Senkung der Druckkurve, die forcierte Exspiration bewirkt einen falsch-positiven Druck, so daß eine Abschätzung des intravasalen Druckes nicht möglich ist

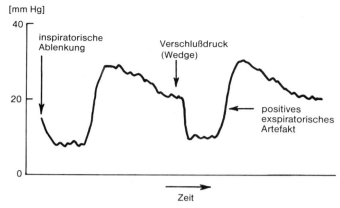

Abb. 2.21. Druckkurve nach Therapie des Bronchospasmus. Die Erzeugung eines negativen Druckartefaktes bei der Inspiration besteht weiter, die Größe des Artefaktes durch die Exspiration hat sich jedoch reduziert. Am Ende der Exspiration kurz vor Beginn der nächsten Inspiration, kehrt der Druck immer zu der gleichen Grundlinie zurück. Da dieser Punkt der Atemruhelage ohne Luftstrom entspricht, kann er als Basis für den wahren Wedgedruck herangezogen werden

Bei schwerer Mitralinsuffizienz kann die während der Systole übermittelte V-Welle eine Pulmonalarterienkurve vortäuschen und eine genaue Interpretation erschweren (Abb. 2.19). Eine kontinuierliche EKG-Ableitung sollte über der Druckkurve eingespielt sein. Ist der Ballon aufgeblasen und die V-Welle erscheint, sollte sie im kardialen Zyklus später lokalisiert sein als die systolische Wellenform der Pulmonalarterie. So kann die zeitliche Zuordnung der Wellenform zur Beurteilung der Katheterlage dienen. Bei gefülltem Ballon sollte eine Probe zur Blutgasanalyse aspiriert werden. Bei korrekter Lage der Katheterspitze würde eine höhere Sauerstoffspannung als Ausdruck der Kontamination mit kapillärem Blut gemessen werden. Patienten mit chronisch obstruktiver Lungenerkrankung oder Asthma weisen einen erhöhten intrathorakalen Druck während der Exspirationssphase auf, was die Interpretation der Wedgekurve extrem erschwert (Abb. 2.20). In einem sehr ausgeprägten Fall beobachteten wir einen Druck von über 100 mm Hg während der Exspiration. Es war nicht möglich, einen genauen Wedgedruck abzulesen, bis der Bronchospasmus behandelt worden war. Sogar nach der Therapie war immer noch deutlich, daß sich der Artefakt zum Ende der Exspiration hin verringerte, so daß der Wedgedruck im letzten Moment der Exspiration festgehalten wurde. Zu diesem Zeitpunkt waren der Luftstrom und die Druckänderungen minimal, da sich der Patient auf die nächste Inspiration vorbereitete (Abb. 2.21).

Die Mitralstenose führt i.allg. zu einem erheblichen Druckgradienten vor und hinter der Mitralklappe. Interpretationen des Wedgedruckes sind daher mit Vorsicht zu machen, da dieser nicht länger den wahren Füllungsdruck repräsentiert. Es kann erforderlich sein, den optimalen Wedgedruck empirisch zu ermitteln, indem man eine ventrikuläre Funktionskurve festgelegt und die

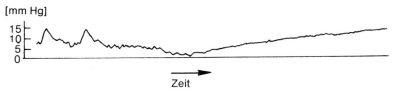

Abb. 2.22. Ist der Ballon mit zu großen Luftvolumina gefüllt, kann er entweder das druckaufnehmende Lumen verschließen oder die Katheterspitze gegen die Gefäßwand drücken – beides führt zur Messung von falsch-hohen Drücken

üblichen Grenzen von 13–17 Torr ignoriert, die i. allg. als der optimale Bereich für den Füllungsdruck gelten. Zum Schluß sei darauf hingewiesen, daß eine Überblähung des Ballons eine artifizielle Erhöhung der Druckanzeige auf dem Monitor bewirkt (Abb. 2.22).

2.4.3 Positionierung

Gelegentlich ist es wünschenswert, den Katheter in einer bestimmten Lungenhälfte zu plazieren; i. allg. gelangen die Katheter in die rechte untere Pulmonalarterie. Soll z. B. eine rechtsseitige Pneumektomie durchgeführt werden, muß der Katheter in der linken Lunge liegen. Die Wahrscheinlichkeit einer solchen Passage erhöht sich beträchtlich, wenn man den Patienten in eine rechte Seitenlagerung bringt, sobald sich der Katheter im rechten Ventrikel befindet. Der Katheter wird langsam durch die Pulmonalklappe vorgeschoben, bis eine Wedgeposition erreicht ist. Bei diesem Vorgehen wird der Katheter in 80% der Fälle in die linke Pulmonalarterie gelangen. Während der Lageveränderung des Patienten nach Insertion des Katheters und auch bei der späteren Lagerung des Patienten auf dem Operationstisch sollte der Ballon aufgeblasen bleiben. Diese Vorsichtsmaßnahme wurde in einem denkwürdigen Fall nicht beachtet, obwohl der Katheter auf der richtigen Seite lag und per Röntgenthoraxaufnahme kontrolliert worden war. Während der anschließend durchgeführten Operation verschwand die Pulmonalarterienkurve plötzlich, nachdem der Operateur die Pulmonalarterie abgeklemmt hatte. Die Bedeutung dieser Veränderung wurde offensichtlich, als die Pulmonalarterie amputiert und das abgeschnittene Ende des Katheters sichtbar wurde. Leider kam die Erkenntnis genau in dem Moment, als der Katheter angespült wurde, so daß der Operateur mit einem unerwarteten Wasserstrahl ins Gesicht bedacht wurde.

2.5 Zusammenfassung

Die Pulmonalarterienkatheterisierung hat zunehmende Verbreitung gefunden und liefert viele notwendige Informationen. Die Kenntnis des Meßprinzips einschließlich der Funktion des elektronischen Monitors, der Zusammensetzung des sonstigen Zubehörs, der Sterilitätsvorkehrungen und der Beherrschung der Methode sollte Häufigkeit und Schwere der Komplikationen senken und die Zuverlässigkeit der gewonnenen Daten erhöhen. Man kann wohl sagen, daß falsche Daten schlimmer als gar keine sind, da sich die weitere Vorgehensweise auf fehlerhafte Information stützt. Nur bei sorgfältiger Beachtung vieler Details können die meisten Fehlerquellen vermieden werden.

Literatur

1. Civetta JM (1980) Invasive catheterization. In WC Shoemaker, WL Thompsen (eds). Critical Care − State of the Art, Vol 1, pp B1−B47. Society of Critical Care Medicine, Fullerton, Calif
2. Civetta JM (1971) Clinical utilization of monitoring equipment, NEREM 71-Record, Part 2, pp 18−25, IEEE Press, Newton, Mass
3. Swan HJ, Ganz W, Forrester J, Marcus H, Diamond G, Chonette D (1970) Chatheterization of the heart in man with use of a flow-directed balloontipped catheter. N Engl J Med 283:447−451
4. Lantiegne KC, Civetta JM (1978) A system for maintaining invasive pressure monitoring. Heart Lung 7:610−621
5. Applefeld JJ, Caruthers TE, Reno DJ, Civetta JM (1978) Assessment of the sterility of long term cardiac catheterization using the thermodilution Swan Ganz catheter. Chest 74:377−380
6. Blitt C (1974) Central venous catheterization via the external jugular vein: a technique employing the "J" wire. JAMA 229:817−818
7. Civetta JM, Gabel JC, Gemer M (1972) Internal jugular vein puncture with a margin of safety. Anesthesiology 36:622−623
8. Wilson JN, Grow JB, DeMong CV (1962) Central venous pressure in optimal blood volume maintenance. Arch Surg 85:563−578
9. Civetta JM, Gabel JC, Laver, MB (1971) Disparate ventricular function in surgical patients. Surg Forum 22:136−139
10. Suter PM, Lindauer JM, Fairley HB, Schlobohm RM (1975) Errors in data derived from pulmonary artery blood gas values. Crit Care Med 3:175−181
11. Caruthers TE, Reno DJ, Civetta JM (1979) Implications of positive blood cultures associated with Swan Ganz catheters. Crit Care Med 7 (Abstract):135
12. Etling TC, Reno DJ (1978) Septicemia rates using Swan Ganz catheters: Influence of duration of catheterization. Crit Care Med 6(Abstract):129
13. Glass DD (1979) Cardiovascular Medications. In: JM Civetta (ed), Intensive Care Therapeutics, Appleton-Century-Crofts, New York
14. Civetta JM (1977) Cardiopulmonary calculation: A rapid, simple and inexpensive technique. Intens Care Med 3(Abstract):206
15. Civetta JM, Gabel JC (1975) "Pseudocardiogenic" pulmonary edema. J Trauma 15:143−149
16. Ganz W, Donoso R, Marcus HS, Forrester JS, Swan HJC (1971) A new technique for measurement of cardiac output by thermodilution in man. Am J Cardiol 27:392−396

17. American Edwards Laboratories, Santa Ana, CA (Cardiac output computer product information)
18. Kirby R, Perry JC, Calderwood HW (1975) Cardiorespiratory effects of high positive end-expiratory pressure. Anesthesiology 43:533−539

3 Komplikationen beim Legen des Pulmonalarterienkatheters

C. L. SPRUNG

Die hämodynamische Überwachung am Krankenbett ist eine anerkannte Behandlungsmethode, die täglich in vielen Krankenhäusern auf der ganzen Welt durchgeführt wird. Die Technik des Balloneinschwemmkatheters soll das Auftreten von Komplikationen auf ein Minimum reduzieren. Die Einfachheit und niedrige Inzidenz von Komplikationen führen unvermeidlich zu einer Vernachlässigung potentieller Risiken dieser invasiven Methode. Die genaue Häufigkeit vieler dieser Komplikationen bleibt unbekannt. Jedoch treten mit Sicherheit Komplikationen auf, die tödlich verlaufen können.

Zwei Arten von Komplikationen kommen während der Plazierung des PAK vor. Erstens solche, die auftreten können, obwohl ein erfahrener Arzt den Katheter vorschriftsmäßig legt. Die 2. Art von Komplikationen tritt gewöhnlich auf, wenn ein unerfahrener Arzt den Katheter einführt oder die Empfehlungen des Herstellers für die Plazierung des Katheters außer acht gelassen werden. Da Kenntnisstand, Erfahrung und Geübtheit der Ärzte, die den Katheter legen, sehr differieren, ist eine große Anzahl der letztgenannten Komplikationen aufgetreten. Die nachfolgende Diskussion konzentriert sich auf alle Komplikationen mit Richtlinien zur Verringerung des Auftretens vermeidbarer und unvermeidbarer Komplikationen. Die Hauptkomplikationen beim Legen des PAK sind folgender Übersicht zu entnehmen.

3.1 Arrhythmien

Die am häufigsten vorkommende Komplikation beim Legen des PAK ist ein Abweichen vom Grundrhythmus, das Vorhofarrhythmien, ventrikuläre Arrhythmien und Störungen der Erregungsleitung einschließt [1–22].

Es wird angenommen, daß das weiche, flexible Material des Balloneinschwemmkatheters die Patienten vor den Komplikationen der üblichen Katheter schützt [9]. Die Kräfte, die gewöhnlich an der Spitze des Katheters konzentriert sind, verteilen sich weitgehend auf der Oberfläche des Ballonkatheters und reduzieren jeglichen reizbildenden Effekt auf ein Minimum. Swan et al. [1] berichten über eine Inzidenz ventrikulärer Arrhythmien von nur 13% in ihren ursprünglichen Untersuchungen von 70 Patienten. Episoden von anhaltender ventrikulärer Tachykardie traten nicht auf. Seitdem werden ventrikuläre Arrhythmien während der Plazierung des Katheters als ungewöhnlich und selten [3, 7, 9, 10] oder aber weit verbreitet [13, 14, 16, 17] angesehen. Das Auftreten ventrikulärer Ektopie variierte zwischen 1% und 68% [1, 2,

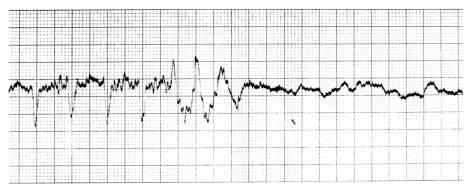

Abb. 3.1. Kammerflimmern während der Pulmonalarterienkatheterisierung. Beachten Sie, daß Kammerflimmern nach einer kurzen ventrikulären Salve stattfinden kann und nicht nur nach anhaltender ventrikulärer Tachykardie

4, 6, 7, 11, 12, 15−17]. Vorhofarrhythmien umfaßten Vorhofflimmern und Vorhofflattern mit unterschiedlicher Überleitung [5], während ventrikuläre Arrhythmien ventrikuläre Extrasystolen (VES) [1, 2, 11−16], anhaltende Kammertachykardie [4, 6, 13, 15−17] und Kammerflimmern [6, 8, 11, 16, 17] mit nachfolgendem Exitus letalis einschlossen. Steele u. Davies [3] beobachteten weder ventrikuläre Extrasystolen noch anhaltende Arrhythmien während der Plazierung des Katheters bei 103 Patienten im Herzkatheterraum. Shaw [12] stellte beim Legen von 73 präoperativen Kathetern fest, daß in 37 % der Fälle gehäuft monofokale oder multifokale ventrikuläre Extrasystolen auftraten und nur in einem Fall eine Kammertachykardie.

Elliott et al. [13] wiesen VES in 46 % und eine ventrikuläre Tachykardie in 23 % von 116 kritisch Kranken nach. Wir haben ebenfalls eine hohe Inzidenz von ventrikulärer Tachykardie (53 %) während der Lungenarterienkatheterisierung kritisch Kranker nachgewiesen [17]. Ein Beispiel für eine katheterbedingte ventrikuläre Tachykardie mit Kammerflimmern wird in Abb. 3.1 gezeigt. Ventrikuläre Arrhythmien können ebenso durch Rückziehen der Katheterspitze aus dem Pulmonalarterienhauptstamm in den rechten Herzventrikel auftreten und nicht nur während des Vorschiebens. Die Unterschiede der Inzidenz ventrikulärer Arrhythmien, von denen berichtet wird, können auf mehrere Faktoren zurückzuführen sein:

1) Der größere und steifere 3lumige Einschwemmkatheter führt häufiger zum Auftreten von VES als der 2lumige Katheter [2].

Komplikationen:
- Arrhythmien
- Rechtsschenkelblock
- Lungeninfarkt
- Lungenarterienruptur
- Kardiale Komplikationen
- Verschlingung (Knotenbildung)

- Infektionen
- Ballonruptur
- ZVD-Plazierung
- Thrombose
- Thrombozytopenie
- Verschiedenes

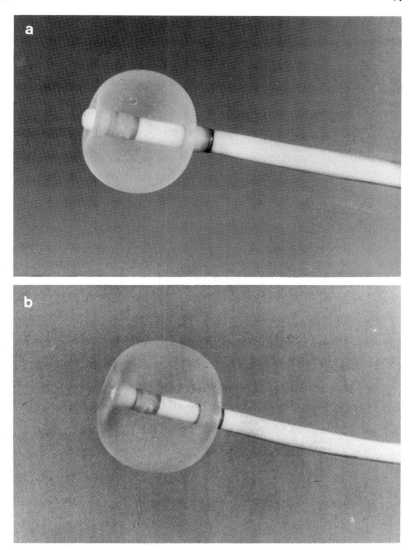

Abb. 3.2. Mit 1.0 ml Luft gefüllter Ballon eines PAK. **a** Die Katheterspitze bleibt frei und es kann während des Einführens zu einer Traumatisierung der Endokardoberfläche kommen. Derselbe PAK mit dem mit 1,5 ml Luft gefüllten Ballon. **b** Der Ballon ragt über die Katheterspitze hinaus

2) Mehreren Berichten zufolge wurde in den Ballon weniger als die empfohlene Menge Luft insuffliert (1,5 ml für den 7-Charr-Thermodilutionskatheter [12, 13, 15]). Wird der Ballon nicht richtig aufgeblasen, besteht die Möglichkeit, daß er während des Vorschiebens nicht ganz über die Katheterspitze hinausragt (Abb. 3.2). Die Spitze kann dann eine Traumatisierung des ventrikulären Endokards verursachen.
3) Die Erfahrung der Ärzte, die den Katheter legen, kann die Häufigkeit von Ektopien beeinflussen.
4) Die Registriermethode der VES beeinflußt die Inzidenz von Arrhythmien. Wir haben gesehen, daß das bloße Beobachten des EKG-Monitors zu einer Unterschätzung der Zahl der Arrhythmien führt, einschließlich kurzer Episoden von Kammertachykardie [16]. Ein lautes akustisches Signal erlaubt dem Arzt, ektope Schläge sofort zu erkennen, wenn eine ständige Beobachtung des Oszilloskops nicht möglich ist.
5) Die Zeitspanne, die für die Plazierung des Katheters benötigt wird, kann auch einen Einfluß auf die Häufigkeit von Arrhythmien haben. Wird längere Zeit für das Legen des Katheters benötigt (Patienten mit schwerem Schock, große rechte Herzkammern, Trikuspidalklappeninsuffizienz, Hypertonie im Lungenkreislauf), treten häufiger ventrikuläre Arrhythmien auf [17]. Mit Hilfe der Durchleuchtung können Dauer der Katheterisierung und Häufigkeit von Arrhythmien dadurch verringert werden, daß das ständige „Aufrollen" (Verschlingen) des Katheters in der rechten Herzkammer vermieden wird.
6) Am wichtigsten ist wahrscheinlich das Grundleiden des Patienten und die damit verbundenen Risikofaktoren für die Entwicklung von ventrikulären Arrhythmien. Die oben bereits erwähnten Untersuchungen von Patienten, die nicht akut krank waren und sich einer elektiven Katheterisierung unterzogen [3, 12], hatten eine niedrigere Häufigkeit von Ektopien als die kritisch kranken Patienten, bei denen notfallmäßig ein Katheter am Krankenbett gelegt wurde [13, 17]. Hinzu kommt, daß Patienten mit Risikofaktoren, die bekannterweise häufiger zu ventrikulären Arrhythmien führen (Schock, Myokardischämie, Myokardinfarkt, Hypokalzämie, Hypokaliämie, Hypoxämie und Azidose), eine wesentlich häufigere Inzidenz von ventrikulärer Ektopie haben als Patienten ohne Risikofaktoren [17].

Es hat sich gezeigt, daß Lidocain die Häufigkeit von ventrikulären Arrhythmien während der Passage des flußgesteuerten Balloneinschwemmkatheters durch die rechte Herzkammer reduziert bei Patienten, die sich einem elektiven chirurgischen Eingriff unterziehen [12]. Wir haben vorläufige Ergebnisse, die zeigen, daß Lidocain prophylaktisch die Häufigkeit ventrikulärer Tachykardie bei kritisch kranken Patienten reduzieren kann [18]. Um das Auftreten gefährlicher ventrikulärer Arrhythmien während der Katheterisierung minimal zu halten, werden folgende Empfehlungen gegeben:

1) Die ganzen 1,5 ml Luft sollten für das Aufblasen des Ballons beim Einschwemmen des 7-Charr-Thermodilutionskatheters verwendet werden (0,8 ml Luft für 7-Charr).

2) Zusätzlich zur visuellen EKG-Überwachung sollte ein akustisches Alarmsystem verwendet werden.
3) Die Zeit für die Katheterisierung sollte auf ein Minimum beschränkt werden; wenn verfügbar, sollte Durchleuchtung angewendet werden, besonders bei länger dauernden Katheterisierungen.
4) Wenn möglich, sollten Risikofaktoren vor der Katheterisierung korrigiert werden, insbesondere Azidose und Hypoxämie, die unabhängig voneinander mit gesteigerter Ektopie korrelieren [17].
5) Führungsdrähte und ZVD-Katheter für die Plazierung von Einschwemmkathetern sollten mit Vorsicht eingeführt werden, damit es nicht zu einem Einführen in die rechte Herzkammer kommt [16].
6) Ein Defibrillator und Lidocain sollten immer am Krankenbett zur Verfügung stehen [8]. Die prophylaktische Anwendung von Lidocain kann dazu beitragen, die Häufigkeit von ventrikulären Ektopien während der Katheterisierung zu verringern [12, 18].
7) Das Rückziehen des Katheters beendet gewöhnlich Episoden von Arrhythmien.
8) Katheterfehllagen in der rechten Herzkammer sollten sofort korrigiert oder der Katheter entfernt werden.
9) Hohe Dosen von Antiarrhythmika haben wahrscheinlich keine Wirkung bei der Behandlung von katheterinduzierten Arrhythmien.

3.2 Schenkelblock

Die Entwicklung eines neu auftretenden Rechtsschenkelblocks wurde während der Lungenarterienkatheterisierung mit einem Balloneinschwemmkatheter am Krankenbett beschrieben [13, 17, 19—21]. Die Häufigkeit des durch den Katheter verursachten Rechtsschenkelblocks variiert zwischen 3 % und 6 %; er ist aufgetreten bei Patienten mit und ohne zugrundeliegender Herzkrankheit [13, 17, 20, 21]. Es wird angenommen, daß die Ursache entweder die Katheterspitze oder eine rigide Katheterschleife ist, die durch eine gleichzeitige Fixierung im Gebiet der venösen Einschwemmbahn und durch den Verschluß des Pulmonalarterienastes zu einer mechanischen Reizung führt. Deswegen können sowohl Erregungsleitungsstörungen als auch Arrhythmien während oder einige Zeit nach der Katheterisierung auftreten. Das Auslösen eines linksanterioren oder linksposterioren Hemiblocks zusätzlich zu einem Rechtsschenkelblock wurde ebenfalls mitgeteilt [22]. Diese gleichzeitig auftretenden rechts- und linksseitigen Leitungsstörungen können durch ein direktes Trauma des His-Bündels erklärt werden [22].

Die größte Gefahr der Entwicklung eines Rechtsschenkelblocks besteht bei Patienten mit präexistentem Linksschenkelblock, bei denen das Risiko der Entwicklung eines totalen Leitungsblocks besteht [19]. Tatsächlich haben Akhtar et al. [23] gezeigt, daß die Häufigkeit eines Rechtsschenkelblocks bei Patienten mit präexistentem Linksschenkelblock größer ist als bei Patienten ohne diese Leitungsstörung (23 % gegenüber 5 %). Unsere Untersuchungen konnten diese Hypothese nicht bestätigen; keiner unserer 8 Patienten mit präexistentem Linksschenkelblock entwickelte einen Rechtsschenkelblock während der Katheterisierung am Krankenbett [17].

Einige Forscher haben bei Patienten mit vorhandenem Linksschenkelblock die Notwendigkeit der Anlage eines prophylaktischen ventrikulären Schrittmachers vor der Lungenarterienkatheterisierung betont [10, 19]. Patienten, bei denen ein PAK notwendig ist, sind jedoch oft schwerkrank und erfordern eine sofortige Katheterisierung. Das Einführen eines Schrittmachers an 1. Stelle würde die Erfassung wichtiger hämodynamischer Daten verzögern und könnte dazu führen, daß notwendige therapeutische Maßnahmen ebenfalls verzögert werden. Zusätzlich würde das Einführen eines passageren Schrittmachers eine 2. Katheterisierung bedeuten mit den damit verbundenen Risiken. Letztlich könnte es notwendig sein, am Krankenbett zu durchleuchten, damit der Pulmonalarterienkatheter nicht mit dem Schrittmacher interferiert. Weitere Untersuchungen über Häufigkeit und Komplikationen im Zusammenhang mit der Lungenarterienkatheterisierung bei Patienten mit Linksschenkelblock werden notwendig sein, bevor Empfehlungen für diese Gruppe von Patienten gegeben werden können. Ein kürzlich veröffentlichter Bericht beschreibt das Einführen beider Katheter durch eine Punktionsstelle [24]. Ein 5-Charr-Schrittmacherkatheter wird durch einen 8-Charr-Introducer in die rechte Herzkammer gelegt. Ein Führungsdraht wird durch denselben Introducer entlang dem Herzschrittmacherkatheter eingeführt, der Introducer wird über den Herzschrittmacherkatheter herausgezogen und gibt dadurch den Führungsdraht in die Vene frei. Der Führungsdraht wird anschließend für einen neuen Introducer benutzt, um einen Pulmonaliskatheter einzuführen. Sollte vor der Lungenarterienkatheterisierung eines Patienten mit Linksschenkelblock kein Schrittmacher eingeführt werden, ist es ratsam, die Katheterisierung unter Durchleuchtung und Schrittmacherbereitschaft durchzuführen.

3.3 Thrombose

Thrombenbildung kann bei jedem intravasalen Katheter auftreten. Der Pulmonalarterieneinschwemmkatheter ist aus Polyvinylchlorid, das eine thromboseerzeugende Reaktion hervorruft. Thrombenbildung um den oder im PAK [1, 25–29], Thrombosen der subklavikulären, axillaren und jugularen Venensysteme [13, 15, 26, 30, 31] und in der V. cava superior [27, 32] wurden beschrieben. Bei Patienten mit einer subklavikulären Venenthrombose traten Dehnungen der Jugularvenen auf und/oder Ödeme der oberen Extremität [30]. In einer früheren Untersuchung war die Thrombose die am häufigsten vorkommende Komplikation, die in 23 % der Fälle zur Entfernung des Katheters führte [25]. Kürzlich veröffentlichten Chastre et al. [31] Venographien und Obduktionsbefunde, die an der Stelle, wo der Katheter eingelegt wurde (V. jugularis interna) bei 22 von 33 Patienten (66 %) eine Thrombose zeigten; bei keinem der Patienten konnte eine Thrombose klinisch nachgewiesen werden. Der Nachweis von Thromben (Hoar et al. [29]), die die PAK von 10

Patienten umscheideten, die sich vor einer Herzoperation einer elektiven Katheterisierung unterzogen, ist beunruhigend. Bei allen Patienten bildeten sich trotz Vorbehandlung mit Heparin und Durchspülen des Katheters größere Koagel innerhalb von 60–130 min nach Einlegen des Katheters [28]. Vor kurzem wiesen Hoar et al [29] nach, daß heparinbeschichtete Katheter die intraoperative Bildung von Thromben verhindern. Wenn Thrombosen so häufig auftreten, ist die Zuverlässigkeit der Druckmessungen oder des Thermodilutionsverfahrens zur Messung des Herzminutenvolumens fraglich, die mit Hilfe der Katheterspitze oder dem von Thromben bedeckten Thermistor durchgeführt werden. Die klinische Bedeutung dieser Thrombenbildung und der Vorteil heparinbeschichteter Katheter ist weiterhin ungewiß.

Das Einführen des PAK ist ebenfalls mit einem höheren Thrombozytenverbrauch und einer verminderten Thrombozytenzahl verbunden [33–35]. Fremdoberflächen können die Haftungsfähigkeit der Thrombozyten erhöhen, was zur Bildung von Blutkoageln, andauernder Thrombozytenanlagerung und nachfolgender Thrombozytopenie führt. Ebenso kann es zu einer erhöhten Phagozytose durch das retikuloendotheliale System kommen. Nach Entfernung des Katheters steigt die Thrombozytenzahl, sie bleibt jedoch während 48 h erniedrigt. Ungewöhnliche Blutungen werden nicht mit durch Katheter verursachten Thrombozytopenien in Zusammenhang gebracht. Bei der Differentialdiagnose von Thrombozytopenien sollten PAK mit berücksichtigt werden.

3.4 Lungenschädigung

Es wurde anfänglich angenommen, daß eine Schädigung des Lungenparenchyms die am häufigsten auftretende Gruppe von Komplikationen sei [10]. Bei 320 kürzlich durchgeführten Katheterisierungen bestanden jedoch keine Anzeichen eines Lungeninfarktes oder einer Blutung [15]. Komplikationen der Lungen sind vorwiegend Gefäßkomplikationen und umfassen Lungeninfarkte [11, 13, 125, 26, 32, 36, 37] und Lungenarterienrupturen [38–56].

In einem früheren Bericht über Lungeninfarkte, die durch Einschwemmkatheter verursacht werden, wird eine Häufigkeit von 7,2 % [26] angegeben. Lungeninfarkte können entstehen durch [25. 26, 36]:

1) Thrombosen, die sich um den Katheter entwickeln und Emboli, die den Lungenkreislauf passieren;
2) Embolisation eines im Katheter entstandenen Thrombus;
3) Verschluß eines Lungenarterienastes, verursacht durch andauerndes „Wedgen" eines distal plazierten Katheters oder verlängerte Ballonokklusion;
4) mechanische Schädigung des Lungenendotheliums durch den Katheter mit anschließender Thrombusbildung und Embolie.

Der kritisch kranke Patient kann für dieses Problem besonders anfällig sein. Die Wahrscheinlichkeit eines Infarktes nach einer Lungenarterienembolie erhöht sich durch pulmonalvenöse Hypertonie oder systemische Hypotonie und einen Mangel an bronchialem Kollateralkreislauf. Es ist daher denkbar, daß die Kombination von kongestivem Herzversagen, Schock und mechanischer Wirkung des PAK hinreichend zur Reduzierung der Lungendurchblutung beiträgt, um auch ohne Thrombose einen Infarkt zu verursachen [26, 37].

Ein Lungeninfarkt wird gewöhnlich aufgrund klinischer Symptome (Hämoptoe und/oder andere Anzeichen einer Lungenembolie) und durch Thoraxröntgenbefunde (Verdichtung distal der Katheterspitze) festgestellt (Abb. 3.3). Ein Infarkt kann jedoch ganz asymptomatisch sein, und röntgenographische Anzeichen eines Infarktes können sich erst einige Tage nach Entfernung des Katheters entwickeln. Der rechte Unterlappen ist am häufigsten betroffen, weil der Einschwemmkatheter meistens im intralobären Ast der rechten Lungenarterie plaziert wird. Das Ausmaß des Infarktes ist üblicherweise gering. Der Rückgang der Röntgenbefunde erfolgt gewöhnlich innerhalb von 2–21 Tagen. Das Vermeiden von Lungenkomplikationen durch das Legen eines PAK erfordert peinliche Sorgfalt bei der Anlage des Katheters und seiner Pflege. Die Inzidenz pulmonaler Infarkte sollte verringert werden [9, 10, 25, 26]:

1) Durch Verwendung kontinuierlicher heparinisierter Spüllösungen durch den Lungenarterienkatheter. Scott et al. [25] stellten mit einer Häufigkeit von 23 % Katheterthrombosen vor Anwendung einer konstanten heparinisierten Infusion fest.

2) Durch Vermeidung einer andauernden „Wedgeposition" des Katheters. Während der ersten 12 h nach Einlegen des Katheters dringt der Katheter gewöhnlich weiter in die kleineren Lungenarterienäste ein. Dies ist die Folge von rhythmischen Kontraktionen des Herzens und der pulsierenden, vorwärts treibenden Kraft des Blutflusses. Außerdem wird der Katheter durch die Körpertemperatur weicher. Die Schlinge des Katheters um die Herzstruktur neigt dazu, kleiner zu werden und die Katheterspitze bewegt sich mehr peripher in die Lungenarterie. Foote et al. [26] stellten fest, daß die Katheterspitze in wenigstens einem Röntgenbild bei 26 % ihrer Patienten peripher in der Lunge lag.

Eine persistierende „Wedgeposition" des Katheters kann dadurch vermieden werden, daß:
a) der Pulmonalarterienverschlußdruck (PWP) kontinuierlich überwacht wird;
b) der PWP intermittierend gemessen wird;
c) der Katheter nicht länger als 1–2 min in der Verschlußposition belassen wird;
d) die Aufzeichnung des Pulmonalarteriendrucks (PAP) kontinuierlich überwacht wird;
e) gewährleistet wird, daß eine PAP-Kurve zu sehen ist, wenn der Ballon entleert wird (nicht eine PWP-Kurve oder eine gedämpfte PAP-Kurve);
f) gewährleistet wird, daß die Luftmenge, die zum Aufblasen des Ballons notwendig ist, nicht wesentlich geringer ist als diejenige, die vorher gebraucht wurde, um eine PWP-Kurve zu erhalten. Wenn eine andauernde Verschlußdruck- oder gedämpfte Pulmonalarteriendruckkurve festgestellt wird, sollte der Katheter vorsichtig in die richtige Position zurückgezogen werden.

3) Durch die Feststellung, daß der Ballon entleert wird. Es kann zu einem Pulmonalarterienverschluß mit der Katheterspitze in einem zentralen Abschnitt einer Pulmonalarterie kommen, wenn der Ballon nach Gebrauch

Lungenschädigung

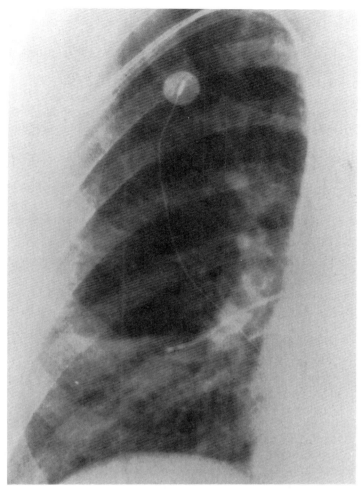

Abb. 3.3. Lungeninfarkt, verursacht durch eine eingeklemmte Katheterspitze. Das Gebiet der Konsolidierung breitet sich peripher von der Spitze des Katheters aus. (Nach Foote et al., 1974 [26])

nicht entleert wird. Diese Komplikation kann auch dann auftreten, wenn der Absperrhahn des Luftlumens zur Außenluft geöffnet wird. Wenn sich das Luftlumen an der Innenseite einer Biegung des Katheters befindet, kann der Ballon normal aufgeblasen werden, aber es kann hinter der Biegung zu einer Verhaltung der Luft kommen [26].
4) Durch eine Thoraxröntgenaufnahme sofort nach Legen des Katheters und häufiger danach, um die Position des Katheters zu überprüfen und die Möglichkeit auszuschließen, daß sich Luft im Ballon befindet.

3.5 Pulmonalarterienruptur

Außer an einen Infarkt sollte bei Patienten mit Bluthusten auch an eine Pulmonalarterienruptur gedacht werden. Husten, Atemnot oder Schock können Symptome sein; Hämoptysis trat jedoch in 29 der 32 berichteten Fälle auf [38–41, 43–56].

Die Häufigkeit einer Pulmonalarterienruptur beträgt 0,2 % [55]. Röntgenologische Veränderungen schließen Infiltrate im Gebiet der Katheterspitze oder einen Hämatothorax ein. Die Hämoptyse kann von kleinen Mengen blutig tingierten Auswurfs [41, 52] bis zu einer massiven Blutung reichen [43, 45, 47, 51].

Mindestens 14 der 32 angegebenen Patienten starben, 5 innerhalb von 30 min nach Auftreten der Symptome [41, 43, 45, 51, 52]. Meistens handelte es sich um ältere Patienten, bei denen Klappenerkrankungen vorlagen. Bis auf einen Patienten hatten alle nach den Druckmessungen einen pulmonalvaskulären Hypertonus. Zwanzig der 32 Patienten mit einer Pulmonalarterienruptur waren chirurgische Patienten; 14 dieser Patienten hatten Klappen- oder Herzkranzgefäßkrankheiten. Es ist noch unklar, ob diese Faktoren für Pulmonalarterienrupturen prädisponieren oder ob sie nur das Patientenkollektiv widerspiegeln, bei dem eine Katheterisierung notwendig ist. Antikoagulation erhöht zweifelsohne die Schwere der Blutungskomplikation.

Eine Vielzahl von Hypothesen wurde für den Mechanismus von Pulmonalarterienrupturen angenommen.

1) Eine großer Katheterschlinge im rechten Herzen prädisponiert zur distalen Bewegung des Katheters und zur möglichen Perforation durch die Katheterspitze [38].
2) Pulmonalarterienperforationen treten typischerweise an den distalen Verzweigungen der Pulmonalarterie auf. Eine Perforation kann nach Vorschieben des Katheters mit einem nichtaufgeblasenen Ballon oder durch den erhöhten Druck auf die Pulmonalarterienwände durch Aufblasen des Ballons in einem distalen Pulmonalgefäßzweig verursacht werden [41].
3) Das Druckgefälle zwischen der Pulmonalarterie und dem Pulmonalarterienverschlußdruck, das durch das Aufblasen des Ballons verursacht werden kann, kann den Katheter distaler in die Pulmonalarterie schieben und die Katheterspitze die Gefäßwand perforieren lassen [39].
4) Die pulmonale Hypertonie erweitert die pulmonalarteriellen Gefäße und führt dazu, daß der Katheter peripherer liegt als bei normalem Pulmonalgefäßdruck. Das Aufblasen des Ballons in den erweiterten und kaum dehnbaren Gefäßen kann dazu führen, daß die Katheterspitze in die Gefäßwand perforiert. Die Herzschläge, die auf die Katheterspitze übertragen werden, können jede Erosion verstärken oder eine Perforation verursachen [42].
5) Der Einschwemmkatheter liegt gewöhnlich im Hauptstamm der Pulmonalarterie. Ein aufgeblasener Ballonkatheter gleitet mit großer Geschwindigkeit von der proximalen Pulmonalarterie zur Verschlußposition. Dies läßt mit jedem Aufblasen des Ballons einen „Speereffekt" zu, der ein Lungen-

gefäß perforieren könnte. Die steiferen Mehrzweckkatheter können diesen Effekt verstärken [47].
6) Die niedrige Temperatur während des kardiopulmonalen Bypass bei chirurgischen Patienten kann den Katheter extrem rigide werden lassen. Außerdem kann die chirurgische Manipulation am erschlafften Herzen während des Bypass die Katheterspitze distal durch die Pulmonalarterienwand treiben. Da die Lungen während des kardiopulmonalen Bypass vom Kreislauf ausgeschlossen sind, kann die Perforation bis zur Reperfusion des Lungenkreislaufs nach dem Bypass unerkannt bleiben. Deshalb muß die Komplikation einer Pulmonalarterienruptur in Erwägung gezogen werden, bevor ein PAK bei chirurgischen Patienten gelegt wird.

Da die Katheterspitze normalerweise über den voll aufgeblasenen Ballon nicht hinausragt, wurde angenommen, daß die Hypothesen 3)–5) nur zutreffen, wenn der Ballon teilweise aufgeblasen ist. Leider trifft das nicht unbedingt zu. Ein exzentrisches Aufblasen des Ballons findet sich typischerweise bei peripher gelegenen Kathetern und kann dazu führen, daß die Katheterspitze auf die Pulmonalgefäßwand stößt [44, 56]. Die schützende Wirkung des Ballons kann verloren gehen, wenn sich der Ballon, wie in Abb. 3.4 gezeigt, in einer Pulmonalarterie oder einem Kanal verkeilt [42, 47, 56]. Leider ist die Unterscheidung zwischen Lungeninfarkt und Pulmonalarterienruptur nicht einfach [57–59]. Beide führen zu Hämoptoe und Thoraxröntgenbefunden. Sogar bei Patienten mit Verdacht auf eine Pulmonalarterienruptur kann möglicherweise der eigentliche arterielle Riß bei der pathologischen Untersuchung nicht identifiziert werden [43, 45]. Die meisten Patienten mit einem Lungeninfarkt haben eine leichte Hämoptoe und den Thoraxröntgenbefund eines lokalisierten, nicht fortschreitenden Lungeninfiltrats. Ein Hämatothorax weist eher auf eine Pulmonalarterienruptur als auf einen Lungeninfarkt hin. Die Aspiration von Luft durch das distale Lumen des Katheters zeigt eine Pulmonalarterienruptur an [40].

Ein katheterbedingter Lungeninfarkt kann gewöhnlich konservativ behandelt werden. In den meisten Fällen genügt die Entfernung oder Neuplazierung des PAK, eine sorgfältige Beobachtung der Vitalfunktionen und eine Thoraxröntgenaufnahme. Bei Patienten mit einer Pulmonalarterienruptur kann jedoch eine starke Blutung auftreten. Diese Patienten müssen meistens aggressiver behandelt werden, da viele der Todesfälle innerhalb von 30 min auftreten. Die Schwere der Blutung und der Zustand des Patienten bestimmen die Schritte, die unternommen werden müssen. Die betroffene Seite des Patienten (meistens die rechte) sollte nach unten gelagert werden, um zu verhindern, daß Blut in die nicht betroffene Seite läuft. Ausreichende Beatmung muß bei starker Blutung mit Hilfe eines doppellumigen Tubus oder durch Intubation sichergestellt werden. Eine sofortige Thoraxaufnahme lokalisiert annähernd die Region, in der die Blutung auftritt. Die Injektion eines Röntgenkontrastmittels durch den Katheter grenzt den Sitz der Blutung weiter ein und bestätigt die Diagnose [46]. Der Katheter sollte aus dem Verletzungsbereich entfernt werden, um weiteres katheterbedingtes Bluten durch die zusätzliche Pulmonalarterienschädigung zu verhindern. Eine flexible Bronchoskopie

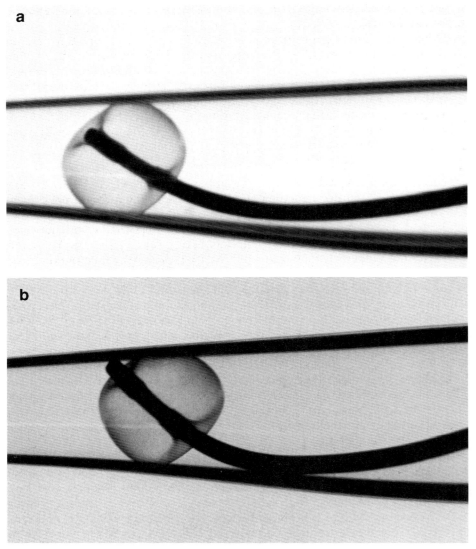

Abb. 3.4. Voll aufgeblasener Ballonkatheter (1,5 ml), der auf das Lumen einer Glasröhre trifft. **a** Derselbe voll aufgeblasene Ballonkatheter (1,5 ml) nach weiterem Vorschieben. **b** Die Katheterspitze ragt über den voll aufgeblasenen Ballon hinaus in die „Gefäßwand"

kann den Sitz der Blutung feststellen und eine Tamponade ermöglichen. Die Injektion von koaguliertem Blut durch den Pulmonalarterienkatheter kann auch von therapeutischem Wert sein [46]. Jedoch bleibt u. U. nur Zeit für eine Notthorakotomie mit Resektion des betroffenen Segments oder Lappens [58]. Swan u. Ganz haben betont, wie wichtig es ist, die detaillierten Herstelleranweisungen zur Verhinderung vom Komplikationen zu verstehen und zu beachten [60, 61]. Dennoch wurde die Mehrzahl der berichteten Pulmonalarterienrupturen durch Nichtbeachtung der Richtlinien verursacht. Deshalb sollten die folgenden Empfehlungen zur Verhinderung von Pulmonalarterienrupturen befolgt werden [39, 41, 42, 45, 52].:

1) Blasen Sie den Ballon in einer großkalibrigen Vene auf und schwemmen Sie den Katheter in die Lungenarterie und in die Verschlußposition ein. Nach Entleerung des Ballons sollte er langsam wieder aufgeblasen werden, bis die Pulmonalarteriendruckkurve zu einer pulmonalkapillären Verschlußdruckkurve wechselt. Wenn das volle Luftvolumen, das für einen Verschlußdruck notwendig ist, bedeutend geringer ist, als empfohlen (0,5 ml für 4 Charr, 0,8 ml für 5 Charr, 1,5 ml für 7 Charr), sollte der Katheter allmählich in eine Position zurückgezogen werden, in der das volle Luftvolumen notwendig ist, um die Aufzeichnung einer Pulmonalarterienverschlußdruckkurve zu erhalten (1,0−1,5 ml für 7 Charr). Ist das volle Luftvolumen notwendig, um eine Verschlußdruckkurve zu erhalten, sollte der Katheter leicht vorgeschoben werden und die Katheterposition wiederum durch langsames Aufblasen des Ballons geprüft werden. Schieben Sie den Katheter nicht unaufgeblasen vor, um ihn dann später aufzublasen.
2) Um einen Verschlußdruck zu registrieren sollte der Ballon immer *langsam* aufgeblasen werden unter ständiger Überwachung des Pulmonalarteriendrucks. Stoppen Sie sofort das Aufblasen, wenn die Pulmonalarteriendruckkurve in eine Verschlußdruckkurve übergeht.
3) Füllen Sie den Ballon nicht mit Flüssigkeit.
4) Beschränken Sie die Verschlußzeit auf ein Minimum (2−3 Atmungszyklen oder 10−15 s), besonders bei Patienten mit pulmonalvaskulärer Hypertonie.
5) Der Katheter sollte in dem zentralsten Segment der Lungenarterie liegen, damit der Katheter mit jedem Aufblasen des Ballons in die Verschlußposition eingeschwemmt wird.
6) Lassen Sie eine Spritze auf der Öffnung des Katheters für den Ballon, um eine versehentliche Injektion von Flüssigkeit zu vermeiden.
7) Vermeiden Sie exzessive Manipulationen am Katheter.
8) Bringen Sie den Katheter in eine neue Position oder entfernen Sie den Katheter im Falle einer Hämoptoe. Auch geringe Mengen können Zeichen einer Ruptur oder eines Infarktes sein.

Weitere pulmonale Komplikationen sind die Plazierung des Katheters im Pleuraraum [62] oder ein Hydromediastinum in Verbindung mit der Infusion von Flüssigkeit durch ein proximales Lumen außerhalb des venösen Systems [63]. Die letztgenannte Komplikation kam bei einem Patienten mit kleinem

Körperbau vor, als für die Kanülierung der V. jugularis interna die zentrale Punktionstechnik angewendet wurde.

3.6 Herzkomplikationen

Läsionen des Endokards des rechten Vorhofes, der Trikuspidalklappe, der Chordae tendineae und der Pulmonalarterienklappe mit nachfolgender Klappeninsuffizienz wurden bei Patienten nach Pulmonalarterienkatheterisierung beobachtet [13, 64–70]. Blutungen in einen oder mehrere Klappenzipfel oder die akute Ablösung von Klappengewebe können vorkommen. Endokardiale Läsionen hatten lineare Konfigurationen in Übereinstimmung mit dem betroffenen Bereich entlang dem Weg des Katheters. Die Entfernung des Katheters mit aufgeblasenem Ballon oder die gewaltsame Entfernung trotz konstanten Widerstandes führte zur Verletzung der Chordae tendineae, der Papillarmuskeln, oder der Trikuspidalklappe [67, 70]. Es sind ebenso Fälle von septischer Endokarditis und aseptischer thrombotischer Endokarditis berichtet worden. Ihre Häufigkeit schwankte zwischen 3,4 % und 21 % [13, 65, 66]. Zwei Berichte teilten eine größere Häufigkeit von rechtsseitiger, aseptischer thrombotischer Endokarditis bei Patienten mit PAK mit, im Vergleich zu Patienten ohne Katheterisierung [65, 66]. Eine neuere Arbeit berichtet über das Vorkommen von Endokarditis bei 6 konsekutiven Patienten mit Verbrennungen, die verstarben [68]. Ob der Verbrennungspatient mit einem hyperdynamisch hämodynamischen Status und Hyperkoagulabilität bezüglich einer Endokarditis gefährdeter ist, ist unbekannt. Das konstante Pumpen des Herzens gegen einen Verweilkatheter kann das Endokard traumatisieren und wandständige Thromben verursachen. Endokarditis kann das Risiko einer nachfolgenden Embolisation oder Infektion erhöhen. Es wird angenommen, daß längere Katheterisierung zu Herzkomplikationen beiträgt. Patienten mit solchen Komplikationen waren für längere Zeit katheterisiert, gewöhnlich länger als 3 Tage [66, 68, 69].

Zur Verhinderung dieser Komplikationen muß folgendes beachtet werden:
1) der Katheter soll mit entleertem Ballon entfernt werden;
2) niemals den Katheter gewaltsam gegen Widerstand zurückziehen;
3) längere Verweildauer des Katheters soll vermieden werden.

3.7 Verknotung

Die Verknotung eines PAK kann intravasal [71–75] oder um die Herzstrukturen stattfinden [70, 76–80]. Der Einschwemmkatheter kann sich auch im Nahtmaterial verfangen, das während der Herzoperation durch die rechte Herzvorhofwand eingebracht wird [79, 81, 82]. Verknotungen kommen häufiger bei Einschwemmkathetern mit kleiner Öffnung vor. Abknickungen und

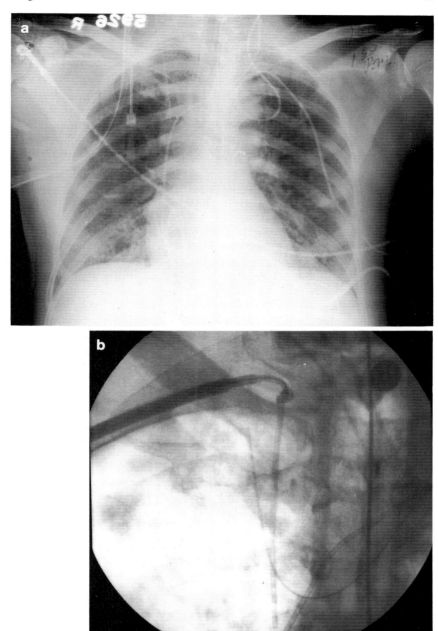

Abb. 3.5. Katheterverschlingung im rechten Ventrikel (**a**). Verknotung und Entfernung eines PAK (**b**) (Nach Dach et al., 1981 [75])

Schleifenbildungen, die Vorläufer von Verknotungen, kommen dann vor, wenn ein sehr langer Teil des Katheters vorgeschoben wird. Wenn eine rechtsventrikuläre Druckkurve während des Einschwemmens registriert wurde, sollten nicht mehr als 10–15 cm Katheter notwendig sein, um eine Pulmonalarteriendruckkurve zu registrieren. Dilatierte Herzkammern und wiederholte Kathetermanipulation, v.a. ohne Durchleuchtung, sind prädisponierende Faktoren. Das Einführen eines Katheters ohne Aufblasen des Ballons trägt nicht nur dazu bei, daß sich der Katheter in der rechten Herzkammer aufspult, sondern kann auch dazu führen, daß sich der Katheter zwischen der rechten Herzkammerwand und den Chordae tendineae verfängt. Abb. 3.5 zeigt als Beispiel eine Katheterschleife und eine Knotenbildung. Die Möglichkeit einer Verknotung muß in Betracht gezogen werden, wann immer man beim Herausziehen eines intravasalen Katheters auf Widerstand trifft. Wenn bei einem an einer kardialen Struktur haftenden Katheter Spannung angewendet wird, kann mit jeder Kontraktion ein Ziehen gefühlt werden [77]. Thoraxaufnahmen oder Durchleuchten lassen den Sitz der Schlinge oder des Knotens erkennen. Andere Anhaltspunkte sind eine „gedämpfte" Pulmonalarteriendruckkurve oder die Unmöglichkeit, eine befriedigende Pulmonalarterienverschlußdruckkurve trotz wiederholtem Ausspülen zu erhalten. Ventrikuläre Arrhythmien, die gleichzeitig mit der Aufzeichnung rechtsatrialer Druckkurven auftreten, können anzeigen, daß sich die Katheterspitze im rechten Atrium befindet und daß eine Katheterschlinge im rechten Ventrikel vorhanden ist.

Um Verschlingungen und Verknotungen zu verhindern, sollten die folgenden Richtlinien befolgt werden:

1) Bevor der Katheter in den rechten Herzvorhof vorgeschoben wird, sollte der Ballon in einer großen zentralen Vene voll aufgeblasen werden.
2) Der PAK sollte nicht übermäßig lang eingeführt werden. Wenn nach Einführen des Katheters in den rechten Ventrikel nach 15 cm keine Pulmonalarteriendruckkurve erhalten wird, sollte der Katheter zum rechten Vorhof zurückgezogen werden und nicht weiter vorgeschoben werden.
3) Wenn möglich, sollte besonders bei Patienten mit dilatierten Herzkammern Durchleuchtung angewendet werden.
4) Der erste PAK sollte nach Einführung des zweiten in eine zentrale Vene entfernt werden.

Im allgemeinen ist es schwierig, Knoten in Kathetern zu lösen, die nicht locker sind und entfernt von der Katheterspitze liegen. Die Entfernung eines Katheters sollte nie gewaltsam gegen einen Widerstand erfolgen. Ein andauernder Widerstand kann ein Zeichen dafür sein, daß der Katheter einer intrakardialen Struktur anhaftet. Ein gewaltsames Entfernen kann zur Folge haben, daß die Trikuspidalklappe, ein Papillarmuskel oder eine Chorda tendinea herausgerissen werden [70]. Bei einer Verknotung kann man zur Entfernung des Katheters verschiedene Techniken anwenden. Die weniger invasiven Methoden werden gewöhnlich zuerst versucht.

1) Ein leichtes Ziehen kann es ermöglichen, den Katheter direkt aus der Vene oder durch eine näher gelegene kleine Schnittöffnung zu entfernen [71, 76].

2) Unter Durchleuchtung kann der Katheter manipuliert werden, um den Knoten zu lockern und gegen oder über die Katheterspitze zu schieben [74].
3) Wenn der Knoten nicht fest ist, kann ein beweglicher Führungsdraht entlang dem Hauptlumen des Katheters geführt werden. Der justierbare innere Teil des Führungsdrahtes kann dazu benutzt werden, den distalen Teil zu versteifen und der Knoten kann gelockert oder geöffnet werden. Das Einführen eines semiflexiblen Führungsdrahts durch das Katheterlumen ist bei kompletten Knoten wirkungslos und kann gefährlich sein, da es zu einer Perforation des Katheters, eines Blutgefäßes oder des Herzens kommen kann [74].
4) Es kann auch von Nutzen sein, mit einem festen Katheter am Knoten zu zupfen [76].
5) Ein Knoten oder eine Naht kann an einem relativ festen venösen Introducer oder einem Teflonteil festgemacht werden, über den äußeren Teil des Katheters eingeführt werden und ein leichtes Herausziehen ermöglichen [80, 81]. Außerdem kann das distale Ende des Katheters mit einem Pigtailkatheter oder einer Schlinge zum Steinentfernen in die untere V. cava gebracht und herausgeholt werden. Das gewaltsame Ziehen an beiden Enden des Katheters kann den Knoten fester zusammenziehen, der dann durch eine V. saphena herausgezogen werden kann [79].
6) Dilatation der Einstichstelle mit 10- und 14-Charr-Dilatatoren aus einem Gallensieb und festes Zusammenziehen des Knotens gegen das Katheterende wurde kürzlich berichtet [75] (Abb. 3.5b).
7) Wenn der Knoten um eine kardiale Struktur gewickelt ist, können eine Thorakotomie und eine Kardiotomie notwendig sein, um ihn zu entfernen [74, 79].
8) Beim nicht operationsfähigen Patienten ist das Belassen des Katheters eine mögliche Alternative [76, 78]. Der Katheter wird an der Vene und der umgebenden Faszie festgenäht und verbleibt 16 Monate ohne Folgeerscheinungen [76]. Die verschiedenen Hilfsmittel zur Katheterentfernung werden in Abb. 3.6 gezeigt.

3.8 Komplikationen durch Infektion

Patienten mit PAK sind wegen der intrakardialen Plazierung des Katheters und der wiederholten Unterbrechung des geschlossenen Infusionssystems für bakterielle Kontaminationen und schwere Infektionen besonders anfällig. Neben den ständigen Druckmessungen wird zusätzlich Blut für zentralvenöse und gemischtvenöse Blutproben entnommen, und kalte Lösungen werden zur Bestimmung des Herzminutenvolumens mittels Thermodilution injiziert. In vielen Arbeiten wurde der Versuch gemacht, die Häufigkeit infektiöser Komplikationen bei der Pulmonalarterienkatheterisierung zu bestimmen [11, 13, 15, 65, 68, 83, 84]. Leider ist es oft schwierig, zwischen Kontamination, Be-

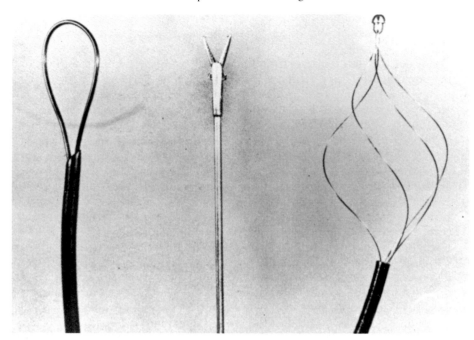

Abb. 3.6. Instrumente zur Entfernung von Fremdkörpern im Herzen. *Links* eine verstellbare Schlinge. In der *Mitte* bronchoskopische Biopsiezangen. *Rechts* modifizierte urologische Schlinge zur Steinentfernung. Transluminale Extraktion von Katheter und Fragmenten des Führungsdrahtes aus dem Herzen und den großen Gefäßen. (Nach Dotter et al., 1971, Transluminal extraction of catheter and guidewire fragments from the heart and great vessels: 29 collected cases. Am J Roentgenol 111:407)

siedlung und eigentlicher Infektion zu unterscheiden. Elliott et al. [13] haben Richtlinien zur Bestimmung von Infektionsproblemen, die auf PAK zu beziehen sind, aufgestellt:

1) Besiedlung wird definiert als positive Kultur auf dem Katheter ohne Nachweis einer lokalen oder systemischen Infektion.
2) Besiedlung mit potentieller Infektion wird als positive Kultur auf dem Katheter definiert mit klinischen Symptomen eines lokalen Gewebebefalls oder Sepsis.
3) Kontamination wird dadurch definiert, daß eine von mehreren Blutkulturen einen typischen nichtpathogenen Keim ergibt und daß durch Aufarbeitung des Katheters nicht derselbe Mikroorganismus gezüchtet werden kann.

Im Fall von Infektionen kann die Rolle des PAK wie folgt bestimmt werden:

1) Definitiv − positive Blutkulturen und histologischer oder bakteriologischer Nachweis derselben Bakterien im Gebiet des Katheters ohne Infektionen in einem anderen Gebiet.

2) Wahrscheinlich — derselbe Keim wird vom Katheter und aus der Blutkultur isoliert mit einem anderen möglichen Fokus.
3) Ohne Beziehung — derselbe Keim, der vorher aus einem anderen Gebiet isoliert wurde und von dem angenommen wurde, daß er die primäre Infektionsquelle sei.

Applefeld et al. [83] hatten eine Besiedlungsrate von 9 % bei elektiv operierten Patienten, bei denen eine Katheterisierung notwendig war, beobachtet, verglichen mit 46 % bei Patienten mit identifizierbarer Sepsisquelle vor der Katheterisierung. Alle peripheren Blutkulturen bei den 57 Patienten waren negativ. Patienten mit Besiedlung wiesen eine höhere Katheterisierungsdauer, eine größere Anzahl von Katheterrepositionen und eine größere Anzahl von Kathetern pro Patient auf. Die Besiedlung erhöhte sich, wenn der Katheter 72 h lag und 3 Repositionen erfolgt waren. Dieselben Autoren stellten eine Häufigkeit von 3 % von katheterbezogenen Infektionen an einer größeren Gruppe von Patienten fest [84]. Elliott et al. [13] stellten mit einer Häufigkeit von 35 % Besiedlung fest. Der PAK war die wahrscheinliche Quelle einer Septikämie bei 2 % der 116 gelegten Katheter. Eine längere Dauer der Katheterisierung erhöhte nicht die Häufigkeit von positiven Katheterkulturen. Puri et al. [14] stellten eine Besiedlungsrate von 3 % bei ihren 71 Patienten fest. Sise et al. [15] beobachteten septische Folgeerscheinungen (definiert als positive Blutkulturen, von denen angenommen wird, daß sie ihren Ursprung am Katheter haben oder in einer septischen Fieberkurve, die nach Entfernen des Katheters verschwand) bei 8 % von 320 Katheterisierungen. Infektionen am Katheter und septische Folgeerscheinungen waren in den ersten 72 h selten und stiegen nach Ablauf dieser Zeitspanne erheblich an. Präexistente zentrale Venenpunktionsstellen wurden bei 67 % der Patienten zum Einführen verwendet. Interessanterweise bestand kein Unterschied in der Häufigkeit von zellulären Infiltraten oder Infektionen zwischen Kathetern, die in neuen oder vorher vorhandenen zentralen Venenpunktionsstellen lagen. Schließlich wurde mehrfach von Fällen bakterieller Endokarditis der Trikuspidal- oder Pulmonalklappen und septischer Emboli berichtet [65, 68]. Zusätzlich hatte ein Patient einen myokardialen Abszeß [68].

Die erneute Plazierung des Katheters durch Zurückziehen aus der Verschlußposition sollte das Infektionsrisiko nicht erhöhen. Ein Vorschieben des Katheters stellt jedoch ein Abweichen von der Standardtechnik dar und könnte zu einer Erhöhung des Infektionsrisikos führen. Einige Ärzte empfehlen, daß der Katheter über die ursprüngliche Punktionsstelle ausgewechselt werden sollte, falls eine Neuplazierung des Katheters notwendig ist [85]. Die meisten Ärzte schieben jedoch den Katheter nach einer Art „Sterilisation" vor und wechseln ihn nicht aus. Da zentrale Venenkatheter in der fibrinhaltigen Abscheidung entlang ihrem intravenösen Verlauf besiedelt werden können, könnte die Benutzung der ursprünglichen Punktionsstelle für das Auswechseln des Katheters das Infektionsrisiko erhöhen. Wenn ein Auswechseln notwendig wird, sind eine neue Venenpunktion und eine neue Katheterisierung erforderlich [86]. Die Anwendung einer Plastikschutzhülle um den Katheter und den Introducer kann die Sterilität trotz Manipulation des Katheters erhalten [87]. Diese Schutzhüllen sind jetzt kommerziell erhältlich.

Prävention infektiöser Komplikationen ist wesentlich. Strikte Sterilität sollte bei der Katheterisierung routinemäßig angewendet werden. Masken und Kittel sind während der Katheterisierung zu tragen. Eine lokal antibiotische Salbe wird im Einführungsbereich aufgetragen und sterile Verbände werden benutzt. Zur Langzeitüberwachung wird eine perkutane Katheteranlage empfohlen, da es in Bereichen von Venae sectiones häufiger zur Infektion kommt. Der Katheter sollte so früh wie möglich entfernt werden. Wenn vermutet wird, daß der Katheter die Infektionsquelle ist, sollte er ebenfalls entfernt werden. Komplikationen durch Infektionen nehmen nach 72 h Katheterlage sowie nach mehrfachen erneuten Plazierungen zu. Morbidität und Mortalität einer längeren Katheterisierung oder eines repositionierten Katheters müssen gegen die Gefahren einer Neuanlage und Katheterisierung abgewogen werden.

3.9 Ruptur des Ballons

Über Ballonrupturen ist bei 1 % bis 23 % der Pulmonalarterienkatheterisierungen berichtet worden [1, 6, 12, 13, 15, 88, 89]. Es ist wichtig, den Katheter und den Ballon vor dem Legen zu testen, da nicht weniger als 3 % der Katheter einen gerissenen Ballon oder nichtfunktionsfähige Kanäle vor der Katheterisierung aufweisen [15]. Bei uns war die Inzidenz geringer. Am Ballon auftretende Mängel reichen von winzigen Perforationen bis zu sichtbaren Rissen. Der Ballon ist aus Latex, das Lipoproteine aus dem Blut absorbiert, was zu einem Elastizitätsverlust des Ballons führt. Ballonrupturen wurden mit Kathetern in Zusammenhang gebracht, die wiederholt benutzt wurden, bei denen das empfohlene Aufblasvolumen überschritten wurde, sowie längerer Liegedauer des Katheters, mehrfachem Aufblasen und Zurückziehen des Katheters durch den Introducer mit aufgeblasenem Ballon [1, 6, 12, 89]. Shaw empfahl, 2 Löcher in den Zylinder einer 2- oder 3-ml-Spritze an der 1,5-ml-Markierung der Spritze zu bohren für den Gebrauch mit 7-Charr-Einschwemmkathetern. Dies würde ein übermäßiges Aufblasen des Katheters verhindern, da jeglicher Versuch, mehr als 1,5 ml Luft zu verwenden, zu einem Verlust des darüber hinausgehenden Volumens durch die Seitenöffnung führen würde [12]. Das Aufblasen ist üblicherweise mit einem Widerstandsgefühl verbunden. Bei Freigabe gleitet der Kolben gewöhnlich zurück, und der Ballon entleert sich. Es ist in der Regel notwendig, den Ballon aktiv zu entleeren. Tatsächlich kann das aktive Entleeren des Ballons seine Haltbarkeit verringern. Wenn man beim Aufblasen des Ballons auf keinen Widerstand stößt, sollte angenommen werden, daß der Ballon gerissen ist. Danach sollte er nicht wieder aufgeblasen werden. Normalerweise wird zum Aufblasen des Ballons Luft verwendet. Die Anwendung von Luft hat keine größeren Probleme bereitet. Es scheint, daß 0,8–1,5 cm^3 Luft in die Pulmonalarterie injiziert, keine nachteiligen Folgen hat. Kohlendioxyd, das viel blutlöslicher ist, sollte bei Patienten mit einem Rechts-links-Shunt als Mittel zum Insufflieren verwendet werden. Eine weitere potentielle Komplikation einer Ballonruptur ist die Fragmentation des Ballons und eine anschließende Embolisation.

Patienten, bei denen es zu einer Ruptur des Katheterballons kam, müssen ggf. erneut katheterisiert werden, v.a. wenn der diastolische Druck der Pulmonalarterie nicht mit dem Pulmonalarterienverschlußdruck korreliert. Die folgenden Empfehlungen sollten dazu beitragen, Ballonrupturen und die Notwendigkeit wiederholter Katheterisierung zu vermeiden:

1) Die Unversehrtheit des Ballons und des Katheters sollte vor der Katheterisierung getestet werden.
2) Die Katheter sollen nur einmal verwendet werden.
3) Das empfohlene Aufblasvolumen darf nicht überschritten werden. An der 1,5-ml-Markierung angebrachte Löcher in einer Spritze können bei 7-Charr-Kathetern von Nutzen sein.
4) Der Ballon sollte durch Entfernen der Aufblasspritze passiv entleert werden.
5) Mehrfaches Aufblasen des Ballons sollte, wenn nicht notwendig, vermieden werden. Der Ballon wird gewöhnlich stündlich aufgeblasen, um einen Pulmonalarterienverschlußdruck zu erhalten. Er kann jedoch, falls notwendig, alle 15–30 s aufgeblasen werden.
6) Die Katheter sollen so früh wie möglich entfernt werden.
7) Der Katheter darf nicht mit aufgeblasenem Ballon durch den Introducer zurückgezogen werden.
8) Sobald der Katheter plaziert ist, soll der diastolische Druck der Pulmonalarterie mit dem Pulmonalarterienverschlußdruck korreliert werden.

Zentralvenöse Plazierung. Komplikationen bei der Pulmonalarterienkatheterisierung schließen auch die Komplikationen bei der Anlage eines zentralen Venenkatheters ein. Sie umfassen Blutungen [12, 14, 15], Hämatom, Schmerzen und Schwellungen, Entzündungen [15], Infektion [14, 15, 83, 84, 88], Thrombophlebitis [4], arterielle Punktion [11, 15], Pneumothorax [11], Hämatothorax oder Hydrothorax [11], Luftembolie [90], Verletzung des Ductus thoracicus und Verletzung der Armnerven [11].

3.10 Verschiedenes

Andere Komplikationen bei der Anlage eines PAK umfassen das Bernard-Horner-Syndrom [91], Plazierung der Katheterspitze in die Wand der A. carotis interna [92], massive Hämaturie [93], Pneumoperitoneum [94], Bruch eines Einschwemmkatheters mit der Unmöglichkeit, eine akzeptable Kurve zu erhalten [95] und Trennung von Nabe und Schaft eines Introducers, wobei der Schaft im Venensystem verschwindet [62]. Führungsdrähte können im Venensystem verlorengehen.

Tabelle 3.1. Prädisponierende Faktoren und Maßnahmen zur Verhinderung von Komplikationen (*PA* Pulmonalarterie)

Komplikationen	Ursache und/oder prädisponierender Faktor	Verhinderung und/oder Vorsichtsmaßnahmen
Arrhythmie	– Irritation von Endokard oder Herzklappen durch den Katheter	Kontinuierliche EKG-Überwachung während des Einführens
	– Verschlingung oder Verknotung des überlang eingeführten Katheters in die rechte Herzkammer	Übermäßige Manipulation vermeiden
	– Katheter rutscht aus der PA in die rechte Herzkammer zurück	Lidocain und Defibrillator bereithalten
	– Ungenügendes Aufblasen des Ballons während des Einführens	Den Ballon voll aufblasen (1,5 ml für 7 Charr)
	– Längere Dauer der Katheterisierung	Durchleuchten?
	– Grunderkrankungen	
	– Risikofaktoren	Korrektur von Azidose, Hypoxämie, Elektrolytstörungen; wenn Arrhythmien auftreten, Katheter zurückziehen. Prophylaktisch Lidocain?
Vollständiger Herzblock	– Vorheriger Linksschenkelblock	Prophylaktischer Schrittmacher? Durchleuchtung
Thrombose		Kontinuierliche Spülung mit Heparinlösung; heparinbeschichteter Katheter?
Lungeninfarkt	– Ständiges Aufblasen eines distal gelegenen Katheters	Ständiges Aufblasen vermeiden; ständige Überwachung der PA-Druckkurve; PWP intermittierend für kurze Zeit überwachen.
		Die zum Aufblasen erfoderliche Luft sollte konstant bleiben;
		Entfernen des Katheters bei ständigem Verschlußdruck oder gedämpfter PA-Druckkurve.
	– Länger andauernde Ballonokklusion	Ballon entleert lassen; häufig Thoraxaufnahmen machen; bei Verdacht auf Koagelbildung keine Katheterspülung.

Tabelle 3.1. (Fortsetzung)

Komplikationen	Ursache und/oder prädisponierender Faktor	Verhinderung und/oder Vorsichtsmaßnahmen
Pulmonalarterien-ruptur	– Vorschieben des Katheters mit leerem Ballon	Den Katheter nicht unaufgeblasen vorschieben und später aufblasen.
	– Aufblasen des Ballons in einer distalen PA	Den Ballon *langsam* bis zu einem PWP unter ständiger PA-Überwachung aufblasen; sofort das Aufblasen einstellen, wenn der PWP erreicht ist; PWP-Zeit minimal halten (10–15 sec.); übermäßige Manipulation des Katheters vermeiden; gewaltsame Spülung des Katheters in einer Verschlußposition vermeiden; den Katheter in einem zentralen Segment der PA lassen; bei permanentem PWP zur PA zurückziehen
	– Aufblasen des Ballons mit Flüssigkeit	Den Ballon nicht mit Flüssigkeit aufblasen
	– Große Katheterschlinge im rechten Herzen	Kein extrem langes Einführen des Katheters
	– Lungengefäßhypertonie	
	– Ältere Patienten	
	– Klappenerkrankung	
Herz	– Rückziehen des Katheters mit aufgeblasenem Ballon	Den Katheter mit entleertem Ballon zurückziehen
	– Gewaltsames Rückziehen trotz Widerstand	Nicht gewaltsam entfernen
	– Lange Dauer der Katheterisierung	Den Katheter sobald wie möglich entfernen.
Verknotung	– Katheter mit kleiner Öffnung	
	– Extreme Katheterlänge	Maximal 15 cm des Katheters sollten von der rechten Herzkammer bis zur PA eingeführt werden.
	– Einführen mit entleertem Ballon	Der Ballon sollte vor Einführen voll aufgeblasen werden.
	– Wiederholtes Manipulieren im dilatierten Herzen	Durchleuchtung?

Tabelle 3.1. (Fortsetzung)

Komplikationen	Ursache und/oder prädisponierender Faktor	Verhinderung und/oder Vorsichtsmaßnahmen
Infektionen	– Verlängerte Liegedauer (> 72 h)	Den Katheter sobald wie möglich entfernen.
	– Häufige Neuplazierung des Katheters	Wenn möglich sollte eine erneute Plazierung vermieden werden
	– Häufige Katheterisierung	Plastikschutzhülle? Perkutane Anlage Einlegen des Katheters an einer neuen Stelle
	– Unzureichende Sterilisation	Strikte Sterilität; häufiges Wechseln des Verbandes und der I.V.-Verbindungen (Anschlüsse)
Ruptur des Ballons	– Wiederholte Verwendung des Katheters	Ballon vor dem Einführen testen. Den Katheter 1mal benutzen
	– Ballonaufblasvolumen, die die Empfehlungen überschreiten	Die empfohlenen Aufblasvolumina nicht überschreiten; nicht aufblasen gegen einen dauerhaften Widerstand
	– Längere Dauer der Katheterisierung	Den Katheter so früh wie möglich entfernen
	– Mehrfaches Aufblasen des Ballons	Den Katheter nur aufblasen, wenn notwendig
	– Entfernen des Katheters durch den Introducer bei aufgeblasenem Ballon	Den Katheter nicht mit aufgeblasenem Ballon entfernen
		Bei Ballonriß sollte der Ballon nicht mit Luft gefüllt werden.

Tabelle 3.1 führt die bekannten Komplikationen der Pulmonalarterienkatheterisierung auf, die zu ihrer Entwicklung prädisponierenden Faktoren und die Vorsichtsmaßnahmen, die ergriffen werden können, um dies zu verhindern.

Gemessen an der häufigen Anwendung eines PAK sind Morbidität und Mortalität bemerkenswert niedrig. Wahrscheinlich werden jedoch viele Komplikationen nicht mitgeteilt. Die wahre Häufigkeit von Komplikationen der Pulmonalarterienkatheterisierung wird bis zur Durchführung großer, prospektiver multizentrischer Untersuchungen unbekannt bleiben. Trotz des Nutzens des PAK sind Komplikationen und auch die Mortalität sehr zu beachten. Jede Katheterisierung muß individuell indiziert sein und die Risiken müssen gegen die potentiellen Vorteile abgewogen werden.

Literatur

1. Swan HJC, Ganz W, Forrester J, Marcus H, Diamond G, Chonette D (1970) Catheterization of the heart in man with use of a flow-directed balloontipped catheter. N Engl J Med 283:447–451
2. Forrester JS, Diamond GA, Swan HJC (1972) Bedside diagnosis of latent cardiac complications in acutely ill patients. JAMA 222:59–63
3. Steele P, Davies H (1973) The Swan-Ganz catheter in the cardiac laboratory. Brit Heart J 35:647–650
4. Mond HG, Hunt D, Sloman G (1973) Hemodynamic monitoring in the coronary care unit using the Swan-Ganz right heart catheter. Brit Heart J 35:635–642
5. Geha DG, Davis NJ, Lappas DG (1973) Persistent atrial arrhythmias associated with placement of a Swan-Ganz catheter. Anesthesiology 39:651–653
6. Archer G, Cobb LA (1974) Long term pulmonary artery pressure monitoring in the management of the critically ill. Ann Surg 180:747–752
7. Voukydis PC, Cohen SI (1974) Catheter-induced arrhythmias. Am Heart J 88:588–592
8. Cairns JA, Holder D (1975) Ventricular fibrillation due to passage of a Swan-Ganz catheter. Am J Cardiol 35:589
9. Swan HJC, Ganz W (1975) Use of balloon flotation catheters in critically ill patients. Surg Clin North Am 55:501–520
10. Swan HJC (1975) The role of hemodynamic monitoring in the management of the critically ill. Crit Care Med 3:83–89
11. Katz JD, Cronau LH, Barash PG, Mandel SD (1977) Pulmonary artery flow-guided catheters in the perioperative period: Indications and complications. JAMA 237:2832–2834
12. Shaw TJI (1979) The Swan-Ganz pulmonary artery catheter. Anaesthesia 34:651–656
13. Elliott CG, Zimmermann GA, Clemmer TP (1979) Complications of pulmonary catheterization in the care of critically ill patients. Chest 76:647–652
14. Puri VK, Carlson RW, Bander JJ, Weil MH (1980) Complications of vascular catheterization in the critically ill: A prospective study. Crit Care Med 8:495–499
15. Sise MJ, Hollingsworth P, Brimm JE, Peters RM, Virgilio RW, Shackford SR (1981) Complications of the flow-directed pulmonary-artery catheter: A prospective analysis in 219 patients. Crit Care Med 9:315–318
16. Sprung CL, Jacobs LJ, Caralis PV, Karpf M (1981) Ventricular arrhythmias during Swan-Ganz catheterization of the critically ill. Chest 79:41f3–415
17. Sprung CL, Pozen RG, Rozanski JJ, Pinero J, Eisler BR, Castellanos A (1982) Advanced ventricular arrhythmias during bedside pulmonary artery catheterization. Am J Med 72:203–208
18. Sprung CL, Garcia AA, Sequeiry RF, Marcial EH (1982) The use of prophylactic lidocaine to prevent ventricular tachycardia pulmonary artery catheterization – A double blind, prospective, randomized study. Crit Care Med 10(Abstract):218
19. Abernathy WS (1974) Complete heart block caused by the Swan-Ganz catheter. Chest 65:349
20. Luck JC, Engel TR (1976) Transient right bundle branch block with "Swan-Ganz" catheterization. Am Heart J 92:263–264
21. Thomson IR, Dalton BC, Lappas DG, Lowenstein E (1979) Right bundle-branch block and complete heart block caused by the Swan-Ganz catheter. Anaesthiology 51:359–362
22. Castellanos A, Ramirez AV, Mayorga-Cortes A, Pefkaros K, Rozanski JJ, Sprung CL, Myerburg RJ (1981) Left fascicular blocks during rightheart catheterization using the Swan-Ganz catheter. Circulation 64:1271–1276
23. Akhtar M, Damato RN, Gilbert-Leeds CJ, Batsford WP, Reddy CP (1977) Induction of iatrogenic electrocardiographic patterns during electrophysiologic studies. Circulation 56:60–65
24. Gomes JAC, Colon AH, Dhatt MS, Ramption RR (1981) Placement of Swan-Ganz and pacemaker catheters. N Engl J Med 305:834

25. Scott ML, Webre DR, Arens JF, Ochsner JL (1972) Clinical application of a flow-directed balloon-tipped cardiac catheter. Am Surg 38:690−696
26. Foote GA, Schabel SI, Hodges M (1974) Pulmonary complications of the flow-directed balloon-tipped catheter. N Engl J Med 290:927−931
27. Yorra FH, Oblath R, Jaffe H, Simmons DH, Levy SE (1974) Massive thrombosis associated with use of the Swan-Ganz catheter. Chest 65:682−684
28. Hoar PF, Stone JG, Wicks AE, Edie RN, Scholes JV (1978) Thrombogenesis associated with Swan-Ganz catheters. Anesthesiology 48:445−447
29. Hoar PF, Wilson RM, Mangano DT, Avery GJ, Szarnicki RJ, Hill JD (1981) Heparin bonding reduces thrombogenicity of pulmonary artery catheters. N Engl J Med 305:993−995
30. Dye LE, Segall PH, Russel RO, Mantle JA, Rogers WJ, Rackley CE (1978) Deep venous thrombosis of the upper extremity associated with use of the Swan-Ganz catheter. Chest 73:673−675
31. Chastre J, Cornud F, Bouchama A, Viau F, Benacerraff R, Gilbert C (1982) Thrombosis as a complication of pulmonary-artery catheterization via the internal jugular vein. N Engl J Med 306:278−281
32. Snow P (1980) Swan-Ganz catheter and superior vena cava syndrome. JAMA 243:1525
33. Richman KA, Kim YL, Marshall BE (1980) Thrombocytopenia and altered platelet kinetics associated with prolonged pulmonary-artery catheterization in the dog Anesthesiology 53:101−105
34. Kim YL, Richman KA, Marshall BE (1980) Thrombocytopenia associated with Swan-Ganz catheterization in patients. Anesthesiology 55:261−262
35. Swedlow D, Kim Y, Richman K, Marshall B (1980) Thrombocytopenia associated with prolonged pulmonary artery catheterization in children. Crit Care Med 8(Abstract):273
36. Goodman DJ, Rider AK, Billingham ME, Schroeder JS (1974) Thromboembolic complications with the indwelling balloon-tipped pulmonary arterial catheter. N Engl J Med 291:777
37. McLoud TC, Putman CE (1975) Radiology of the Swan-Ganz catheter and associated pulmonary complications. Radiology 116:19−22
38. Chun GMH, Ellstad MH (1971) Perforation of the pulmonary artery by a Swan-Ganz catheter. N Eng. J Med 284:1041−1042
39. Lapin ES, Murray JA (1972) Hemoptysis with flow-directed cardiac catheterization. JAMA 220:1246
40. German JC, Allyn PA, Bartlett RH (1973) Pulmonary artery pressure monitoring in acute burn management. Arch Surg 106:788−791
41. Golden MS, Pinder T, Anderson WT, Cheitlin MD (1973) Fatal pulmonary hemorrhage complicating use of a flow-directed balloon-tipped catheter in a patient receiving anticoagulant therapy. Am J Cardiol 32:865−867
42. Lemen R, Jones JG, Cowan G (1975) A mechanism of pulmonary-artery perforation by Swan-Ganz catheters. N Engl J Med 292:211
43. Page DW, Teres D, Hartshorn JW (1974) Fatal hemorrhage from Swan-Ganz catheter. N Engl J Med 291:260
44. Shin B, Ayella RJ, McAslan TC (1977 Pitfalls of Swan-Ganz catheterization. Crit Care Med 5:125−127
45. Pape LA, Haffejee CI, Markis JE, Ockene IS, Paraskos JA, Dalen JE, Alpert JS (1979) Fatal pulmonary hemorrhage after use of the flow-directed balloon-tipped catheter. Ann Intern Med 90:344−347
46. Rubin SA, Puckett RP (1979) Pulmonary artery-Bronchial fistula − A new complication of Swan-Ganz catheterization. Chest 75:515−516
47. Haapaniemi J, Gadowski R, Naini M, Green H, MacKenzie D, Rubenfire M (1979) Massive hemoptysis secondary to flow-directed thermodilution catheters. Cathet Cardiovasc Diagn 5:151−157
48. Krantz EM, Viljoen JR (1979) Hemoptysis following insertion of a Swan-Ganz catheter. Br J Anaesth 51:457−459
49. Ohn KC, Cottrell JE, Turndorf H (1979) Hemoptysis from a pulmonary-artery catheter. Anesthesiology 51:485−486

50. Deren MM, Barash PG, Hammond GL, Saieh T (1979) Perforation of the pulmonary artery requiring pneumonectomy after the use of a flow-directed (Swan-Ganz) catheter. Thorax 34:550–553
51. Paulson DM, Scott SM, Sethi GK (1980) Pulmonary hemorrhage associated with balloon flotation catheters. J Thorac Cardiovasc Surg 80:453–458
52. Rosenbaum L, Rosenbaum SH, Askanazi J, Hyman AI (1981) Small amount of hemoptysis as an early warning sign of pulmonary artery rupture by a pulmonary arterial catheter. Crit Care Med 9:319–320
53. Farber DL, Rose DM, Bassell GM, Eugene J (1981) Hemoptysis and pneumothorax after removal of a persistently wedged pulmonary artery catheter. Crit Care Med 9:494–495
54. Kelly TF, Morris GC, Crawford ES, Espada R, Howell JF (1981) Perforation of the pulmonary with Swan-Ganz catheters. Ann Surg 193:686–692
55. McDaniel DD, Stone JG, Faltas AN, Khambatta HJ, Thys DM, Antunes AM, Bregman D (1981) Catheter-induced pulmonary artery hemorrhage. J Thorac Cardiovasc Surg 82:1–4
56. Barash PG, Nardi D, Hammond G, Walker-Smith G, Capuano D, Laks H, Kopriva CJ, Baue AE, Geha AS (1981) Catheter-induced pulmonary artery perforation. J Thorac Cardiovasc Surg 83:5–12
57. Colvin MP, Savege TM, Lewis CT (1975) Pulmonary damage from a Swan-Ganz catheter. Br J Anaesth 47:1107–1109
58. Connors JP, Sandza JG, Shaw RC, Wolff GA, Lombardo JA (1980) Lobar pulmonary hemorrhage – An unusual complication of Swan-Ganz catheterization. Arch Surg 115:883–885
59. Meltzer R, Kint PP, Simoons M (1981) Hemoptysis after flushing Swan-Ganz catheters in the wedge position. N Engl J Med 304:1171
60. Swan HJC, Ganz W (1974) Guidelines for use of balloon-tipped catheter. Am J Cardiol 34:119–120
61. Swan HJC, Ganz W (1979) Complications with flow-directed balloon-tipped catheters. Ann Intern Med 91:494
62. Carlon GC, Howland WS, Kahn RC, Turnbull AD, Makowsky M (1978) Unusual complications during pulmonary artery catheterization. Crit Care Med 6:364–365
63. Gordon EP, Quan SF, Schlobohm RM (1980) Hydromediastinum after placement of a thermodilution pulmonary arterial catheter. Anesth Analg 59:159–160
64. Greene JF, Cummings KC (1973) Aseptic thrombotic endocardial vegetations. A complication of indwelling pulmonary artery catheters. JAMA 225:1525–1526
65. Greene JF, Fitzwater JE, Clemmer TP (1975) Septic endocarditis and indwelling pulmonary artery catheters. JAMA 233:891–892
66. Pace NL, Horton W (1975) Indwelling pulmonary artery catheters – Their relationship to aseptic thrombotic endocardial vegetations. JAMA 233:893–894
67. Smith WR, Glauser FL, Jemison P (1976) Ruptured chordae of the tricuspid valve. Chest 70:790–792
68. Ehrie M, Morgan AP, Moore FD, O'Connor NE (1978) Endocarditis with the indwelling balloon-tipped pulmonary artery catheter in burn patients. J Trauma 18:664–666
69. O'Toole JD, Wurtzbacher JJ, Wearner NE, Jain AC (1979) Pulmonary-valve injury and insufficiency during pulmonary-artery catheterization. N Engl J Med 301:1167–1168
70. Duong HD, Warner OG, Sampson CC (1980) Tricuspid valve and papillary muscle avulsion following flow-directed catheter removal. J Natl Med Assoc 72:703–705
71. Lipp H, Resnekov L (1971) Intracardiac knotting of a flow-directed baloon catheter. N Engl J Med 284:220
72. Swaroop S (1972) Knotting of two central venous monitoring catheters. Am J Med 53:386–388
73. Daum S, Schapira M (1973) Intracardiac knot formation in a Swan-Ganz catheter. Anesth Analg 52:862–863
74. Mond HG, Clark DW, Nesbitt SJ, Schlant RC (1975) A technique for unknotting an intracardiac flow-directed balloon catheter. Chest 67:731–733

75. Dach JL, Galbut DL, LePage JR (1981) The knotted Swan-Ganz catheter: New solution to a vexing problem. Am J Roentgenol 137:1274–1275
76. Meister SG, Furr CM, Engel TR, Sones M, Frankl WS (1977) Knotting of a flow-directed catheter about a cardiac structure. Cathet Cardiovasc Diagn 3:171–175
77. Schwartz KV, Garcia FG (12977) Entanglement of Swan-Ganz catheter around an intracardiac structure. JAMA 237:1198–1199
78. Fibuch EE, Tuohy GF (1980) Intracardiac knotting of a flow-directed balloon-tipped catheter. Anesth Analg 59:217–219
79. Voci G, Gazek FA, Burris AC, Zatuchni J (1980) Retrieval of entrapped and knotted balloon-tipped catheters from the right heart. Ann Intern Med 92:638–639
80. Kumar SP, Yans J, Kwatra M, Loesch DM, Viturawong V (1980) Removal of a knotted flow-directed catheter by a non-surgical method. Ann Intern Med 92:639–640
81. Block PC (1976) Snaring of a Swan-Ganz catheter. J Thorac Cardiovasc Surg 71:917–919
82. Andreasson SE, Appelgren LK (1979) Complication of Swan-Ganz catheter. Crit Care Med 7:256
83. Applefeld JJ, Caruthers TE, Reno DJ, Civetta JM (1978) Assessment of the sterility of long-term cardiac catheterization using the thermodilution Swan-Ganz catheter. Chest 74:377–380
84. Caruthers TE, Reno DJ, Civetta JM (1979) Implications of positive blood cultures associated with Swan-Ganz catheters. Crit Care Med 7(Abstract):135
85. Shaffer LJ (1979) Sterility and repsositioning of the Swan-Ganz catheter. Chest 75:743
86. Applefeld JJ (1979) Sterility and repositioning of the Swan-Ganz catheter. Chest 75:743
87. Kopman EA, Sandza JG (1978) Manipulation of the pulmonary-artery catheter after placement: Maintenance of sterility. Anesthesiology 48:373–374
88. Cerra F, Milch R, Lajos TZ (1973) Pulmonary artery catheterization in critically ill surgical patients. Ann Surg 177:37–39
89. Sorensen MB (1975) Pulmonary artery pressure measurements in surgical patients. Scand J Thorac Cardiovasc Surg 9:264–270
90. Conahan TJ (1979) Air embolization during percutaneous Swan-Ganz catheter placement. Anesthesiology 50:360–361
91. Birrer RB, Plotz CM (1981) Bernard-Horner syndrome associated with Swan-Ganz catheter. NY State J Med 81:362–364
92. McNabb TG, Green LH, Parker FL (1975) A potentially serious complication with Swan-Ganz catheter placement by the percutaneous internal jugular route. Br J Anesth 47:895–987
93. Katz SA, Cohen EL (1975) Urologic complication associated with Swan-Ganz catheter. Urology 6:716-718
94. Smith GB, Willatts SM (1981) A hazard of Swan-Ganz catheterization. Anaesthesia 36:398–401
95. Parulkar DC, Grundy EM, Bennett EJ (1978) Fracture of a float catheter. Br J Anaesth 50:201–203

Teil 2: Klinische Anwendungen

4 Direkte Messungen mit Hilfe des Pulmonalarterienkatheters und abgeleitete Meßgrößen

C. L. SPRUNG, E. C. RACKOW und J. M. CIVETTA

Mit Hilfe des PAK kann die Pathophysiologie der Erkrankungen direkt am Krankenbett untersucht werden. Viele Ärzte halten die Katheterisierung der Pulmonalarterie bei einem Patienten für notwendig, führen sie durch und lassen den Patienten kurz darauf allein. Leider schöpfen sie nicht alle durch den Katheter gegebenen Möglichkeiten aus. Die hämodynamische Überwachung ermöglicht eine präzise Diagnose und bietet ein sicheres Mittel für die Bewertung der Therapieergebnisse. Für eine optimale Überwachung der Hämodynamik sind Kenntnisse der normalen physiologischen Parameter sowie der Bedeutung von Veränderungen bei verschiedenen Krankheitszuständen eine wichtige Voraussetzung. In Teil 2 (klinische Anwendung) werden die kardiopulmonalen Parameter, die mit Hilfe eines Einschwemmkatheters gemessen oder berechnet werden können, dargestellt. Ebenfalls erfolgt in Teil 2 (Kap. 5) eine Analyse dieser Daten anhand einzelner Patienten mit typischen Krankheitsbildern, die eine Katheterisierung erforderlich machen.

Durch das Einführen eines PAK anstelle eines zentralvenösen Katheters zur Druckmessung können erheblich mehr physiologische Daten gewonnen werden. Mit Hilfe dieses Katheters sind Messungen des pulmonalarteriellen systolischen, diastolischen Druckes und des Mitteldruckes möglich, außerdem Messungen des rechtsventrikulären Füllungsdruckes, des pulmonalkapillären Verschlußdruckes sowie eine Beurteilung des linksventrikulären Füllungsdruckes, der Funktion des linken Ventrikels und die Gewinnung wirklicher gemischtvenöser Blutproben. Die Messung oder Berechnung der im folgenden aufgeführten Variablen liefert wichtige kardiopulmonale Parameter [1–4]. Das gegenwärtig auf der Intensivstation unserer Klinik verwendete kardiopulmonale Datenblatt mit den entsprechenden Berechnungen ist im Erfassungsbogen Profile Chart 4.1* dargestellt. Die Normalwerte sind in der Übersicht auf S. 102 angegeben.

4.1 Direkt meßbare Variablen

Ein großes, jedoch oft nicht erkanntes Problem stellen die unmittelbar durch invasive Überwachungsmaßnahmen hervorgerufenen Einwirkungen auf die hämodynamischen Werte des Patienten dar. Es ist klar, daß invasive Überwachungsmaßnahmen Veränderungen bei einem Patienten hervorrufen. Man hat

---
* Unveränderte Übernahme der am. Fassung; Erläuterungen (Abk., Symbole) s. S. 198.

Profile Chart 4.1. Cardiopulmonary profile, Miami V. A. Hospital Medical Intensive* Care Unit

Patient Name: _____
Hospital no.: _____
Diagnosis/procedure: _____

Enter:	Date/time:							
Cardiac output (CO)								
Systolic blood pressure (SBP)								
Diastolic blood pressure (DBP)								
Mean arterial pressure (MAP)								
Heart rate (HR)								
Mean pulmonary artery pressure (MPAP)								
Pulmonary artery wedge pressure (PWP)								
Central venous pressure (CVP)								
Body surface area (BSA)								
Data:								
Stroke volume (SV) (CO/HR)								
Cardiac index (CI) (CO/BSA)								
Stroke index (SI) (SV/BSA)								
Right ventricular stroke work (RVSW) [SI × (MPAP−CVP) × 0.0136]								
RVSW/CVP ratio								
Left ventricular stroke work (LVSW) [SI × (MAP−PWP) × 0.0136]								
LVSW/PWP ratio								
Systemic vascular resistance (SVR) (MAP−CVP/CO) 79.9								
Pulmonary vascular resistance (PVR) (MPAP−PWP/CO) 79.9								

Direkte meßbare Variablen

Enter:							
Hemoglobin (Hgb)							
FIO_2							
$PaCO_2$							
PaO_2							
SaO_2							
PvO_2							
SvO_2							
Data:							
Capillary O_2 content (CcO_2) [Hgb × alv O_2 sat × 1.36 + (PaO_2 × 0.003)]							
Mixed venous O_2 content (CvO_2) [Hgb × Ven O_2 sat × 1.36 + (PvO_2 × 0.003)]							
Arterial O_2 content (CaO_2) [Hgb × Art O_2 sat × 1.36 + (PaO_2 × 0.003)]							
Arteriovenous O_2 content difference ($avDO_2$) ($CaO_2 - CvO_2$)							
O_2 delivery (CO × CaO_2 × 10)							
O_2 consumption (VO_2) (CO × $avDO_2$ × 10)							
O_2 utilization ratio ($avDO_2/CaO_2$)							
Intrapulmonary shunt (Qs/Qt) ($CcO_2 - CaO_2 / CcO_2 - CvO_2$)							
PaO_2/FIO_2							
Vasopressors or vasodilators (µ/k/m)							
PEEP							
Respirator rate							
Tidal volume							
PIP							

* Deutsche Übersetzung (zur Erläuterung der Abkürzungen und Symbole in den *Profile Charts*) s. Anhang, S. 198.

nachgewiesen, daß die Reaktionen bei invasiver Überwachung deutlich von denen unter sonstigen Ruhebedingungen oder bei nichtinvasiven Untersuchungen abweichen [5]. Dieses Problem läßt sich wahrscheinlich teilweise durch kontinuierliche hämodynamische Überwachung über längere Zeiträume lösen. Hierdurch wird die Bedeutung der kontinuierlichen Überwachung bestimmter Parameter anstelle der Messung von Einzelwerten unterstrichen. Zur Gewährleistung kontinuierlicher Messungen sollten die Druckwerte jeweils bei gleicher Körperlage des Patienten (gewöhnlich in Rückenlage) aufgezeichnet werden.

Normalwerte:
1) Drucke (mm Hg)
   a) Sytemisch arteriell
      – systolischer Spitzendruck ($P_{syst.}$)   100–140
      – enddiastolischer Druck ($P_{diast.}$)   60–90
      – Mitteldruck (MAP)   70–105
   b) Pulmonalarterieller Verschlußdruck (PWP)
      [für den linken Vorhof (LAP)]
      – mittlerer diastolischer Druck   2–12
      – „a"-Welle   3–15
   c) Pulmonalarterie (PA)
      – systolischer Spitzendruck (PASP)   15–30
      – enddiastolischer Druck (PADP)   4–12
      – Mitteldruck   9–16
   d) Rechter Ventrikel (RV)
      – systolischer Spitzendruck   15–30
      – enddiastolischer Druck   0–8
   e) Rechter Vorhof (RA) oder
      zentraler Venendruck (ZVD) Mitteldruck   0–8
2) Widerstand ($dyn \cdot s \cdot cm^{-5}$)
   a) Systemischer Gefäßwiderstand (SVR)   900–1400
   b) Lungengefäßwiderstand (PVR)   150–250
3) Flüsse
   a) Herzauswurfvolumen (CO) (l/min)   variiert mit der Größe
   b) Herzindex (CI) (l/min/m²)   2,8–4,2
   c) Schlagindex (SI) (ml/min/m²)   30–65
4) Herzfrequenz (HF) (Schläge/min)   60–100
5) Linksventrikuläre Schlagarbeit   43–61
   (LVSW) ($g \cdot m/m^2$)
6) Rechtsventrikuläre Schlagarbeit   7–12
   ($g \cdot m/m^2$)
7) Hämoglobinkonzentration (g/dl)   12–16
8) Arterielle Sauerstoffspannung
   a) (p_aO_2 in mm Hg)   70–100
   b) Arterielle Sauerstoffsättigung (%)   l 93–98
9) Gemischtvenöse Sauerstoffspannung   36–42
   a) (p_vO_2 in mm Hg)
   b) Gemischtvenöse Sauerstoffsättigung (%)   75

Direkte meßbare Variablen

10) Arteriell-gemischtvenöse Sauerstoff-Gehaltsdifferenz
   ($D_{av}O_2$ in ml, dl) — 3–5
11) Sauerstoffangebot (ml O_2/min) — 640–1400
12) Sauerstoffaufnahme (VO_2) (ml O_2/min) — 180–280
13) Sauerstoffextraktionsrate (%) — 0,22–0,30
14) Rechts-links-Shunt $\dfrac{(Q_s)\,(\%)}{Q_t}$ — 3–5

4.1.1 Herzfrequenz

Die rhythmische Dehnung einer Arterie, erzeugt durch das Blutvolumen, das durch die Herzkontraktion ausgeworfen wird, wird Herzfrequenz (HF) genannt.
Die Messung erfolgt in der Regel durch Palpation oder durch Aufzeichnung der Herzfrequenz mittels Elektrokardiographie (EKG).

4.1.2 Blutdruck

Blutdruck (RR) ist der Druck des Blutes innerhalb der Gefäße. Der arterielle Blutdruck ist eine Funktion der Kontraktion der linken Kammer, des Widerstandes, der Elastizität der Arterienwände, der Viskosität und der Blutmenge.

1) Systolischer Blutdruck ($p_{syst.}$) ist der bei der ventrikulären Systole entstehende Blutdruck.
2) Diastolischer Blutdruck ($p_{diast.}$) ist der bei der ventrikulären Diastole auftretende Blutdruck.

Der Blutdruck läßt sich indirekt mit Hilfe eines Sphygmomanometers oder direkt mit einem Arterienkatheter messen. Bei der indirekten Methode ergibt sich in der Regel ein zu geringer Wert des systolischen Drucks und ein zu hoher Wert des diastolischen Drucks in der Größenordnung von mehreren mm Hg.

3) Der arterielle Mitteldruck (MAP) ist die Summe von diastolischem Blutdruck und 1/3 des Pulsdruckes (systolisch minus diastolisch). Die Erhöhung des Pulsdruckes kann kardial bedingt sein (erhöhtes Schlagvolumen aufgrund von Bradykardie, Angst, Regurgitation in die Aorta) oder peripher durch arteriovenöse Shunts, arteriokapillare Vasodilatation (Fieber, Anämie, Hyperthyreose, Zirrhose, Beriberi) oder durch geringe Dehnbarkeit von arteriellen Gefäßen (Atherosklerose, Hypertonie).

Eine Verringerung des Pulsdruckes kann im Zusammenhang stehen mit einer reduzierten linksventrikulären Auswurffraktion oder reduziertem Volumen (Schock, Herzversagen, Hypovolämie), peripherer Vasokonstriktion (Schock, Hypovolämie, gefäßverengenden Medikamenten) und mechanischen Ursachen (Aorten- oder Mitralklappenobstruktion).

4.1.3 Herzminutenvolumen

Das Herzminutenvolumen (CO) ist die vom Herzen gepumpte Blutmenge. Die Pumpfunktion des Herzens wird von 4 Faktoren bestimmt: Vorlast, Myokardkontraktiliät, Nachlast, Herzfrequenz. Der CO wird in der Regel durch die Thermodilutionsmethode mit Hilfe des Lungenarterienkatheters bestimmt, daneben gibt es auch andere Verfahren (Fick, Indikatorverdünnung mit grünem Farbstoff). Das normale Herzminutenvolumen ändert sich mit dem Alter und sinkt von ca. 4,5 l/min/m² bei 7jährigen auf 2,5 l/min/m² bei 70jährigen.

Vorlast. Die ventrikuläre Vorlast ist die enddiastolische Dehnung der Muskelfasern, die bei intaktem Ventrikel dem enddiastolischen Volumen entspricht.

Es wurde nachgewiesen, daß ein Zusammenhang zwischen der Herzreaktion und der präsystolischen Faserlänge besteht. Starling-Kurven des linken Ventrikels lassen sich durch Darstellung der linksventrikulären Arbeit oder des Schlagvolumens als Funktion der linksventrikulären Herzfaserlänge erstellen (Abb. 4.1). Es ist interessant, daß für die meisten von Starlings ursprünglichen Experimenten rechtsseitige Venendrücke verwendet wurden [6]. Er beobachtete jedoch einen Anstieg der linksaurikulären Drücke bei Ansteigen des zentralvenösen Drucks (ZVD) sowie bei Anstieg des Auswurfs aus beiden Ventrikeln [6]. Aufgrund des normalerweise bestehenden Zusammenhangs zwischen enddiastolischer Faserlänge und intraventrikulärem Druck sind die im Verhältnis zur Messung der Faserlänge oder des linksventrikulären Volumens einfach durchzuführenden Messungen des linksventrikulären enddiastolischen Drucks, des pulmonalarteriellen Verschlußdrucks oder des pulmonalarteriellen diastolischen Drucks in der Klinik üblich geworden. Deshalb kann für jeden Patienten durch serielle Bestimmung des Herzminutenvolumens und durch Korrelierung des CO, des Schlagvolumens oder der Schlagarbeit

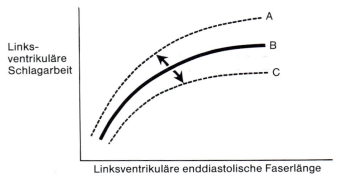

Abb. 4.1. Die Auswirkung der myokardialen Kontraktilität auf die linksventrikuläre Schlagarbeit bei einer definierten linksventrikulären, enddiastolischen Faserlänge oder einem definierten Volumen. Kurve *B* stellt die Normalkurve dar. Kurve *A* zeigt eine Verschiebung nach links in Verbindung mit einem Anstieg der Kontraktilität; Kurve *C* zeigt eine Verschiebung nach rechts in Verbindung mit einer herabgesetzten Kontraktilität

Direkte meßbare Variablen

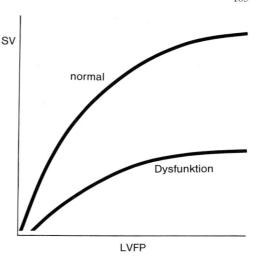

Abb. 4.2. Frank-Starling-Kurve zur Darstellung des Verhältnisses zwischen linksventrikulärem Füllungsdruck (*LVFP*) und Schlagvolumen (*SV*). Bei Myokarddysfunktion kann das Schlagvolumen bei steigendem linksventrikulärem Füllungsdruck noch ansteigen. Die Kurve ist jedoch erheblich flacher als die Normalkurve, bei gleichem linksventrikulären Füllungsdruck wird ein geringeres Schlagvolumen erzeugt

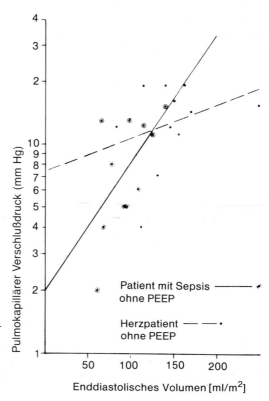

Abb. 4.3. Darstellung der fehlenden Korrelation zwischen linksventrikulärem enddiastolischem Volumen und dem pulmonalarteriellen Verschlußdruck bei herzkranken und herzgesunden Patienten. (Nach Calvin et al. 1981 [7])

mit verschiedenen hydrostatischen Füllungsdrücken eine Starling-Kurve erstellt werden. Bei einer Erhöhung des pulmonalarteriellen Verschlußdrucks durch Volumen würde man eine Erhöhung des Schlagvolumens oder der Schlagarbeit erwarten (Abb. 4.2). Unter Normalbedingungen ist ein geringer Anstieg des Füllungsdrucks mit einer signifikanten Erhöhung der Herzleistung verbunden. Die Bedeutung der initialen Faserlänge und weniger die des intraventrikulären Druckes ist akzeptiert. Daher kann die Beziehung, die trotzdem i.allg. zwischen diesen beiden Faktoren besteht, aufgrund von Änderungen in der Ventrikelsteifigkeit oder Veränderungen innerhalb des Perikards oder des Thorax beträchtlich variieren. Diese Veränderungen werden möglicherweise bei Messungen mit PAK nicht erkannt, da der pulmonalarterielle Verschlußdruck nicht unbedingt mit dem linksventrikulären enddiastolischen Volumen korreliert; doch kann er klinisch bedeutsam als Indikator für ein Lungenödem sein (Abb. 4.3) [7].

Die 3 die Vorlast beeinflussenden Faktoren sind: das Blutvolumen, die Verteilung des Blutvolumens (bezogen auf Venentonus und intrathorakalen Druck) und die Vorhofkontraktion.

Kontraktilität. Kontraktilität bezieht sich auf eine Änderung der Geschwindigkeit der Muskelverkürzung bei beliebigem Spannungsniveau und auf Veränderungen der maximalen Verkürzungsgeschwindigkeit, auf Nullast extrapoliert. Eine Änderung der Inotropie des Muskels erfolgt ohne Änderung der Faserlänge (enddiastolisches Volumen). Für das Herz bedeutet eine Kontraktilitätsänderung eine Änderung unabhängig von der Vor- und Nachlast. Durch inotrope Wirkstoffe wie Digitalis, Kalzium oder Katecholamine wird die Kontraktilität durch Steigerung der Geschwindigkeit der Muskelverkürzung bei Nullast erhöht. Eine Kontraktilitätssteigerung ist mit einer Erhöhung des Schlagvolumens oder der Schlagarbeit trotz unveränderter Vorlast verbunden. Hierdurch verschiebt sich die ventrikuläre Starling-Kurve nach oben und nach links (s. Abb. 4.1 und 4.2). Eine Verringerung der Kontraktilität führt zu einer Verschiebung nach unten und nach rechts. Hieraus ergibt sich ein geringeres Schlagvolumen oder eine geringere Schlagarbeit bei gleichbleibenden Füllungsbedingungen (Abb. 4.1). Folglich sind Kontraktilitätssteigerungen verbunden mit einer Erhöhung des Herzminutenvolumens, Kontraktilitätsabnahmen dagegen mit einer Verringerung des Herzminutenvolumens. Somit ist offensichtlich, daß die Kontraktilität durch mehrere Faktoren beeinflußt wird, einschließlich zirkulierender Katecholamine, inotroper Pharmaka (Digitalis, Isoproterenol), die Inotropie verringernde Substanzen (Procainamid, Barbiturate), physiologische, die Inotropie herabsetzende Zustände (Azidose, Hypoxie) sowie ein Verlust von Myokardgewebe (Myokardinfarkt).

Nachlast. Nachlast ist die während der Systole in der Ventrikelwand entstehende Spannung. Die Spannung wird beeinflußt durch den intraventrikulären Druck (oder Aortendruck), den Ventrikelradius, die Ventrikelwandstärke, die Dehnbarkeit der Aorta, den peripheren Gefäßwiderstand sowie die Menge und Viskosität des Blutes. Die Nachlast erhöht sich mit zunehmendem Druck

(Hypertonie) sowie bei Ventrikelvergrößerung (kongestives Herversagen), dünner Ventrikelwand, erhöhtem Widerstand und bei erhöhter Viskosität des Blutes. Zu einer Verringerung der Nachlast kommt es bei peripheren oder zentralen Shunts (arteriovenöse Fistel, Zirrhose, Sepsis, offener Ductus arteriosus), Vasodilatation (Hyperthermie, Thyreotoxikose) oder Verringerung der Blutviskosität (Anämie).

Herzfrequenz. Das Herzminutenvolumen ist das Produkt aus Schlagvolumen und Herzfrequenz. Daher ist eine Erhöhung der Herzfrequenz eines der einfachsten und wirksamsten Mittel zur Erhöhung des Herzmintenvolumens. Durch eine Pulserhöhung kann eine signifikante Erhöhung des Herzminutenvolumens nur bis zu einer bestimmten Frequenz erreicht werden. Bei Überschreiten dieser Frequenz (170–180 Schläge/min bei jungen gesunden Personen, 120–140 Schläge/min bei älteren Menschen und Herzkranken) kann es zu einem Abfall des Herzminutenvolumens kommen. Diese Abnahme steht im Zusammenhang mit der kürzeren Diastolenzeit, wodurch Ventrikelfüllung und koronarer Blutfluß begrenzt werden. Es sollte ebenfalls hervorgehoben werden, daß eine Erhöhung der Herzfrequenz auch über eine Steigerung der Ventrikelkontraktilität zu einer Erhöhung des Herzminutenvolumens führen kann [8].

Aus den obengenannten Gründen kommt es bei Thyreotoxikose, arteriovenöser Fistel, Sepsis, Hyperthermie, Anämie und Beriberi zu einem Anstieg des Herzminutenvolumens. Eine Abnahme des Herzminutenvolumens wird bei Krankheiten mit Verringerung der kontraktilen Muskelmasse (Infarkt oder Ischämie), Herzarrhythmien, Hypovolämie, Erhöhung des Gefäßwiderstandes und metabolischen Veränderungen gefunden.

4.1.4 Zentralvenöser Druck

Bis zur Einführung des PAK wurde von der Bestimmung des zentralvenösen Drucks (ZVD) bei der Behandlung kritisch kranker Patienten extensiv Gebrauch gemacht. Der Druck im rechten Atrium entspricht dem rechtsventrikulären diastolischen Druck und dem ZVD. Bei der ZVD-Überwachung geht man von der Voraussetzung aus, daß die rechtsventrikuläre Funktion der linksventrikulären Funktion entspricht. Der zentralvenöse Druck ist jedoch nicht nur von der Ventrikelfunktion und Ventrikeldehnbarkeit abhängig, sondern auch vom intravasalen Volumen, venösen Rückstrom, systemischen Ventonus und pulmonalen Gefäßwiderstand. Der ZVD steigt möglicherweise erst bei einem Anstieg des rechtsventrikulären enddiastolischen Druckes an. Daher können ein linksventrikuläres Versagen oder eine Lungengefäßstauung bei normalem ZVD vorliegen.

Es wurde nachgewiesen, daß bei Patienten mit Herzklappenerkrankungen [9, 10], Koronararterienerkrankungen [11, 12] oder pulmonaler Hypertonie [13] nur ein sehr geringer Zusammenhang zwischen zentralvenösem Druck und dem Druck im linken Atrium oder dem pulmonalarteriellen Verschlußdruck (PWP) besteht. Mangano [14] stellte fest, daß bei der Untersuchung

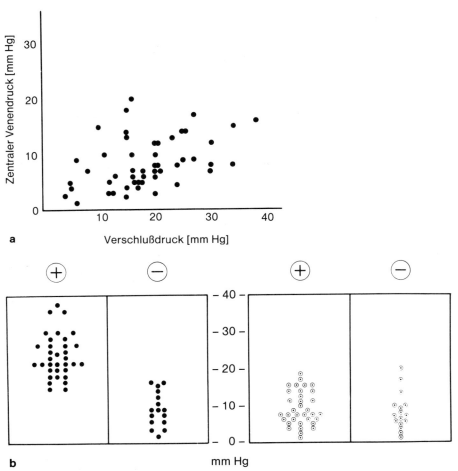

Abb. 4.4. Geringe Korrelation zwischen simultan gemessenem zentralvenösem Druck und pulmonalarteriellem Verschlußdruck bei Patienten mit akutem Myokardinfarkt **a**. Korrelation zwischen pulmonalarteriellem Verschlußdruck (*schwarze Kreise*) und zentralvenösem Druck (*offene Kreise*) sowie dem Vorhandensein (+) oder Fehlen (−) einer röntgenologisch festgestellten Lungengefäßstauung **b**. Bei einem *PWP* von 18 mm Hg war eine ausgezeichnete Trennung zwischen den beiden Gruppen möglich. Anhand des ZVD war diese Trennung jedoch nicht möglich. (Nach Forrester et al. 1971 [15])

der Beziehungen zwischen ZVD und PWP anhand einzelner Patienten mit koronarer Herzkrankheit anstelle einer ganzen Patientengruppe, eine gute Korrelation bei Patienten mit einer Auswurffraktion von mehr als 0,5 und angiokardiographisch nachgewiesenen Dyskinesien bestand. Bei Patienten mit linksventrikulärer Dyskinesie und Auswurffraktionen unter 0,4 bestanden nur geringe Korrelationen [14]. Bei Patienten mit akutem Myokardinfarkt bestand eine geringe Korrelation zwischen ZVD, PWP und radiologisch nachgewiesenem Linksherzversagen (Abb. 4.4; [15]).

Bei Fehlen kardiopulmonaler Erkrankungen bleibt der ZVD ein zuverlässiger Indikator für rechts- und linksseitige Drücke [11], wobei diese Korrelation jedoch nicht zwingend sein muß (r = 0,68) [16]. Die Annahme einer Korrelation zwischen ZVD und linksventrikulärer Funktion trifft für kritisch kranke Patienten nicht zu [11, 17], es besteht keine Korrelation zwischen ZVD und PWP (Abb. 4.5). Schließlich führen Diurese und Volumensubstitution zu Änderungen des ZVD, die oft gleiche Änderungen des PWP widerspiegeln [11, 12, 15, 17, 18]. Leider kommt es bei Änderungen des PWP vielfach zu keinerlei oder aber gegenteiligen Änderungen im Vergleich zum ZVD. Daher ist es nicht überraschend, daß bei der hämodynamischen Überwachung der zentralvenöse Katheter vielfach durch den PAK ersetzt wurde. Eine wichtige Rolle spielt der ZVD noch bei der initialen Volumensubstitution beim rechtsventrikulären Infarkt und der Herztamponade. Der ZVD ist bei Patienten mit Rechtsherzversagen und/oder Infarkt, Trikuspidalklappenregurgitation, Herzbeuteltamponade und Hypervolämie erhöht. Bei Patienten mit Hypovolämie ist der ZVD gewöhnlich erniedrigt. Rückschlüsse für die Diagnose einer Trikuspidalklappeninsuffizienz und einer Herztamponade lassen sich aus der Wellenform ziehen. Das Vorhandensein „riesiger V-Wellen" in der Rechtsvorhofkurve ist der Indikator für eine Trikuspidalklappeninsuffizienz. Bei der Herzbeuteltamponade sind die diastolischen Drücke im rechten Atrium, rechten Ventrikel, in der Pulmonalarterie und den Lungenkapillaren gleich und weisen eine ähnliche Kurvenform auf.

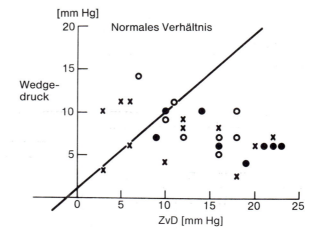

Abb. 4.5. Vergleich von zentralvenösem Druck und pulmonalarteriellem Verschlußdruck bei normalen Patienten und solchen mit schweren Polytraumen, dekompensierter Zirrhose und Peritonitis. Im Gegensatz zu der guten Korrelation bei Gesunden wurde für diese 3 Krankheitsbilder nur eine geringe Korrelation festgestellt. (Nach Civetta u. Gabel, 1972 [11])

4.1.5 Pulmonalarterielle Drücke

Mit Hilfe des Balloneinschwemmkatheters können der pulmonalarterielle systolische Druck (PASP), der pulmonalarterielle diastolische Druck (PADP), der pulmonalarterielle Mitteldruck (MPAP) und der pulmonalarterielle Verschlußdruck gemessen werden. Der pulmonalarterielle Druck ist während der Systole bei geöffneter Pulmonalklappe gleich dem rechtsventrikulären Druck. Die ursprüngliche Begeisterung für die Pulmonalarterienkatheterisierung basierte auf der Erkenntnis, daß bei einem adäquaten Drucküberwachungssystem pulmonalarterielle Drücke linsventrikuläre Füllungsdrücke reflektieren. Zur Gewährleistung einer korrekten Messung muß zwischen dem distalen Gefäßsystem und der Katheterspitze ein bestimmtes räumliches Verhältnis angestrebt werden und physiologisch möglich sein. Nach den physikalischen Gesetzen bezüglich der Strömung und des Druckes in einem System kann Strömung nur bei Bestehen eines Druckunterschiedes zwischen Ausgangs- und Endpunkt eines Röhrensystems entstehen. Bei nichtbestehendem Druckunterschied besteht keine Strömung mehr und das System befindet sich im Stillstand (Abb. 4.6). Bei Umkehrung dieses Prinzips könnte man, wenn das Erzeugen eines ruhenden Systems ohne Vorwärtsströmung möglich wäre, korrekte Messungen distaler Drücke aus einer proximalen Position durchführen.

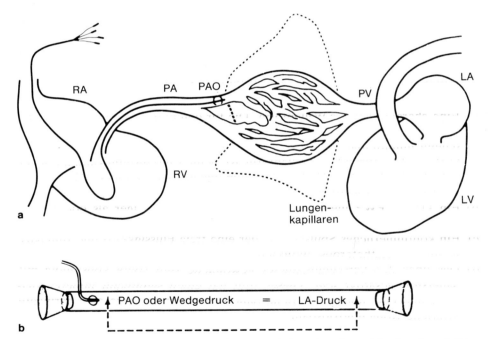

Abb. 4.6a, b. Schematische Darstellung eines PAK in korrekter Lage. Man beachte, daß im System keine Strömung vorhanden ist, obwohl die Katheterspitze mit aufgeblasenem Ballon in der Pulmonalarterie liegt und daß nach dem Prinzip kommunizierender Röhren im Gesamtsystem überall gleiche Drücke gemessen werden

Aufgrund der anatomischen Gegebenheiten wird der Katheter in eine mittelgroße Arterie plaziert, von der aus eine Verbindung zu den Pulmonalarteriolen besteht, die wiederum zu den Pulmonalkapillaren führen. Diese anatomische Verbindung setzt sich über kleine Pulmonalvenen fort, die sich dann zu den größeren Pulmonalvenen vereinen. Die Pulmonalvenen münden schließlich in das linke Atrium. Einerseits handelt es sich hierbei um ein komplexes System, doch müßten Messungen bei fehlender Strömung im Gesamtsystem konstante Druckwerte ergeben.

Dieses Prinzip wurde durch simultane Messungen der Drücke im linken Herzen und in der Pulmonalarterie beim Menschen bestätigt.

Pulmonalarterieller Verschlußdruck (PWP). Pulmonalkapillardruck (PCP) oder pulmonalarterieller Verschlußdruck (PAOP). Hellems et al. [19] zeigten als erste, daß die distale Öffnung eines Herzkatheters, der in einen kleinen Zweig der Lungenarterie vorgeschoben wird, bis das Gefäß verschlossen ist, eine freie Verbindung zu den Pulmonalkapillaren und Pulmonalvenen bildet. Lagerlof u. Werko [20] wiesen nach, daß die auf diese Weise gemessenen phasischen Druckschwankungen den Druckkurven des linken Atriums gleichen. Die mit Hilfe eines Balloneinschwemmkatheters gemessenen pulmonalarteriellen Verschlußdrücke sind identisch mit den mit Cournand-Standardkathetern gemessenen Drücken [21].

Während einfache PAK ohne Ballonspitze zur Messung des PWP manuell vorgeschoben und dann zurückgezogen werden müssen, ist bei Einschwemmkathetern nur intermittierendes Aufblasen des Ballons erforderlich, der Blutstrom schwemmt die Katheterspitze in die Verschlußposition. Auf diese Weise werden Kathetermanipulationen vermieden und eine Langzeitüberwachung wird möglich. Zum Nachweis einer korrekten Verschlußlage wurden verschiedene Kriterien herangezogen [22—25]:

a) Eine charakteristische Wellenform. Die für den pulmonalarteriellen Druck typische Druckkurve verschwindet bei Aufblasen des Ballons und erscheint unmittelbar nach Ablassen der Luft erneut. Eine charakteristische, triphasische, aurikuläre Wellenform ist beim Einschwemmkatheter nicht unbedingt erkennbar. Gedämpfte pulmonalarterielle Druckkurven sollten nicht verwendet werden.
b) Ein kleiner PWP niedriger als der MPAP und niedriger als oder gleich dem PADP.
c) Ein kontinuierliches Spülsystem oder eine freie Flüssigkeitssäule zum Ausschluß von Katheterobstruktionen.
d) Das über den Verschlußkatheter gewonnene Blut sollte vollständig mit Sauerstoff gesättigt sein. Dieses Blut hat einen signifikant höheren pH-Wert und eine höhere arterielle Sauerstoffsättigung sowie eine geringere arterielle Kohlendioxidspannung (pCO_2) als simultan gemessenes systemisches arterielles Blut [26].

Dies ist darauf zurückzuführen, daß durch den Verschlußkatheter der Fluß zu den entsprechenden Lungensegmenten unterbrochen wird und ein lokal begrenztes Areal mit einem hohen Ventilations-Perfusions-Verhältnis entsteht.

Bei der Entnahme von Blut aus atelektatischen Bezirken der Lunge tritt dieses Artefakt nicht auf, da ein Ausgleich mit Alveolarluft verhindert wird.

Andererseits ist das Blut in den Pulmonalkapillaren vollständig gesättigt, selbst bei angeborenen zyanotischen Herzerkrankungen und bei Beeinträchtigung der Sauerstoffdiffusion sowie trotz peripherer CO_2-Extraktion. Hierzu kommt es, weil durch die Stase im verschlossenen Bereich ein längerer Kontakt des Kapillarblutes mit der Alveolarluft und damit eine vollständige Sättigung ermöglicht wird. Leider kann bei den unter aufgeblasenem Ballon entnommenen Blutproben eine unvollständige Sauerstoffsättigung vorliegen, wenn bei den Patienten pulmonale Shunts oder ein positiv endexspiratorischer Druck bestehen. Daher hat dieses Kriterium nicht immer Gültigkeit, obwohl es von einigen Autoren als das wichtigste und stichhaltigste Einzelkriterium angesehen wird [22].

Zur Feststellung der korrekten Katheterlage werden in den meisten Situationen die ersten 3 Kriterien zusammen mit röntgenologischer Kontrolle herangezogen. Bei Unsicherheit über die korrekte Lage können Blutproben bei aufgeblasenem Ballonkatheter hilfreich sein. Das Verstehen der Bedeutung des PWP hängt von seiner Beziehung zu den linksventrikulären Drücken ab. Ohne kardiovaskuläre Erkrankungen besteht ein Zusammenhang zwischen Pulmonalarteriendrücken und linksventrikulären Füllungsdrücken; während der enddiastolischen Phase sind die Drücke in der Pulmonalarterie, im linken Atrium und linken Ventrikel gleich [27, 28, 29]. Bei Patienten mit Koronar- und Klappenerkrankungen wurden signifikante Korrelationen zwischen PWP und dem Druck im linken Atrium (LAP) nachgewiesen [21, 23, 30–32]. Lappas et al. [23] führten an 18 herzchirurgischen Patienten 161 Messungen durch. Die Korrelationen über einen großen Druckbereich sind in Abb. 4.7 dargestellt. Nur bei 11 % betrug die Differenz zwischen PWP und LAP mehr

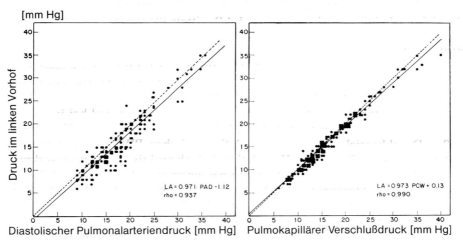

Abb. 4.7. Beziehung zwischen diastolischem Pulmonalarteriendruck und pulmonalarteriellem Verschlußdruck zum Druck im linken Vorhof bei herzchirurgischen Patienten. Es besteht eine außerordentlich gute Korrelation; die PWP-Korrelation ist größer als die PADP-Korrelation. (Nach Lappas et al. 1973 [23])

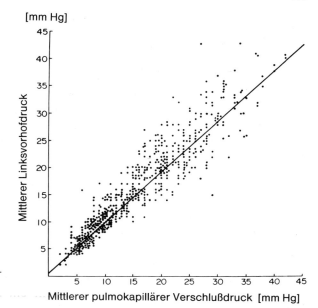

Abb. 4.8. Beziehung zwischen pulmokapillärem Verschlußdruck und Druck im linken Atrium bei Patienten mit verschiedenen Herzerkrankungen. Es bestehen gute Korrelationen. (Nach Walston u. Kendall 1973 [32])

als ± 1 mm Hg, meistens ± 2 mm Hg. Epps u. Adler [30] verzeichneten bei allen ihren Patienten mit Mitralstenose den gleichen PWP und LAP. In einer Untersuchung von 700 Patienten mit verschiedenen Herzfehlern verzeichneten Walston u. Kendall [32] eine gute Korrelation zwischen PWP und LAP, wobei der Streuungsgrad jedoch mit steigendem PWP und LAP zunahm (Abb. 4.8). Bei PWP-Werten unter 25 mm Hg gab es keine signifikanten Unterschiede zwischen PWP und LAP. Bei Patienten mit PWP-Werten über 25 mm Hg traten signifikante Unterschiede zwischen PWP und LAP auf. Die Abweichung bei der Bestimmung von LAP mittels PWP betrug bei PWP-Werten ≤ 10 mm Hg lediglich ± 2 mm Hg, wobei die Abweichung mit steigendem PWP zunahm.

Trotz der guten Korrelation zwischen PWP und LAP ist die Korrelation zwischen PWP und linksventrikulärem enddiastolischen Druck (LVEDP) nicht immer so eng. Vor dem Einsatz des Swan-Ganz-Katheters am Krankenbett verzeichneten Sapru et al. [33] bei normalen Patienten und bei Patienten mit vergrößertem linken Ventrikel in Ruhe und nach Belastung über einen großen Druckbereich eine enge Korrelation zwischen PWP und LVEDP. Sie postulierten, daß diese gute Korrelation bei obstruktiven Atemwegserkrankungen, Mitralklappenregurgitation und bei einem von der Atriumsystole verursachten hohen Druckpuls nicht bestünde. Daraufhin zeigten Rahimtoola et al. [34], daß bei Patienten mit akutem Myokardinfarkt die Atriumkontraktion einen großen Anteil am linksventrikulären Füllungsdruck hat, und daß PWP den LVEDP nicht genau reflektiert. Der Anteil der Atriumkontraktion am LVEDP und die Differenz zwischen PWP und LVEDP waren bei LVEDP-Werten von mehr als 12 mm Hg besonders groß. Daher trägt bei Patienten mit linksventrikulärer Funktionsstörung ein erhöhter LVEDP zur Aufrechterhaltung der ventrikulären Kontraktionskraft bei. Wenn der LAP und der PWP proportional zum LVEDP ansteigen, bestünde für den Patienten die Gefahr der Entstehung eines Lungenödems. Durch die Kontraktion des linken Atriums kann der LVEDP ohne einen gleichzeitigen proportionalen Anstieg von LAP oder PWP erhöht werden. Somit besteht kein Zusammenhang zwischen dem Pulmonalkreislauf und den Folgen einer LVEDP-Erhöhung [34]. Fisher et al. [35] stellten bei der diagnostischen Herzkatheterisierung signifikante Korrelationen zwischen PWP und LVEDP fest, doch kam es bei über der Hälfte der Beobachtungen nach großen linksventrikulären „a"-Wellen zu Unterschieden von 5 mm Hg und mehr. Die höchste Korrelation bestand zwischen pulmonalkapillaren „a"-Wellen und dem LVEDP. In beiden Studien, der von Rahimtoola und der von Fisher, bestand eine gute Korrelation zwischen PWP und dem linksventrikulären, diastolischen Druck vor der „a"-Welle. Daher kann bei Patienten mit einem hohen Anteil der Atriumkontraktion an der Ventrikelfüllung, mit Beginn des Mitralklappenverschlusses vor der ventrikulären Systole oder mit verminderter linksventrikulärer Compliance, der linksventrikuläre enddiastolische Druck größer sein als der linksventrikuläre diastolische Druck LVDP und der PWP.

Zusammenfassend besteht eine hohe Korrelation zwischen PWP und LAP und $LVDP_{(prä-a)}$, doch wird der LVEDP nicht adäquat durch den PWP widergespiegelt. Die Bedeutung des linksventrikulären enddiastolischen Volumens (LVEDV) oder des LVEDP als Parameter für das Ausmaß der Myokardfaserlänge und die Auswirkungen der Compliance müssen berücksichtigt werden. Die Myokardfaserlänge wird also durch den PWP möglicherweise nicht optimal reflektiert, und der PWP ist auch für die Erstellung von Starling-Kurven nicht unbedingt ideal. Für diesen Zweck ist der PWP jedoch der am leichtesten zu messende Parameter, und in der Regel bedeutet ein PWP-Anstieg tatsächlich eine Erhöhung des linksventrikulären Volumens. Der PWP ist sicher weiterhin ein guter Indikator für eine pulmonalvenöse Hypertonie und ein Lungenödem.

Durch Beatmung und positiven endexspiratorischen Druck (PEEP) kann die Messung intravasaler Drücke beeinflußt werden. Es wurde gezeigt, daß eine Erhöhung der PEEP-Werte zu einer Verringerung des Herzminutenvolumens sowie zu einer Erhöhung des ZVD, MPAP, PWP und des Pleuradruckes führt [36–46]. Die in intrathorakalen Blutgefäßen gemessenen Drücke müssen zum Pleuradruck, der bei der Anwendung von PEEP über den atmosphärischen Druck ansteigt, in Beziehung gesetzt werden. Unter diesen Bedingungen können die intravaskulären Drücke trotz geringer transmuraler Drücke (intravasale Drücke minus intrapleurale Drücke) erhöht sein. Daher können normale oder erhöht erscheinende Drücke in Wahrheit ungeeignet sein, den ventrikulären Füllungsdruck und die Durchblutung aufrechtzuerhalten.

Obwohl der PWP typischerweise bei steigendem PEEP ansteigt [36–39, 41–45], wurde in einigen Berichten eine Abnahme [38, 40] oder ein unveränderter PWP [40, 47–49] nachgewiesen. Die Studien, in denen eine PWP-Verringerung bei PEEP festgestellt wurde, bezogen sich eher auf transmurale Drücke als auf atmosphärische Drücke [38, 40]. Qvist et al. [38] zeigten einen Anstieg des atmosphärischen PWP bei gleichzeitiger Verringerung des entsprechenden transmuralen PWP.

Wie im vorhergehenden Abschnitt dargelegt, wird der LAP unter den meisten Bedingungen von dem PWP korrekt widergespiegelt. Es liegen Studien vor, in denen selbst bei der Anwendung von PEEP eine hohe Korrelation zwischen PWP und LAP oder LVEDP nachgewiesen wurde [37, 42, 43, 45, 46, 50–53].

In anderen Untersuchungen dagegen wurden unter diesen Umständen signifikante Unterschiede zwischen PWP und LAP, LVEDP oder LVEDV nachgewiesen [36, 37, 41, 44, 46, 49]. Die voneinander abweichenden Ergebnisse dieser Studien lassen sich vielleicht durch die Unterschiede in der Katheterlage, der Art der Beatmung, der PEEP-Höhe, des LAP, der therapeutischen Maßnahmen sowie aufgrund des Vorliegens oder Fehlens von Lungenerkrankungen erklären. Bei Studien, in denen Unterschiede zwischen PWP und LAP aufgetreten waren, wurde meistens ein PEEP von 10 cm H_2O oder mehr, in der Regel 15–20 cm H_2O, angewendet [36, 37, 41, 44, 46, 49]. Lozman et al. [37] und Jardin et al. [46] stellten beispielsweise fest, daß der LAP oder der LVEDP von dem PWP bei PEEP-Werten unter 10 cm H_2O korrekt widergespiegelt wird, während bei der Anwendung von 10 cm H_2O oder mehr keine Korrelation zwischen PWP und LAP oder LVEDP besteht. Interessanterweise konnten Jardin et al. [46] nachweisen, daß bei der Anwendung von mehr als 10 cm H_2O PEEP bei Patienten eine gute Korrelation zwischen dem Druck im rechten Atrium und dem LVEDP bestand (Abb. 4.9).

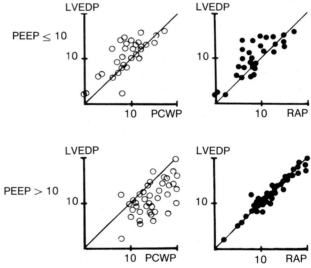

Abb. 4.9. Korrelation zwischen pulmokapillärem Verschlußdruck (*PCWP*) bzw. Druck im rechten Atrium (*RAP*) mit dem linksventrikulären enddiastolischen Druck (*LVEDP*) bei positivem endexpiratorischem Druck (*PEEP*) ≤ 10 cm H_2O (oben) und > 10 cm H_2O (unten). Bei einem *PEEP* von 10 cm H_2O oder darunter wird der *LVEDP* durch den *PCWP* widergespiegelt (r = 0,82), wobei der *LVEDP* in der Regel höher als der *RAP* ist (r = 0,71). Bei einem *PEEP* von mehr als 10 cm H_2O ist der *PCWP* größer als der *LVEDP* (r = 0,84); dagegen besteht eine enge und lineare Beziehung zwischen dem *LVEDP* und dem *RAP* (r = 0,99). (Nach Jardin et al. 1981 [46])

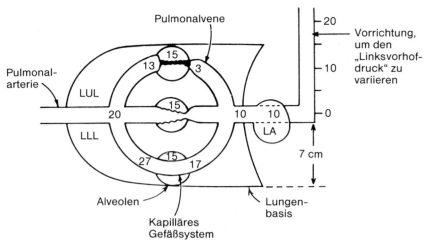

Abb. 4.10. Darstellung der Lunge, in Rückenlage mit typischen Gefäß- und Alveolardrücken bei PEEP in bezug auf die vertikale Lungenachse. Bei einem PEEP von 15 cm H_2O variieren die Gefäßdrücke und sind abhängig von ihrer jeweiligen Lage zur vertikalen Lungenachse. *LUL* linker Oberlappen; *LLL* linker Unterlappen; *LA* linkes Atrium. (Nach Tooker et al., 1978 [51])

Für die LAP-Messung mit Hilfe des PWP ist ein mit Flüssigkeit gefülltes Segment, das von der Katheterspitze bis zum linken Atrium reicht, erforderlich. Bei Verstopfung oder Blutleere eines Teils des pulmonalen Gefäßsystems distal der Katheterspitze ist der PWP nicht mehr von dem LAP abhängig. Ob die Pulmonalkapillaren oder Pulmonalvenen Blut enthalten, richtet sich nach dem pulmonalarteriellen Druck, Alveolendruck, LAP und den hydrostatischen Beziehungen zum linken Atrium [50]. Es besteht ein Zusammenhang zwischen den mit Hilfe des Einschwemmkatheters gemessenen Drücken und diesen mechanischen Kräften innerhalb und außerhalb der pulmonalen Blutgefäße. Die Bedeutung dieser Kräfte hat West in seinem Zonenmodell [54], das in Abb. 4.10 zu sehen ist, dargestellt [51]. Die Spitze der Lunge befindet sich in Zone 1 und die pulmonalen Mikrogefäße sind komprimiert, da der Alveolardruck höher als der Pulmonalarterien- und -venendruck ist. Zone 1 wird nicht durchblutet. Der zentrale Teil der Lunge befindet sich in Zone 2, da der Alveolardruck größer als der Pulmonalvenendruck, aber niedriger als der Pulmonalarteriendruck ist. Die Basis der Lunge befindet sich in Zone 3, da der Pulmonalarterien- und Pulmonalvenendruck höher als der Alveolendruck sind. In Zone 3 wird ein mit Flüssigkeit gefüllter Abschnitt des Gefäßsystems nicht komprimiert und bleibt daher durchgängig. Zur Gewährleistung einer korrekten LAP-Messung mit Hilfe des PWP sollte der Alveolendruck den Pulmonalvenendruck nicht übersteigen und die Bedingungen der Zone 3 erfüllt sein. Sind diese Bedingungen nicht erfüllt, wird der Druck der Atemwege auf die kollabierenden Teile des Pulmonalgefäßsystems übertragen, wodurch es zu einem Starling-Widerstand oder „Gefäßwasserfalleffekt" in den Gefäßen kommt.

Direkte meßbare Variablen

In Rückenlage befindet sich beim Menschen und bei Tieren der größte Teil der Lunge in Zone 3. Man könnte erwarten, daß bei hohem Alveolardruck (PEEP), niedrigem Pulmonalvenendruck (Hypovolämie) oder bei einer Lage der Katheterspitze weit im vertikalen Lungengradienten (oberhalb des linken Atriums) der Alveolen- den Pulmonalvenendruck übersteigt. Unter diesen Bedingungen kommt es zu einer Zunahme des Lungenanteils in Zone 2 auf Kosten des Anteils von Lunge in Zone 3. Im Hinblick auf diese Tatsachen ist es nicht überraschend, daß in allen Untersuchungen zur Katheterlage eine hohe Korrelation zwischen PWP und LAP festgestellt wurde, wenn die Bedingungen der Zone 3 erfüllt waren [43, 45, 47, 50–53]. Wenn sich die Katheterspitze unterhalb des linken Atriums befand, bestand eine Korrelation zwischen PWP und LAP, jedoch nicht, wenn die Spitze oberhalb des linken Atriums lag [43, 45, 47, 51–53] (Abb. 4.11 und 4.12). Neville zeigte, daß bei der Anwendung von PEEP bei niedrigem LAP selbst dann, wenn sich die Katheterspitze unterhalb des linken Atriums befand, keine Korrelation zwischen PWP und LAP bestand [50]. Zusätzlich wurde nachgewiesen, daß Volumenexpansion und eine LAP-Erhöhung zu einer guten Korrelation zwischen PWP und LAP führten, selbst wenn sich die Katheterspitze oberhalb des linken Atriums befand [47].

Wenn die Katheterlage wichtig ist, stellt sich die Frage, wie oft ein Lungenarterienkatheter in Zone 3 gelangt. Cross et al. [55] berichten, daß sich in 35 Fällen die Katheterspitze jedesmal an oder unterhalb der Mittelherzposition befand und Kronberg et al. [56] zeigten, daß sich in 29 von 30 Fällen die Katheterspitze an oder in vertikaler Lage unterhalb des linken Atriums befand. Andererseits stellten Orta et al. fest [57], daß sich in 8 von

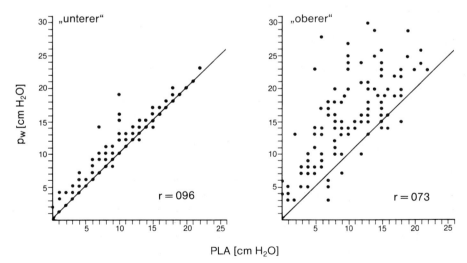

Abb. 4.11. Vergleich des Druckes im linken Atrium (PLA) mit „unterem" pulmonalarteriellem Verschlußdruck (p_w) (4 cm unterhalb des Atriums) und „oberem" p_w (3 cm oberhalb des Atriums) in normalen Hundelungen bei verschiedenen PEEP-Stufen im Bereich von 0–30 cm H_2O. Der „untere" p_w korreliert gut mit dem LAP, bei Verwendung des „oberen" p_w wird der PLA jedoch überschätzt. (Nach Tooker et al., 1978 [51])

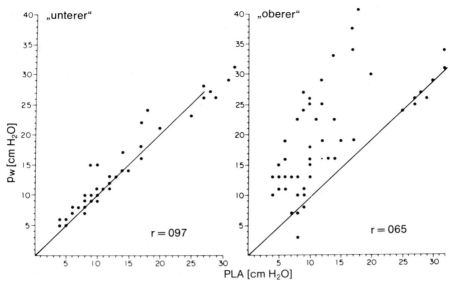

Abb. 4.12. Vergleich des Druckes im linken Atrium (*PLA*) mit „unterem" pulmonalarteriellem Verschlußdruck (p_w) und „oberem" p_w bei Hunden mit ölsäureinduziertem Lungenödem bei PEEP-Stufen von 0–30 cm H_2O. Zwischen „unterem" p_w besteht nicht nur in normalen (Abb. 4.11) sondern auch in geschädigten Lungen eine gute Korrelation mit dem LAP. (Nach Tooker et al., 1978 [51])

18 Fällen (44 %) der Katheter in Zone 1 oder 2 befand, und Shasby et al. [53] wiesen nach, daß sich in 6 von 30 Fällen (20 %) die Katheterspitze oberhalb des linken Atriums befand. Leider kann es vorkommen, daß bei der Anwendung von PEEP die Kriterien der Zone 3, selbst wenn sich die Katheterspitze in Höhe des linken Atriums befindet, nicht erfüllt sind [53]. Die Feststellung, daß die Bedingungen der Zone 3 erfüllt sind, kann sich daher in klinischen Situationen als äußerst schwierig erweisen. Aufgrund der vorher aufgeführten Daten scheint es ratsam, bei Patienten, die mit positivem Druck beatmet werden müssen, eine seitliche Thoraxaufnahme anzufertigen. Auf diese Weise läßt sich die vertikale Höhe der Katheterspitze und damit die „Zuverlässigkeit" des PWP feststellen.

Durch Beendigung der PEEP-Beatmung können der PWP zur Berechnung des LAP bestätigt und mögliche durch PEEP hervorgerufene Diskrepanzen vermieden werden. Davison et al. [48] fanden nach Beendigung von PEEP keine signifikanten PWP-Veränderungen. In keinem Fall traten Veränderungen auf, die zu einer fehlerhaften Bewertung des hämodynamsichen Status eines Patienten hätten führen können. Es ist zu beachten, daß bei Beendigung der PEEP-Anwendung in wenigen Minuten ein signifikanter Abfall der arteriellen Sauerstoffspannungen erfolgen kann. Daher stellt die Beendigung von PEEP eine mögliche Gefahr dar, sie wird deshalb von einigen Autoren abgelehnt [48, 53]. Darüber hinaus können, wenn die PEEP-Wirkung entfällt, Änderungen des hämodynamischen Status und des PWP infolge des erhöhten venösen Rückstroms, einer Stauungslunge oder aufgrund veränderter linksventrikulärer Funktionen auftreten. Wenn unterschiedliche Werte für den PWP gemessen werden, stellt sich die Frage, welcher PWP (mit oder ohne PEEP-Anwendung) den LAP tatsächlich widerspiegelt und welche Bedeutung PWP-Wert hat, der ohne PEEP-Anwendung gemessen wurde, wenn der PEEP über 99 % der Zeit aufrechterhalten wird. Andererseits haben wir bei Patienten nach Beendigung der Beatmung mit PEEP signifikante PWP-Änderungen festgestellt. Gelegentlich wird nach der Beendigung von PEEP eine schwere Hypovolämie demaskiert. Ein Arzt, der meint, daß der PWP ohne PEEP gemessen werden sollte, sollte versuchen diese Messungen durchzuführen, wenn die PEEP-Anwendung aus anderen Gründen abgebrochen wird (Absaugen); vor und nach Abbruch der Beatmung mit PEEP sollten höhere Sauerstoffkonzentrationen gegeben werden. Bei Patienten, die einen hohen PEEP erhalten und/oder solchen, deren Zustand sich nach Unterbrechen der Beatmung mit PEEP verschlechtert (Bradykardie, Hypotonie), sollte für PWP-Messungen keine Unterbrechung der PEEP-Beatmung stattfinden.

Es wurden verschiedene Formeln zur Bestimmung der Auswirkungen von PEEP auf den PWP aufgestellt, um auf diese Weise ein Unterbrechen der Beatmungszeit zu umgehen. Leider bestehen bei jedem Patienten Unterschiede in der Lungencompliance und den Auswirkungen von PEEP, so daß diese Formeln unzuverlässig sein können. Darüber hinaus lassen sich transmurale Drücke aufgrund von Messungen intrapleuraler Drücke mit Ösophagusballon- oder Intrapleuralkathetern errechnen. Ösophagusdrücke reflektieren die von der Lunge während der Beatmung mit PEEP auf die nicht uniform auf die Oberfläche des Herzens ausgeübten Drücke vermutlich jedoch nur ungenau.

Die Risiken intrapleuraler Druckmessungen müssen gegen den Wert der auf diese Weise erhaltenen Informationen abgewogen werden. An vielen Kliniken werden daher keine routinemäßigen intrapleuralen Druckmessungen durchgeführt.

Bei vielen Patienten mit chronischen Lungenerkrankungen wurde eine Erhöhung des pulmonalarteriellen Verschlußdruckes festgestellt [58, 59]. Es wurde nachgewiesen, daß das Ausmaß der Ösophagusdruckänderungen bei Atemschwankungen gut mit PWP-Änderungen korreliert [59, 60]. Aus diesem Grunde bedeutet eine PWP-Erhöhung bei diesen Patienten nicht immer eine Steigerung der linksventrikulären Drücke. Bei der PWP-Messung von Patienten mit chronischen Lungenstörungen sind mehrere Fehlerquellen möglich. Durch eine Erhöhung im bronchopulmonalen Venensystem, das normalerweise Pulmonalkapillaren und peribronchiale Venen miteinander verbindet, kann es zur PWP-Erhöhung kommen. Zusätzlich kann ein erhöhter Alveolardruck, hervorgerufen durch Atemwegsobstruktionen, zu einer Unterbrechung der statischen Blutsäule distal des Verschlußkatheters führen. Durch die Erhöhung des intrathorakalen Druckes und des Pulmonalvenendruckes wird jedoch ein Kapillarkollaps möglicherweise verhindert. Schließlich kann ein erhöhter intrathorakaler Druck durch eine Erhöhung des Druckes in den intrathorakalen Blutgefäßen reflektiert werden. Eine PWP-Erhöhung kann daher eher im Zusammenhang mit erhöhten intrathorakalen Drücken als mit einer Linksherzinsuffizienz stehen. Trotz dieser Vorbehalte wurde bei diesen Patienten eine gute Korrelation zwischen dem LAP [58] und dem LVEDP [59] nachgewiesen. In einem Vergleich zwischen mittlerem PWP (atmosphärischem) und effektivem PWP (atmosphärischer PWP minus Ösophagusdruck) bei Patienten mit chronisch obstruktiven Atemwegserkrankungen stellten Rice et al. [60] fest, daß die Unterschiede zwischen beiden Werten bei allen Patienten 0,5 ± 1,6 mm Hg (Bereich ± 3 mm Hg) betrugen, wenn die intrathorakalen Änderungen unter 20 mm Hg lagen. Bei 3 Patienten mit intrathorakalen Druckänderungen von mehr als 20 mm Hg waren die mittleren PWP gegenüber dem effektiven PWP viel höher. Unter diesen Umständen stellt der absolute PWP keine große Hilfe dar und die Risiken der Katheterisierung können den Nutzen überwiegen.

Der PWP wird in der Regel als Mittelwert mehrerer Herzschläge bei Endexspiration angegeben, wobei sich der Druckumwandler auf der mittleren Axillarlinie befindet. PWP ist erhöht bei kongestivem Herzversagen, Pulmonalvenenobstruktion, Herzklappenerkrankung sowie bei zu rascher und zu großer Flüssigkeitssubstitution. Bei Hypovolämie ist der PWP erniedrigt.

Pulmonalarterieller diastolischer oder enddiastolischer Druck (PADP, PAEDP). Pulmonalarterielle diastolische Drücke wurden ebenfalls zur Abschätzung des PWP oder linksventrikulärer Füllungsdrücke herangezogen. Der PADP reflektiert den PWP bei normalen Patienten und solchen mit linksventrikulären Funktionsstörungen, akutem Myokardinfarkt und chronischen Lungenerkrankungen mit ausreichender Zuverlässigkeit, vorausgesetzt, daß keine schwerwiegenden Veränderungen in den Pulmonalgefäßen vorliegen [27, 34, 61]. Es wurde ebenfalls nachgewiesen, daß bei Patienten mit oder ohne Herzerkrankungen bei normalem Pulmonalgefäßwiderstand eine gute Korrelation zwischen PADP und LAP besteht [23, 28, 31, 62−65]. Der PADP ist in der Regel 1−2 mm Hg höher als der PWP oder der LAP. Trotz der guten Korrelation wurden in einigen Studien, insbesondere bei pulmonalarterieller Hypertonie, große Unterschiede bei einzelnen gepaarten Werten festgestellt [28, 31, 63]. Bei Patienten mit vorbestehenden Lungenerkrankungen und erhöhtem Pulmonalgefäßwiderstand bestand keine Korrelation zwischen PADP und LAP und PADP und PWP [61, 62]. Daher ist bei der Abschätzung des LAP nach dem PADP bei abnorm erhöhtem Pulmonalgefäßwiderstand in den meisten Fällen ein falsches Ergebnis zu erwarten. Aus aufeinanderfolgenden PADP-Veränderungen ließen sich bei einer Gruppe von Patienten, die am offenen Herzen operiert wurde, keine Vorhersagen in Bezug auf die tendenzielle Änderung des LAP machen [64]; dies war jedoch bei einer Gruppe von Patienten mit akuten und chronischen Herzkrankheiten und sogar bei Patienten mit geringer Ausgangskorrelation der Fall [28]. Zur Abschätzung des LAP hat sich der PWP immer als zuverlässiger als der PADP erwiesen [23, 31, 65]. Ein erhöhter PADP und die Differenz zwischen PADP und PWP können bei der Bestimmung des Pulmonalgefäßwiderstandes hilfreich sein [61, 62]. Eine PADP/PWP-Differenz von 4−5 mm Hg kann als Index zur Unterscheidung zwischen normalem und erhöhtem Pulmonalgefäßwiderstand benutzt werden [61]. Wie bereits für den PWP ausgeführt, reflektiert der PADP nicht in allen Fällen den LVEDP. Bei Patienten mit normaler Ventrikelfunktion besteht eine

Korrelation zwischen PADP und LVEDP [27, 29]. Bei Patienten mit linksventrikulären Funktionsstörungen kann eine lineare Korrelation zwischen PADP und LVEDP bestehen, doch ist der LVEDP in der Regel größer als der PADP [27, 29, 34, 35]. Bouchard et al. [29] stellten fest, daß der Unterschied zwischen PADP und LVEDP unter Pharmaka und Erhöhung der Herzfrequenz zunahm. Der LVEDP sank und der PADP stieg an, so daß bei 8 von 9 Patienten mit normalem LVEDP der PADP mehr als 12 mm Hg betrug. Die pulmonalarterielle „a"-Welle korreliert gut mit dem LVEDP [27], doch kann sie nicht ständig bestimmt werden [29, 35]. Wie bereits vorher für den PWP ausgeführt, besteht eine gute Korrelation zwischen dem PADP und dem linksventrikulären Druck vor der „a"-Welle [29, 35, 66].

Trotz der erwähnten Ergebnisse fanden Scheinman et al. [67] eine signifikante Korrelation zwischen PAEDP und LVEDP bei 25 Patienten im Schock (davon 12 mit akutem Myokardinfarkt). Diese Korrelation blieb nach der Zufuhr von Sauerstoff oder inotropen Medikamenten bestehen. Mit einer Ausnahme war bei allen Patienten mit PAEDP > 15 mm Hg der LVEDP > 12 mm Hg, bei allen Patienten mit PAEDP < 10 mm Hg war der LVEDP < 12 mm Hg. Die bessere Korrelation bei Patienten mit Schock wurde darauf zurückgeführt, daß bei ihnen keine Änderungen der linksventrikulären Compliance wie bei chronisch Herzkranken auftreten und daß bei ihnen die Verschiebung der Ventrikelfunktion zu einem anderen Punkt auf einer nicht linearen Druck-Volumen-Kurve erfolgt bzw. darauf, daß bei ihnen die Kontraktionskraft des Vorhofs vermindert ist und/oder das Schlagvolumen des Atriums kritisch verringert ist [67].

Trotz der vorher genannten Korrelation zwischen pulmonalen Drücken und linksventrikulären Drücken ist es wichtig, die Fälle zu kennen, bei denen diese Beziehungen nicht bestehen. Zu den wichtigsten gehören: Pulmonalgefäßerkrankungen, Obstruktionen der Pulmonalvenen oder Mitralklappen, Rechtsschenkelblock, Aortenklappeninsuffizienz und Drücke im linken Atrium unterhalb des „kritischen Verschlußdruckes" der Lungenkapillaren [68].

Pulmonalarteriendrücke PASP, PADP und MPAP sind erhöht bei:
1) Erhöhung der pulmonalarteriellen Blutstroms, z. B. bei Links-rechts-Shunts;
2) Erhöhung des pulmonalen Gefäßwiderstandes aufgrund von Herzfunktionsstörungen, Pulmonalvenenobstruktion oder chronischen Lungenerkrankungen;
3) Hypoxie;
4) Lungenarterienembolie;
5) allen Ursachen, die auch zu einer Erhöhung des PWP führen;
6) zu großer oder zu schneller parenteraler Flüssigkeitssubstitution.

Im allgemeinen muß man bei der Interpretation einer einzelnen Druckmessung sehr vorsichtig sein. Aufeinanderfolgende Messungen sind daher essentiell. Dabei richtet sich die Häufigkeit der Messungen nach dem Ausmaß der hämodynamischen Instabilität des jeweiligen Patienten. Registrierungen können sehr häufig (alle 30 s) oder seltener (1mal/h) erforderlich sein. Die hämodynamischen Veränderungen der häufigsten Erkrankungen sind in Tabelle 4.1 dargestellt.

Tabelle 4.1. Hämodynamische Veränderungen bei verschiedenen kardiopulmonalen Erkrankungen

Diagnose	RAP (mm Hg)	PASP (mm Hg)	PADP (mm Hg)	PWP (mm Hg)
Primäre Lungenerkrankung	↑	↑↑	↑↑	N, ↓
Kardiogenes Lungenödem	↑	↑	↑	↑↑
Kardiogener Schock	↑	↑	↑	↑↑
Hypovolämischer Schock	↓	↓	↓	↓
Infarkt des rechten Herzventrikels	↑↑	N, ↓	N, ↓	N, ↓
Herztamponade	↑	↑	↑	↑

RAP: Druck im rechten Herzvorhof;
PASP: pulmonalarterieller systolischer Druck;
PADP: pulmonalarterieller diastolischer Druck;
PWP: pulmonalarterieller Verschlußdruck („Wedgedruck")

4.1.6 Gemischtvenöse Sauerstoffspannung

Die gemischtvenöse Sauerstoffsättigung (S_vO_2) stellt einen nützlichen Indikator für eine adäquate systemische Perfusion bzw. Oxygenierung der Gewebe dar, weil sie, wenn der arterielle Sauerstoffgehalt und die Sauerstoffaufnahme der Gewebe konstant bleiben, direkt proportional zum Herzzeitvolumen ist. Mit Hilfe der arteriellen und gemischtvenösen Sauerstoffspannung (p_vO_2) können, nach dem Fickschen Prinzip das Herzminutenvolumen, die Sauerstoffaufnahme und der pulmonale Shunt berechnet werden. Im allgemeinen führt eine Verminderung des Herzminutenvolumens zu einer vermehrten Sauerstoffextraktion durch die peripheren Gewebe. Aus diesem Grunde findet sich eine abnorm niedrige Sauerstoffsättigung des zum Herzen zurückfließenden Blutes. Die normale gemischtvenöse Sauerstoffspannung beträgt 36–42 mm Hg. Eine hohe p_vO_2 findet sich bei Links-rechts-Shunts, septischem Schock, hyperbarer Sauerstoffzufuhr, übermäßiger Anwendung von inotropen Substanzen und bei falscher Blutentnahmetechnik. Eine erniedrigte p_vO_2 findet sich bei Patienten mit reduziertem Herzminutenvolumen, Hypoxämie, Anämie oder Affinitätshypoxie. Laktatspiegel im Serum steigen an, wenn die venöse Sauerstoffspannung unter 27 mm Hg absinkt, Bewußtlosigkeit tritt bei Werten von 18–20 mm Hg ein. Gemischtvenöse Blutproben sind unzuverlässig bei Patienten mit Links-rechts-Shunts und bei manchen Patienten mit schwerer Mitralklappeninsuffizienz wegen der mit dem retrograden Fluß verbundenen Regurgitation.

Gemischtvenöse Blutproben werden meistens aus der Pulmonalarterie oder dem rechten Ventrikel entnommen. Vor der Einführung des PAK wurden Proben aus dem zentralvenösen Katheter entnommen. Goldman [69] fand bei

Patienten mit Myokardinfarkt eine Korrelation zwischen der aus der V. cava superior gewonnenen zentralvenösen Sauerstoffsättigung ($S_{cv}O_2$) und der Myokardfunktion. Herzinsuffizienz konnte bei einer $S_{cv}O_2$ unter 60 % nachgewiesen werden; bei einer $S_{cv}O_2$ unter 45 % lagen sowohl Herzinsuffizienz als auch Schock vor. Viele Studien weisen auf signifikante Unterschiede zwischen $S_{cv}O_2$ und S_vO_2 hin [70-73]. Man hält die Unterschiede zwischen $S_{cv}O_2$ und S_vO_2 für eine Folge der inadäquaten Vermischung von Blut der V. cava superior mit Blut der V. cava inferior. Unter normalen Bedingungen besitzt das Blut der V. cava inferior eine höhere Sättigung als das Blut der V. cava superior wegen des hochgesättigten renal-venösen Rückflusses. In einer Untersuchung bei schwerkranken Herzpatienten fanden Scheinman et al. [71], daß die $S_{cv}O_2$ die S_vO_2 nur bei Patienten ohne Schock oder Herzversagen reflektierte. Studien bei gesunden ambulanten Personen zeigten, daß die S_vO_2 signifikant höher als die $S_{cv}O_2$ war [70]. Mehrere Berichte über kritisch kranke Patienten ergaben jedoch höhere Werte für die $S_{cv}O_2$ als für die S_vO_2 [71, 72, 74]. Eine mögliche Erklärung für die Unterschiede zwischen der $S_{cv}O_2$ und der S_vO_2 bei gesunden und schwerkranken Patienten findet sich in der Studie von Lee et al. [73]. Lee beobachtete bei normalen Patienten eine höhere Sauerstoffsättigung in der V. cava inferior als in der V. cava superior, höhere Werte für die S_vO_2 als für die $S_{cv}O_2$ (Sauerstoffsättigung in der V. cava superior). Andererseits war die Sauerstoffsättigung in der V. cava superior bei Patienten mit Schock höher im Vergleich zur Sättigung in der V. cava inferior, wahrscheinlich infolge einer Umverteilung des Blutflusses vom renalen und mesenterialen Gefäßbett zur koronaren und zerebralen Zirkulation. Deswegen war bei diesen Patienten die $S_{cv}O_2$ höher als die S_vO_2. Im Gegensatz zur $S_{cv}O_2$ aus der V. cava superior wurde in anderen Studien festgestellt, daß Sättigungen aus dem rechten Vorhof mit der S_vO_2 gut korrelierten [71, 73]. Die Verwendung von $S_{cv}O_2$ statt S_vO_2 für die Berechnung des pulmonalen Shunts oder der arteriovenösen Sauerstoffgehaltsdifferenz kann auch zu wesentlichen Fehlern führen [72, 74]. Trotz dieser oben angegebenen Unterschiede in den absoluten Werten sind gute Korrelationen zwischen Veränderungen der $S_{cv}O_2$ im Vergleich zu Änderungen der S_vO_2 gefunden worden [71]. Andere Studien haben diese Korrelationen bei Veränderungen nicht bestätigt [73]. Die oben angegebenen Daten lassen die Verwendung von pulmonalarteriellen Proben statt zentralvenöser Proben für die Bestimmung von p_vO_2 und S_vO_2 als adäquat erscheinen.

Die Verwendung von pulmonalarteriellen Blutproben für die Bestimmung der p_vO_2 erfordert die Kenntnis der Fehlerquellen, die durch die Entnahmetechniken bedingt sein können. Eine Zunahme der Sauerstoffspannung in der A. pulmonalis, die zu einer falsch-hohen p_vO_2 führt, kann als Folge des retrograden Flusses und der Kontamination mit pulmonalem Kapillarblut oder der Diffusion von Sauerstoff durch die Wand von kleinen Pulmonalarterien auftreten [24, 75, 76]. Die häufigste Ursache von Entnahmefehlern ist das distale Wandern oder Einkeilen der PAK-Spitze. Starke Kontamination von gemischtvenösen Proben läßt sich durch das Aspirieren von hellrotem Blut mit extrem erhöhter Sauerstoffspannung leicht erkennen. Leider ergeben sich Situationen, die nicht so offensichtlich sind. Shapiro et al. [75] identifizierten kontaminierte gemischtvenöse Proben durch einen Vergleich der CO_2-Spannungen im Blut, das aus systemischen (p_aCO_2) und pulmonalen (p_vCO_2) Arterien gewonnen wurde. Alle kontaminierten Proben wiesen Unterschiede in der CO_2-Spannung auf ($p_vCO_2 - P_aCO_2$), die negativ waren, während die überwiegende Mehrheit der echten gemischtvenösen Proben positive CO_2-Unterschiede zeigten.

Eine gemischtvenöse Blutprobe aus einem normal gelegenen Katheter kann nur mit pulmonalem Kapillarblut kontaminiert werden, wenn der anterograde Fluß des Pulmonalarterienblutes von der Entnahmegeschwindigkeit übertroffen wird. Diese Möglichkeit wird größer durch eine Reduktion des Durchmessers der Pulmonalarterie und ihres Blutflusses durch Faktoren wie z.B. eine Abnahme des venösen Rückstroms oder des Herzminutenvolumens, eine Zunahme des pulmonalen Gefäßwiderstandes oder durch Beatmung, insbesondere mit positivem endexpiratorischem Druck [77]. Das Einatmen von hohen Sauerstoffkonzentrationen kann jede vorhandene kapillare Kontamination erhöhen und zu einer weiteren Steigerung der Sauerstoffspannung des pulmonalen Kapillarblutes führen.

In manchen Studien [24, 75] zeigte die Geschwindigkeit der Blutentnahme aus einem PAK einen Einfluß auf den p_vO_2, in anderen nicht [75, 76]. Die Studien, die keine auf Entnahmegeschwindigkeit zurückzuführenden p_vO_2-Unterschiede nachweisen konnten, erfaßten Patienten, die spontan atmeten und niedrige Konzentrationen eingeatmeten Sauerstoffes erhielten [75, 76]. Im Gegensatz dazu waren die von Suter et al. [24] behandelten Patienten kritisch krank und erhielten kontrollierte Beatmung mit reinem Sauerstoff. Die p_vO_2 zeigte eine signifikante Zunahme in Proben aus dem distalen Abschnitt der A. pulmonalis im Vergleich zum proximalen Teil. Zunehmend höhere p_vO_2-Werte fanden sich bei schnelleren Entnahmegeschwindigkeiten. Die Entnahmegeschwindigkeit hatte keinen Einfluß auf die p_vO_2, wenn das Blut aus den ersten 5 cm der A. pulmonalis entnommen wurde. Diese Ergebnisse könnten im Zusammenhang stehen mit fehlender Spontanatmung, der Applikation von Sauerstoff oder kardiopulmonalen Veränderungen. Die gleichen Resultate wurden bei Hunden unter entsprechenden Bedingungen gefunden [75]. Leider sind kontaminierte gemischtvenöse Proben sogar bei guten Pulmonalarteriendruckkurven nachgewiesen worden [75]. Es ist auch möglich, daß zu viel negativer Druck auf eine Probeentnahmespritze ein distales Wandern des Katheters während der Entnahme verursachen kann, wenn die Druckkurvenaufzeichnung zur Überwachung fehlt [75].

Die zur Verfügung stehenden Informationen lassen die folgenden Empfehlungen für die Gewinnung von gemischtvenösen Blutproben als geeignet erscheinen:

1) Proben sollen aus dem so proximal wie möglich gelegenen Teil der Pulmonalarterie entnommen werden.
2) Blut ist sehr langsam zu entnehmen, besonders bei Patienten mit Beatmung, hohen inspiratorischen Sauerstoffkonzentrationen und bei Patienten mit kardiopulmonalen Erkrankungen (d. h. die Mehrzahl der Patienten, die einen PAK benötigt).

3) Die richtige Lage des Katheters ist vor und nach jeder Blutentnahme zu überprüfen.

4.2 Berechnete Variablen

4.2.1 Körperoberfläche

Hämodynamische Parameter variieren mit der Körpergröße eines Menschen. Deswegen sind Werte, die nach der Körperoberfläche (BSA) „berechnet" sind, leichter zu interpretieren . Die Körperoberfläche wird mittels eines Größe/Gewicht-Nomogramms berechnet.

4.2.2 Herzindex

Der Herzindex (CI) wird ermittelt durch Teilung des Herzminutenvolumens durch die Körperoberfläche. Der Herzindex zeigt einen typischen Anstieg bei septischem Schock, Hyperthermie und Thyreotoxikose. Eine Verminderung des CI zeigt sich bei Hypovolämie, kongestivem Herzversagen und bei Patienten mit pulmonalarterieller Embolie.

$$CI = \frac{CO}{BSA}$$

4.2.3 Schlagvolumen

Das Schlagvolumen (SV) ist das Blutvolumen, das das Herz bei jeder Kontraktion auswirft. Das SV wird durch Teilung des Herzminutenvolumens durch die Herzfrequenz ermittelt. Es zeigt eine Erhöhung bei Bradykardie, Hypertonie und Hypervolämie. Es ist herabgesetzt bei kardiogenem und hypovolämischem Schock.

$$SV = \frac{CO}{HF}$$

4.2.4 Schlagvolumenindex

Das Schlagvolumenindex (SVI) oder Schlagindex (SI) wird durch Teilung des Schlagvolumens durch die Körperoberfläche oder Teilung des Herzindex durch die Herzfrequenz berechnet.

$$SI = \frac{SV}{BSA} = \frac{CI}{HF}$$

4.2.5 Gefäßwiderstand

Wenn Blut durch das Gefäßsystem fließt, besteht ein Widerstand gegen den Blutfluß. Der Ursprung der Beziehung zwischen diesen Variablen findet sich bei dem elektrischen Kreislauf und wird durch das Ohmsche Gesetz definiert.

$$\text{Widerstand} = \frac{\text{Druck}}{\text{Fluß}}$$

Systemischer oder peripherer Gefäßwiderstand. Der systemische oder periphere Gefäßwiderstand (SVR) mißt den Widerstand im systemischen Kreislauf. Berechnet wird er durch Teilung des mittleren arteriellen Druckes minus dem zentralvenösen Druck durch das Herzzeitvolumen und Multiplikation mit 79,9, einem Umrechnungsfaktor zur Erstellung der korrekten Einheiten ($dyn \cdot s \cdot cm^{-5}$). Da diese Berechnung Größenschwankungen nicht korrigiert, dividieren manche Ärzte durch den Herzindex statt durch das Herzminutenvolumen. Deshalb entspricht der systemische Gefäßwiderstandsindex dem SVR mit der BSA multipliziert, nicht durch die BSA geteilt. Trotz der Logik einer Korrektur bezüglich der BSA wird dies meistens nicht durchgeführt.

Da Längenveränderungen des Gefäßbettes nach Abschluß des Wachstums ungewöhnlich sind, widerspiegeln Veränderungen des Gefäßwiderstandes meistens eine veränderte Blutviskosität oder eine Veränderung im Radius des Gefäßquerschnittes. Der SVR wird durch das autonome Nervensystem und lokale metabolische Faktoren kontrolliert. Es ist wichtig, zu beachten, daß Berechnungen des SVR auf der Basis des mittleren Druckes und Flusses des gesamten systemischen Kreislaufs regionale Unterschiede im Gefäßwiderstand nicht genau widerspiegeln.

$$SVR = \frac{MAP - ZVD}{CO} \cdot 79,9$$

Bei Patienten mit Schock können die Herzminutenvolumenmessung und die Berechnung des systemischen Gefäßwiderstandes diagnostisch wichtig sein. Eine hyperdynamische Reaktion mit erhöhtem Herzminutenvolumen und erniedrigtem systemischen Gefäßwiderstand ist charakteristisch für den septischen Schock, während eine hypodynamische Reaktion mit erniedrigtem Herzminutenvolumen und erhöhtem systemischem Gefäßwiderstand bei hypovolämischen, kardiogenen und obstruktiven Formen des Schocks beobachtet wird. Der Widerstand kann durch arterioläre Vasokonstriktion oder systemischen Hochdruck erhöht sein. Eine Verminderung des Widerstandes ist möglich bei Patienten mit Zirrhose, arteriovenöser Fistel, Thyreotoxikose und Anämie.

Pulmonaler Gefäßwiderstand. Beim pulmonalen Gefäßwiderstand (PVR) wird der Widerstand im pulmonalen Kreislauf gemessen. Berechnet wird er durch Teilung des mittleren pulmonalarteriellen Druckes minus pulmonalarteriellem Verschlußdruck durch das Herzminutenvolumen (oder den Herzindex) und Multiplikation mit 79,9.

Berechnete Variablen   PWP

$$\text{PVR} = \frac{\text{MAP} - \text{ZVD}}{\text{CO}} \cdot 79{,}9$$

(handschriftlich: PWP statt MAP, ZVD durchgestrichen)

Diese Berechnung wird durch Änderungen des linken Vorhofdrucks beeinflußt und liefert deswegen nicht immer Infomationen, die sich ausschließlich auf das pulmonale Gefäßsystem beziehen. Sie kann eine Einschätzung über Vorliegen und Ausmaß einer Erkrankung des pulmonalen Gefäßsystems liefern. Die pulmonale Durchblutung ist dynamisch und kann durch mechanische (Fluß-, Volumen-, Druckveränderungen, Ödem), neurale (autonomes Nervensystem) und biochemische (Azidose, Sauerstoffspannung, Katecholamine, Serotonin, Histamin und Prostaglandine) Veränderungen beeinflußt werden. Eine Erhöhung des pulmonalen Gefäßwiderstandes findet sich bei Lungenembolie, kardialem und nichtkardialem Lungenödem und bei kongenitaler oder valvulärer Herzkrankheit.

4.2.6 Linksventrikuläre Schlagarbeit

Die linksventrikuläre Schlagarbeit (LVSW) ist die äußere Arbeit des linken Ventrikels bei jeder Kontraktion. Sie läßt sich als Produkt aus Schlagindex, mittlerem arteriellem Druck minus pulmonalarteriellem Verschlußdruck und einem Umrechnungsfaktor (0,0136) berechnen. Eine Verminderung der LVSW findet sich bei hypovolämischem, kardiogenem und septischem Schock. Dagegen ist sie bei einigen Formen von Hypertonie und traumatischem Schock erhöht.

$$\text{LVSW} = \text{SI} \cdot (\text{MAP} - \text{PWP}) \cdot 0{,}0136$$

4.2.7 Rechtsventrikuläre Schlagarbeit

Die rechtsventrikuläre Schlagarbeit (RVSW) schätzt die rechtsventrikuläre Arbeit gegenüber der linksventrikulären Arbeit ein. Die RVSW läßt sich als Produkt aus Schlagindex, mittlerem Pulmonalarteriendruck minus zentralvenösem Druck und einem Umrechnungsfaktor (0,0136) berechnen. Sie ist bei Patienten mit pulmonalarterieller Hypertonie in der Regel erhöht.

$$\text{RVSW} = \text{SI} \cdot (\text{MPAP} - \text{ZVD}) \cdot 0{,}0136$$

4.2.8 Sauerstoffgehalt

Der Sauerstoffgehalt ist das Produkt aus der Hämoglobin (Hb)-Konzentration, Prozent der Sättigung des Hämoglobins mit Sauerstoff und 1,36 (die in jedem Gramm voll gesättigten Hämoglobins enthaltene Sauerstoffmenge) plus dem Produkt aus Sauerstofflöslichkeit im Blut (0,003) und der Sauerstoffspannung im Blut (arterielle oder gemischtvenöse Blutproben oder alveoläre Sauerstoffspannung für den kapillaren Sauerstoffgehalt). Da das Produkt aus arterieller oder gemischtvenöser Sauerstoffspannung und den O_2Löslichkeitskoeffizienten vernachlässigbar ist, wird es oft nicht einbezogen. Die Sauerstoffsättigung sollte direkt gemessen und nicht nach der normalen Oxyhämoglobindissoziationskurve berechnet werden, weil sie durch Faktoren wie z.B. pH, Temperatur und 2,3-Diphosphoglycerat (DPG) beeinflußt werden kann. Die direkte Messung des Sauerstoffgehaltes (C für „capacity") kann auch durch die Van Slyke-Methode oder durch im Handel erhältliche Sauerstoffgehaltanalysatoren durchgeführt werden.

$$C_aO_2 = Hb \cdot \text{arterielle } O_2 - \text{Sättigung} \cdot 1{,}36 + (p_aO_2 \cdot 0{,}003)$$

Arteriovenöse Sauerstoffgehaltsdifferenz. Die arteriovenöse Sauerstoffgehaltsdifferenz $D_{a\bar{v}}O_2$ ist die Differenz zwischen arteriellem Sauerstoffgehalt (C_aO_2) und gemischtvenösem Sauerstoffgehalt ($C_{\bar{v}}O_2$). Mit der Erhöhung der Gewebsextraktion und der Verminderung des gemischtvenösen Sauerstoffgehaltes nehmen die arteriovenösen Sauerstoffgehaltsdifferenzen zu. Dies kommt typischerweise bei Patienten mit erniedrigtem Herzminutenvolumen vor. Patienten mit septischem Schock, Shunts, niedrigen Hämoglobinkonzentrationen oder verminderten P_{50}-Werten haben verringerte arteriovenöse Sauerstoffgehaltsdifferenzen. Arteriovenöse Sauerstoffgehaltsdifferenzen lassen sich leichter als Produkt aus 1,36, der Hämoglobinkonzentration und der Differenz zwischen arteriellen und gemischtvenösen Sauerstoffsättigungen berechnen.

$$D_{a\bar{v}}O_2 = C_aO_2 - C_{\bar{v}}O_2$$

4.2.9 Sauerstoffangebot

Sauerstofftransport, Sauerstoffangebot oder Sauerstoffverfügbarkeit ist ein Maß der Sauerstoffmenge, die zu den peripheren Geweben transportiert wurde und hängt von der Oxygenierung, der Hämoglobinkonzentration und dem Herzminutenvolumen ab. Das Sauerstoffangebot wird durch Multiplikation des Herzminutenvolumens mit dem arteriellen Sauerstoffgehalt errechnet. Das Sauerstoffangebot ist deshalb bei Patienten mit erniedrigtem Herzminutenvolumen, Anämie oder Hypoxämie vermindert.

Die Sauerstoffversorgung der Gewebe hängt sowohl von der Transportfähigkeit über das Gefäßsystem (ausgedrückt als Sauerstofftransport, berechnet oben) als auch vom Transport durch Diffusionsvorgänge ab [78]. Der extravasale Vorgang findet durch physikalische Diffusion statt und hängt vom Diffusionsgradienten für Sauerstoff sowie von der Geometrie des Mikrogefäßsystems und der Gewebe ab.

Der intravasale O_2-Transport kann unter klinischen Bedingungen berechnet werden, während die Bedeutung der Diffusion leider unbekannt bleibt. Wenn Zellen direkt an Kapillargefäße angrenzen, ist die Bedeutung des Abstandes für die Diffusion gering, und die Sauerstoffaufnahme hängt in erster Linie vom intravasalen Transport ab. Unter diesen Bedingungen wäre ein sehr niedriger kapillarer pO_2 ohne Gewebshypoxie und dem sich daraus ergebenden anaeroben Stoffwechsel möglich. Andererseits ist bei Diffusion über weitere Entfernungen die Sauerstoffversorgung der Gewebe extrem von der Diffusion abhängig, und ein hoher kapillarer pO_2 muß aufrechterhalten werden.

Der venöse pO_2, der den niedrigsten meßbaren Sauerstoffdruck im Gefäßsystem widerspiegelt, ist ein sensibler Indikator des noch niedrigeren Wertes auf Gewebe- oder zellulärer Ebene. Es wurde festgestellt, daß der venöse pO_2 dem Gewebe-pO_2 in vielen Fällen tatsächlich entspricht. Im allgemeinen sind die Diffusionsabstände in den meisten Geweben größer und es kann zum anaeroben Stoffwechsel kommen, wenn der venöse pO_2 auf 30 mm Hg abfällt. Unabhängig von der Diffusion muß der intravasale Sauerstofftransport natürlich erhalten bleiben, um den metabolischen Anforderungen zu entsprechen und den venösen pO_2 normal zu halten. Nach längeren Perioden mit niedrigem p_vO_2 als Folge von Hypoxie oder Zuständen verminderten Flusses kann es möglicherweise zu einer Zunahme der Kapillardichte und dadurch zu einer Erleichterung des diffusionsbedingten Transportes kommen. Es kann sogar manchmal schwierig sein, zu unterscheiden, ob ein niedriger p_vO_2 ein akutes oder chronisches Problem darstellt. Deshalb kann die Wichtigkeit von konsekutiven Proben nicht genug betont werden.

Trotz der Tatsache, daß der gemischtvenöse pO_2 eine Funktion des Sauerstofftransportes ist, hängt die quantitative p_vO_2-Veränderung von den qualitativen Veränderungen in den Determinanten des Sauerstofftransportes (CO, Hb und pO_2) ab. Es ist ganz offensichtlich, daß Veränderungen des Herzminutenvolumens entsprechend dem Fickschen Prinzip, den p_vO_2 invers verändern. Wenn jedoch der Sauerstofftransport durch eine Veränderung des C_aO_2 modifiziert wird, hängt die Wirkung auf den p_vO_2 davon ab, wie die C_aO_2-Veränderung verursacht wird. Derselbe C_aO_2-Wert kann sowohl mit normalem Hb und normalem pO_2, als auch mit erhöhtem Hb und vermindertem pO_2 erreicht werden. Für dasselbe Herzminutenvolumen kann der Sauerstofftransport zwar identisch, aber der p_vO_2 sehr unterschiedlich sein. Im allgemeinen ist die p_vO_2-Antwort auf Änderungen des Herzminutenvolumens und der Hämoglobinkonzentrationen am empfindlichsten bei den niedrigeren Herzminutenvolumen und Hämoglobinspiegeln. Außerdem sind diese Wirkungen additiv. Deshalb sind Erhöhungen des Hb bei Anämie zur Steigerung des p_vO_2-Wertes besonders wirkungsvoll, wenn das Herzminutenvolumen niedrig ist. Auf der anderen Seite werden Veränderungen des Hb oder des Herzminutenvolumens bei hohem Herzminutenvolumen oder Polyzythämie in Bezug auf eine Zunahme des p_vO_2-Wertes nur eine geringe Wirkung haben. Diese 3 Variablen (CO, Hb und pO_2) sind jedoch bei der Änderung des p_vO_2 außerordentlich wichtig und eine Abnahme des p_vO_2 rechtfertigt sicher ihre Bestimmung.

$$O_2 - \text{Angebot} = CO \cdot C_aO_2 \cdot 10.$$

4.2.10 Sauerstoffaufnahme

Die Sauerstoffaufnahme (VO_2) stellt die von den peripheren Geweben extrahierte Sauerstoffmenge dar. Die Sauerstoffaufnahme wird als Produkt aus

Herzminutenvolumen und arteriovenöser Sauerstoffgehaltsdifferenz berechnet.

$$VO_2 = CO \cdot (C_aO_2 - C_vO_2) \cdot 10$$

Die Sauerstoffaufnahme kann ebenso durch das Sammeln der Exspirationsluft gemessen werden. Sie ist gesteigert bei Sepsis, Thyreotoxikose und bei postoperativen Patienten.

4.2.11 Sauerstoffextraktionsrate

Das Sauerstoffutilisationsverhältnis oder die Sauerstoffextraktionsrate ist die abgegebene Sauerstoffmenge, die aufgenommen wird oder anders ausgedrückt, der Sauerstoffverbrauch (VO_2) geteilt durch den Sauerstofftransport. Die Sauerstoffextraktionsrate wird als arteriovenöse Sauerstoffgehaltsdifferenz geteilt durch den arteriellen Sauerstoffgehalt berechnet. Bei einem hohen Quotienten ist die Sauerstoffzufuhr inadäquat und der Bedarf übertrifft die Versorgung. Ein niedriger Quotient ist Folge eines übermäßigen Herzminutenvolumens oder eines anatomischen oder physiologischen Shunts. Einige Untersucher haben den Kehrwert der Sauerstoffextraktionsrate benutzt (O_2-Transport/VO_2), der als Sauerstoffabgabekoeffizient bezeichnet worden ist (COD).

$$\text{Sauerstoffextraktionsrate } \frac{C_{\bar{a}}O_2 - C_{\bar{v}}O_2}{C_{\bar{a}}O_2}$$

4.2.12 Venoarterielle Beimischung

Die venoarterielle Beimischung oder der pulmonale Shunt (Q_s/Q_t) mißt den Anteil des Gesamtblutflusses, der während der Passage durch die Lungen nicht sauerstoffangereichert wird. Die Gleichung zur Berechnung des Shunts lautet wie folgt:

$$\frac{Q_s}{Q_t} = \frac{C_{\bar{c}}O_2 - C_{\bar{a}}O_2}{C_{\bar{c}}O_2 - C_{\bar{v}}O_2}$$

wobei Q_s/Q_t der prozentuale Anteil des gesamten durch die Lunge geshunteten Herzminutenvolumens (Q_t) darstellt und $C_{\bar{c}}O_2$, $C_{\bar{a}}O_2$, $C_{\bar{v}}O_2$ die pulmonalkapillaren, arteriellen und gemischtvenösen Sauerstoffgehalte sind. Bei Berechnung des $C_{\bar{c}}O_2$-Wertes wird angenommen, daß die alveolären pO_2- und die pulmonalkapillaren pO_2-Werte identisch sind. Eine Veränderung des Herzminutenvolumens verursacht meistens eine ähnliche Veränderung des Shunts. Die resultierende Wirkung auf den Sauerstoffgehalt des arteriellen Blutes hängt davon ab, ob die Veränderung des pulmonalen Shunts gegenüber der Veränderung des gemischtvenösen Sauerstoffgehaltes überwiegt [79]. Wenn z. B. das Herzminutenvolumen abnimmt, wird der pO_2-Wert nur dann abnehmen, wenn der p_vO_2 mehr abnimmt als die venöse Beimischung. Da Herz-

und Lungenversagen oft gleichzeitig vorkommen, sind Messungen des pulmonalen Shunts als Index der Schädigung des Lungenparenchyms eine Hilfe bei der Differenzierung von pulmonalen und kardialen Komponenten des alveoloarteriellen Sauerstoffspannungsgradienten.

Literatur

1. Hurst JW (1978) The Heart. 4th Edition. McGraw Hill Book Co, New York
2. Braunwald E (1980) Heart Disease: A textbook of Cardiovascular Medicine. WB Saunders Co, Philadelphia
3. Grossman W (1980) Cardiac Catheterization and Angiography. 2nd Edition. Lea and Febiger, Philadelphia
4. The Society of Critical Care Medicine (1980) Critical Care: State of the Art, Vol 1, Fullerton, Calif
5. Spodick DH (1980) Physiologic and prognostic implications of invasive monitoring: Undetermined risk/benefit ratios in patients with heart disease (Editorial). Am J Cardiol 46:173–175
6. Patterson SW, Starling EH (1914) On the mechanical factors which determine the output of the ventricles. J Physiol 48:357–379
7. Calvin JE, Driedger AA, Sibbald WJ (1981) Does the pulmonary capillary wedge pressure predict left ventricular preload critically ill patients? Crit Care Med 9:437–443
8. Covell JW, Ross J, Taylor R, Sonnenblick EH, Braunwald E (1967) Effects of increasing frequency of contraction on the force velocity relation of the left ventricle. Cardiovasc Res 1:2–8
9. Sarin CL, Yalav E, Clement AJ, Braimbrigde MV (1970) The necessity for measurement of left atrial pressure after cardiac surgery. Thorax 25:185–189
10. Bell H, Stubbs D, Pugh D (1971) Reliability of central venous pressure as an indicator of left atrial pressure: A study in patients with mitral valve disease. Chest 59:169–173
11. Civetta JM, Gabel JC (1972) Flow directed-pulmonary artery catheterization in surgical patients: Indications and modifications of technic. Ann Surg 176:753–756
12. Byrick RJ, Nobel WH (1978) Influence of elevated pulmonary vascular resistance on the relationship between central venous pressure and pulmonary artery occluded pressure following cardiopulmonary bypass. Can Anaesth Soc J 25:106–112
13. Del Guercio LRM, Cohn, JD (1976) Monitoring: Methods and significance. Surg Clin North Am 56:977–994
14. Mangano DT (1980) Monitoring pulmonary arterial pressure in coronaryartery disease. Anesthesiology 53:364–370
15. Forrester JS, Diamond G, McHugh TJ, Swan HJC (1971) Filling pressures in the right and left sides of the heart in acute myocardial infarction. N Engl J Med 285:190–193
16. Toussaint GPM, Burgess JH, Hampson LG (1974) Central venous pressure and pulmonary wedge pressure in critical surgical illness. Arch Surg 109:265–269
17. Civetta JM, Gabel JC, Laver MB (1971) Disparate ventricular function in surgical patients. Forum 22:136–139
18. DeLaurentis DA, Hayes M, Matsumoto T, Wolferth CC (1973) Does central venous pressure accurately reflect hemodynamic and fluid volume patterns in the critical surgical patient? Am J Surg 126:415–418
19. Hellems HK, Haynes FW, Dexter L, Kinney TD (1948) Pulmonary capillary pressure in animals estimated by venous and arterial catheterization. Am J Physiol 155:98–105
20. Lagerlof H, Werko L (1949) Studies on the cirulation of blood in man. Scand J Clin Lab Invest 1:147–161
21. Batson GA, Chandrasekhar KP, Payas Y, Rickards DF (1972) Measurement of pulmonary wedge pressure by the flow directed Swan-Ganz catheter. Cardiovasc Res 6:748–752

22. Rapaport E, Dexter L (1953) Pulmonary "capillary" pressure. Methods Med Res 7:85–93
23. Lappas D, Lell WA, Gabel JC, Civetta JM, Lowenstein E (1973) Indirect measurement of left-atrial pressure in surgical patients – pulmonarycapillary wedge and pulmonary-artery diastolic pressures compared with leftatrial pressure. Anesthesiology 38:394–397
24. Suter PW, Lindauer JM, Fairley HB, Schlobohm RM (1975) Errors in data derived from pulmonary artery blood gas values. Crit Care Med 3:175–181
25. Pace NL (1977) A critique of flow-directed pulmonary arterial catheterization. Anesthesiology 47:455–465
26. Brewster H, McLlroy MB (1973) Blood gas tensions and pH of pulmonary "wedge" samples in patients with heart disease. J. Appl. Physiol. 34:413–416
27. Falicov RE, Resnekov L (1970) Relationship of the pulmonary artery end-diastolic pressure of the left ventricular end-diastolic and mean filling pressures in patients with and without left ventricular dysfunction. Cirulation 42:65–73
28. Jenkins BS, Bradley RD, Branthwaite MA (1970) Evaluation of pulmonary arterial end-diastolic pressure as an indirect estimate of left atrial mean pressure. Circulation 42:75–78
29. Bouchard RJ, Gault JH, Ross J (1971) Evaluation of pulmonary arterial end-diastolic pressure as an estimate of left ventricular end-diastolic pressure in patients with normal and abnormal left ventricular performance. Circulation 44:1072–1079
30. Epps RG, Adler RH (1953) Left atrial and pulmonary capillary pressures in mitral stenosis. Brit Heart J 15:298–304
31. Fitzpatrick GF, Hampson LG, Burgess JH (1972) Bedside determination of left atrial pressure. C M A J 106:1293–1298
32. Walston A, Kendall ME (1973) Comparison of pulmonary wedge and left atrial pressure in man. Am Heart J 86:159–164
33. Sapru RP, Taylor SH, Donald KW (1968) Comparison of the pulmonary wedge pressure with the left ventricular end-diastolic pressure in man. Clin Sci 34:125–140
34. Rahimtoola SH, Loeb HS, Ehsani A, Sinno MZ, Chuquimia R, Lal R, Rosen KM, Gunnar RM (1972) Relationship of pulmonary artery to left ventricular diastolic pressures in acute myocardial infarction. Circulation 46:283–290
35. Fisher ML, DeFelice CE, Parisi AF (1975) Assessing left ventricular filling pressure with flow-directed (Swan-Ganz) catheters. Chest 68:542–547
36. Hobelmann CF, Smith DE, Virgilio RW, Shapiro AR, Peters RM (1974) Left atrial and pulmonary artery wedge pressure difference with positive end-expiratory pressure. Surg Forum 25:232–234
37. Lozman J, Powers SR, Older T, Dutton RE, Roy RJ, English M, Marco D, Eckert C (1974) Correlation of pulmonary wedge and left atrial pressures. Arch Surg 109:270–277
38. Qvist J, Pontoppidan H, Wilson RS, Lowenstein E, Laver MB (1975) Hemodynamic responses to mechanical ventilation with PEEP: The effect of hypervolemia. Anesthesiology 42:45–55
39. Hobelmann CF, Smith DE, Virgilio RW, Shapiro AR, Peters RM (1975) Hemodynamic alterations with positive end-expiratory pressure: The contribution of the pulmonary vasculature. J Trauma 15:951–959
40. Downs JB, Douglas ME, Sanfelippo PM, Stanford W, Hodges MR (1977) Ventilatory pattern, intrapleural pressure, and cardiac output. Anesth Analg 56:88–95
41. Scharf SM, Caldini P, Ingram RH (1977) Cardiovascular effects of increasing airway pressure in the dog. Am J Physiol 232:H35–H43
42. Zapol WM, Snider MT (1977) Pulmonary hypertension in severe acute respiratory failure. N Engl J Med 296:476–480
43. Roy R, Powers SR, Feustel PJ, Dutton RE (1977) Pulmonary wegde catheterization during positive end-expiratory pressure ventilation in the dog. Anesthesiology 46:385–390
44. Manny J, Patten MT, Liebman PR, Hechtman HB (1978) The association of lung distention, PEEP and biventricular failure. Ann Surg 187:151–157
45. Cassidy SS, Robertson CH, Pierce AK, Johnson RL (1978) Cardiovascular effects of positive end-expiratory pressures in dogs. J Appl Physiol 44:743–750
46. Jardin F, Farcot JC, Boisante L, Curien N, Margairaz A, Bouedaris JP (1981) Influence

of positive end-expiratory pressure on left ventricular performance. N Engl J Med 304:387–392
47. Kane PB, Askanazi J, Neville JF, Mon RL, Hanson EL, Webb WR (1978) Artifacts in the measurement of pulmonary artery wedge pressure. Crit Care Med 6:36–38
48. Davison R, Parker M, Harrison RA (1978) The validity of determinations of pulmonary wedge pressure during mechanical ventilation. Chest 73:352–355
49. Calvin JE, Driedger AA, Sibbald WJ (1981) Positive end-expiratory pressure (PEEP) does not depress left ventricular function in patients with pulmonary edema. Am Rev Respir Dis 124:121–128
50. Neville JF, Askanazi J, Mon RL, Kane PB, Hanson EL, Webb WR (1975) Determinants of pulmonary artery wedge pressure. Surg Forum 26:206–208
    Artifacts in the measurement of pulmonary artery wedge pressure. Crit Care Med 6:36–38
51. Tooker J, Huseby J, Butler J (1978) The effect of Swan-Ganz catheter height on the wedge pressure-left atrial pressure relationship in edema during positive-pressure ventilation. Am Rev Respir Dis 117:721–725
52. Todd TRJ, Baile EM, Hogg JC (1978) Pulmonary arterial wedge pressure in hemorrhagic shock. Am Rev Respir Dis 118:613–616
53. Shasby DM, Dauber IM, Pfister S, Anderson JT, Carson SB, Manart F, Hyers TM (1981) Swan-Ganz catheter location and left atrial pressure determine the accuracy of the wedge pressure when positive end-expiratory pressure is used. Chest 80:666–670
54. West JB, Dollery CT, Naimark A (1964) Distribution of blood flow in isolated lung: Relation to vascular and alveolar pressures. J Appl Physiol 19:713–724
55. Cross CJ, Cain HD, Deation WJ, Summerhill S, Stevens PM (1978) Vertical relationships of the pulmonary artery catheter tip and transducer reference point in estimation of the left atrial pressure. Am Rev Respir Dis 177(Abstract):105
56. Kronberg GM, Quan SF, Schlobohm RM, Lindauer JM, Goodman PC (1979) Anatomic locations of the tips of pulmonary-artery catheters in supine patients. Anesthesiology 51:467–469
57. Orta DA, Eisen S, Yergin BM, Olsen GN (1979) Segmental pulmonary angiography in the critically ill patients using a flow-directed catheter. Chest 76:269–273
58. Rao BS, Cohn KE, Eldridge FL, Hancock EW (1968) Left ventricular failure secondary to chronic pulmonary disease. Am J Med 45:229–241
59. Lockhart A, Tzareva M, Nader F, Leblanc P, Schrijen F, Sadoul P (1969) Elevated pulmonary artery wedge pressure at rest and during exercise in chronic bronchitis: Fact or fancy. Clin Sci 37:503–517
60. Rice DL, Awe RJ, Gaasch WH, Alexander JK, Jenkins DE (1974) Wedge pressure measurement in obstructive pulmonary disease. Chest 66:628–632
61. Gabriel S (1971) The difference between the pulmonary artery diastolic pressure and the pulmonary wedge pressure in chronic lung disease. Acta Med Scand 190:555–559
62. Jonsson B, Sanai S (1969) The reliability of diastolic pressure measurement in the pulmonary artery as an index of mean left atrial pressure. Cardiologia 54:329–335
63. Forsberg SA (1971) Relations between pressure in pulmonary artery, left atrium and left ventricle with special reference to events at end diastole. Brit Heart J 33:494–499
64. Subramanian VA, Hai MA, Sherman MM, Berger RL (1975) Filling pressures of the heart following open-heart surgery. Surg Forum 26:236–237
65. Humphrey CB, Oury JH, Virgilio RW, Gibbons JA, Folkerth TL, Shapiro AR, Fosburg RG (1976) An analysis of direct and indirect measurements of left atrial filling pressure. J Thorac Cardiovasc Surg 71:643–647
66. Balcon R, Bennett ED, Sowton GE (1972) Comparison of pulmonary artery diastolic and left ventricular and diastolic pressure in patients with ischaemic heart disease. Cardiovasc Res 6:172–175
67. Scheinman M, Evans TG, Weiss A, Rapaport E (1973) Relationship between pulmonary artery end-diastolic pressure and left ventricular filling pressure in patients in shock. Circulation 47:317–324
68. Herbert WH (1972) Limitations of pulmonary artery end-diastolic pressure. N Y State J Med 72:229–232

69. Goldman RH, Klughaupt M, Metcalf T, Spivack AP, Harrison DC (1968) Measurement of central venous oxygen saturation in patients with myocardial infarction. Circulation 38:941–946
70. Barratt-Boyes BG, Wood EH (1957) The oxygen saturation of blood in the venae cavae, right-heart chambers, and pulmonary vessels of healthy subjects. J Lab Clin Med 50:93–106
71. Scheinman MM, Brown MA, Rapaport E (1969) Critical assessment of use of central venous oxygen saturation as a mirror of mixed venous oxygen in severely ill cardiac patients. Circulation 40:165–172
72. Horovitz JH, Carrico CJ, Shires GT (1971) Venous sampling sites for pulmonary shunt determinations in the injured patient. J Trauma 2:911–914
73. Lee J, Wright F, Barber R, Stanley L (1972) Central venous oxygen saturation in shock: A study in man. Anesthesiology 36:472–478
74. Dongre SS, McAslan TC, Shin B (1977) Selection of the source of mixed venous blood samples in severely traumatized patients. Anesth Analg 56:527–532
75. Shapiro HM, Smith G, Pribble AH, Murray JA, Cheney FW (1974) Errors in sampling pulmonary arterial blood with a Swan-Ganz catheter. Anesthesiology 40:291–295
76. Mihm F, Feeley TW, Rosenthal M, Raffin TA (1980) The lack of effect of variable blood with drawal rates on the measurement of mixed venous oxygen saturation. Chest 78:452–455
77. Douglas ME (1980) So much, so little. (Editorial). Chest 78:418
78. Tenney SM, Mithoefer JC (1982) The relationship of mixed venous oxygenation to oxygen transport: With special reference to adaptions to high altitude and pulmonary disease. Am Rev Respir Dis 125:474–479
79. Cheney FW, Colley PS (1980) The effect of cardiac output on arterial blood oxygenation. Anesthesiology 52:496–503

5 Einsatz des Pulmonalarterienkatheters — Fallbesprechungen

C. L. Sprung, B. H. Ruben, J. M. Civetta, L. J. Jacobs

5.1 Pneumonie oder Linksherzversagen mit Stauung
(C. L. Sprung)

Aufgenommen wurde ein 49jähriger Mann, der über Schwäche, Appetitlosigkeit, Übelkeit, Erbrechen und Durchfall sowie seit 2 Wochen über Husten klagte. Der Patient hatte 39,4 °C Fieber und seit 2 Tagen Schüttelfrost. Seit 5 Jahren war eine gut differenzierte, diffuse, lymphozytenreiche Lymphogranulomatose bekannt. Der Krankheitsverlauf wurde in den letzten Monaten durch einen rückenmarksnahen Tumor kompliziert. Durch die Kompression des Rückenmarks trat eine Paraplegie auf, die sich jedoch nach Bestrahlung teilweise zurückbildete. Bei dem Patienten wurde kürzlich eine Chemotherapie mit Zyclophosphamid, Vincristin, Bleomycin, Adriamycin und Prednisolon durchgeführt.

Die körperliche Untersuchung zeigte einen kachektischen Patienten in reduziertem Allgemeinzustand. Körpertemperatur: 39,4 °C, Puls: 110/min, RR: 124/74 mm Hg, Atemfrequenz: 20/min.

Es bestand eine generalisierte Alopezie. Es konnten ein $2 \cdot 3$ cm großer Tumor in der linken hinteren Zervikalregion sowie ausgedehnte Lymphome beidseits inguinal palpiert werden. Der Auskultationsbefund des Thorax war unauffällig, die Untersuchung des Herzens erbrachte weder Geräusche noch einen Galopprhythmus. Es bestand ein geringer Druckschmerz im Unterbauch, keine Hepatomegalie, die Darmperistaltik war normal. Die Costovertebralgelenke waren beidseitig druckschmerzhaft. Am Steiß befand sich ein 10 cm großes, altes, abheilendes Dekubitalgeschwür. Das Ulcus war weder gerötet noch schmerzhaft, überwärmt oder nässend. Die neurologische Untersuchung zeigte einen orientierten Patienten mit Muskelschwäche in den unteren Extremitäten.

In der Röntgenaufnahme des Thorax fand sich eine schon vor einiger Zeit beschriebene Verschattung des rechten Hilus, das EKG war normal.

Blutbild: 29 000/mm^3 mit Linksverschiebung, Hämatokrit 29 %, Thrombozyten 68 000/mm^3, Harnstoff-N 23 mg/dl, Kreatinin 1,4 mg/dl, Gesamteiweiß 5,1 g/dl, Albumin 2,9 g/dl. Der Urinstatus zeigte massenhaft Leukozyten und war 4fach positiv auf Bakterien. Der Patient wurde wegen Urosepsis mit Cephalothin und Tobramycin behandelt und erhielt Bluttransfusionen. In Urin- und Blutkulturen konnte Staphylokokkus aureus nachgewiesen werden. Nach 2 Tagen normalisierte sich die Leukozytenzahl und der Patient war entfiebert. Im weiteren Verlauf traten jedoch unter antibiotischer Therapie wieder Schüt-

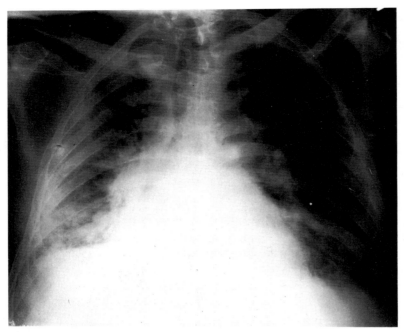

Abb. 5.1. Röntgenaufnahme der Lunge mit diffusen, bilateralen Infiltraten. Die Pulmonalarterienkatheterisierung erfolgte zur Differentialdiagnose zwischen Pneumonie und kardialer Stauung

telfröste und Temperaturanstiege bis 38,9 °C auf. Die Ursache war eine Unterlappenpneumonie rechts. Gram-Präparat und Sputumkulturen brachten kein Ergebnis. Eine atypische Pneumonie wurde als unwahrscheinlich erachtet, sicherheitshalber wurde aber Erythromycin angesetzt. Während des Krankenhausaufenthaltes sank der Serumproteingehalt trotz Hyperalimentation weiter ab und der Patient entwickelte Anasarka. Bei zunehmender Dyspnoe konnten über dem gesamten rechten Thorax sowie über der unteren Hälfte links Rasselgeräusche auskultiert werden. Zu dieser Zeit war der Patient hypoxisch und benötigte eine inspiratorische Sauerstoffkonzentration (F_IO_2) von 40 %, um eine arterielle Sauerstoffspannung über 60 mm Hg aufrechtzuerhalten. Die aktuelle Röntgenaufnahme des Thorax zeigt Abb. 5.1. Da klinisch nicht zu unterscheiden war, ob die diffusen bilateralen Infiltrate Ausdruck einer pulmonalvenösen Stauung (kein S_3-Galopp auskultierbar), einer Volumenüberlastung bei Hypoproteinämie und niedrigem kolloidosmotischen Druck oder des Fortschreitens der Pneumonie waren, wurde ein PAK gelegt. Das Herzminutenvolumen betrug 9,0 l/min/m^2, der Herzindex 4,4 l/min/m^2, der zentrale Venendruck (ZVD) 2 mm Hg, der pulmonalarterielle Druck 35/12 mm Hg und der pulmonalkapilläre Verschlußdruck (PWP) 5 mm Hg. Der kolloidosmotische Druck lag bei 14,7 mm Hg. Wegen der fortschreitenden Pneumonie unter Immunsuppression wurde eine offene Lungenbiopsie durchgeführt.

Diskussion. Bei Vorliegen von Atemnot und beidseitigen pulmonalen Infiltraten hat sich der PAK als unverzichtbar erwiesen, um eine primär kardiale Ätiologie von einer primär pulmonalen differenzieren zu können. Mit dem ursprünglichen PAK konnte kein Herzzeitvolumen bestimmt werden. Man konnte nur hydrostatische Drücke, v. a. den pulmonalkapillären Verschlußdruck (PWP) als Maß für den linksatrialen Füllungsdruck messen. Durch Messung dieser Druckwerte kann der Beitrag der kardialen sowie der pulmonalen Symptomatik zum Gesamtkrankheitsbild des Patienten genauer bestimmt werden. Die Bestimmung des Herzzeitvolumens kann eine weitere Hilfe sein. Der Patient mit einem Linksherzversagen hat ein vermindertes Herzminutenvolumen und einen erhöhten PWP und ZVD, der Patient mit einer pulmonalen Störung dagegen hat ein normales oder erhöhtes Herzminutenvolumen, einen normalen oder niedrigen PWP, der ZVD kann erhöht sein. Bei Patienten mit kardialen Störungen ist der Gradient zwischen diastolischem Pulmonalarteriendruck und dem PWP üblicherweise normal, bei Patienten mit pulmonalen Störungen dagegen erhöht. Der Patient mit Volumenüberlastung weist einen erhöhten PWP und ZVD, jedoch ein normales Herzminutenvolumen auf. Viele Patienten, die auf einer Intensivstation aufgenommen werden, leiden an einem Multiorganversagen. Die Komplexität ihrer Erkrankung macht es schwierig, anhand klinischer Befunde allein die kardialen von den pulmonalen Ursachen ihres Problems zu trennen. Dieser Patient ist dafür ein gutes Beispiel, da er mehrere medizinische Probleme bot. Die Ätiologie seines Lungenversagens war unsicher, obwohl klinisch eine Infektion vermutet wurde. Mögliche Ursachen der pulmonalen Symtomatik waren:

1) eine bakterielle Infektion (vorausgegangene Staphylokokkeninfektion);
2) eine Pilzinfektion (Sproßpilze konnten im Urin nachgewiesen werden);
3) eine Virusinfektion;
4) eine Tuberkulose oder eine atypische Pneumonie;
5) die vorausgegangene Chemotherapie (Bleomycin oder Zyklophosphamid) bzw. die Bestrahlung des Brustkorbes und
6) Linksherzversagen.

Hätte es sich um eine Volumenüberlastung oder ein Linksherzversagen gehandelt, hätte dies effektiv behandelt werden können, eine offene Lungenbiopsie wäre vermieden worden. Das erhöhte Herzminutenvolumen bzw. der erhöhte Herzindex bei anhaltend niedrigem oder normalem PWP sprachen gegen ein Linksherzversagen oder eine Volumenüberlastung. Mit Hilfe des PAK konnten diese beiden Ursachen des Lungenversagens ausgeschlossen werden. Angesichts der ineffektiven Therapie bei weiterhin ungeklärter Ätiologie wurde bei dem immunsupprimierten Patienten eine offene Lungenbiopsie durchgeführt. Die histologische Untersuchung zeigte eine interstitielle Pneumonie, in den Färbungen konnten keine Bakterien, säurefesten Stäbchen oder Pilze nachgewiesen werden. Im Lungengewebe, das in das Center for Disease Control eingeschickt wurde, gelang der positive Nachweis von Legionella dunofii. Die Erythromycintherapie, die ohne sichere klinische Indikation begonnen wurde, war vermutlich lebensrettend. Der Patient konnte von der Intensivstation verlegt werden und war nach wenigen Tagen fieberfrei.

5.2 Myokardinfarkt mit Komplikationen
(C. L. SPRUNG)

Bei einem 66jährigen Mann führten seit einigen Stunden bestehende, dumpfe retrosternale Schmerzen zur Klinikaufnahme. Anamnestisch waren ein Myokardinfarkt, ein Linksherzversagen sowie ventrikuläre Arrhythmien bekannt. Der Schmerz strahlte nicht aus und war von Schweißausbrüchen und dem Gefühl einer drohenden Synkope begleitet. Drei Kapseln Nitroglycerin brachten keine Erleichterung. Die Medikation des Patienten bestand aus Digoxin, Furosemid, Chinidinsulfat und Kalziumchlorid.

Die körperliche Untersuchung erbrachte folgende Befunde: RR 110/70 mm Hg, Puls 96/min, Atemfrequenz 18/min, beidseits basale Rasselgeräusche, Herzspitzenstoß im 6. Interkostalraum 2 cm lateral der Medioklavikularlinie und einen S_4-Galopp.

Das Blutbild zeigte 12 000 Leukozyten/mm^3 und einen Hämatokrit von 42,9%. Die arterielle Blutgasanalyse mit 2 l O_2/min über eine Nasensonde erbrachte einen pH von 7,48, einen pO_2 von 81 mm Hg und einen pCO_2 von 30 mm Hg. Im Röntgenbild des Thorax bestanden eine Kardiomegalie und eine Stauung. Das Aufnahme-EKG zeigte einen akuten Myokardinfarkt.

Klinischer Verlauf. Die anhaltenden retrosternalen Schmerzen besserten sich nach 5 mg Morphin. Häufige polytope, früh einfallende ventrikuläre Extrasystolen, teilweise als Couplets, wurden mit einem Bolus sowie einer anschließenden Dauerinfusion von Lidocainhydrochlorid behandelt. Die Herzenzyme waren mit einer Creatinphosphokinase (CPK) von 1 065 U/l und ebenfalls erhöhten CK-MB im pathologischen Bereich.

Ein mehrfach auftretender Knotenrhythmus mit einer Herzfrequenz zwischen 40−50/min führte jeweils zu Hypotonie (RR 70/50). Die Bradykardie konnte durch Atropin behoben werden, der Patient erhielt einen passergeren, transvenösen Schrittmacher. Einige Stunden später wurde der Patient trotz einer Herzfrequenz von 70/min erneut hypotensiv (RR 75/50). Eine Volumengabe von 100 ml physiologischer Kochsalzlösung brachte keinen Anstieg des Blutdrucks. Es wurde mit einer Dopamininfusion begonnen und ein PAK gelegt. Das erste hämodynamische Profil zeigt Profile Chart 5.1,* s. S. 139 (Profil $^\#$1).

Zusätzlich zu Dopamin wurde jetzt Natriumnitroprussid eingesetzt, und erneut ein hämodynamisches Profil erstellt (Profile Chart 5.1, Profil $^\#$2). Um das Herzminutenvolumen noch zu steigern, wurde die Schrittmacherfrequenz weiter erhöht (Profil $^\#$3).

Während der nächsten Tage wurde der PWP so hoch gehalten, daß das Herzminutenvolumen möglichst groß blieb, ein Lungenödem jedoch vermieden wurde. Ein normaler Sinusrhythmus kehrte zurück und Dopamin und Natriumnitroprussid konnten ausgeschlichen werden.

---

* Unveränderte Übernahme der am. Fassung; Erläuterungen (Abk., Symbole) s. S. 198.

Myokardinfarkt mit Komplikationen

Profile Chart 5.1 Cardiopulmonary profile of patient with a complicated myocardial infarction

Enter:	Date/time:	#1	#2	#3
Cardiac output (CO)		3.2	3.6	3.9
Systolic blood pressure (SBP)		100	100	105
Diastolic blood pressure (DBP)		70	62	72
Mean arterial pressure (MAP)		80	75	83
Heart rate (HR)		70	65	102
Mean pulmonary artery pressure (MPAP)		32	26	28
Pulmonary artery wedge pressure (PWP)		27	21	20
Central venous pressure (CVP)		25	18	16
Body surface area (BSA)		1.5	1.5	1.5
Data:				
Stroke volume (SV)		45.7	55.4	38.2
Cardiac index (CI)		2.1	2.4	2.6
Stroke index (SI)		30.5	36.9	25.5
Right ventricular stroke work (RVSW)		3	4	4
RVSW/CVP ratio		0.12	0.22	0.25
Left ventricular stroke work (LVSW)		22	27	22
LVSW/PWP ratio		0.81	1.29	1.1
Systemic vascular resistance (SVR)		1373	1265	1373
Pulmonary vascular resistance (PVR)		125	111	164
Enter:				
Hemoglobin (Hgb)		13.2	13.2	13.2
FIO_2		0.4	0.4	0.4
$PaCO_2$		34	36	37
PaO_2		69	74	85
SaO_2		0.94	0.95	0.96
PvO_2		27	30	32
SvO_2		0.52	0.60	0.63
DATA:				
Capillary O_2 content (CcO_2)		18.7	18.7	18.7
Mixed Venous O_2 content (CvO_2)		9.4	10.9	11.4
Arterial O_2 content (CaO_2)		17.1	17.3	17.5
Arteriovenous O_2 content difference ($avDO_2$)		7.7	6.4	6.1
O_2 delivery		547	623	683
O_2 consumption (VO_2)		246	230	238
O_2 utilization ratio		0.45	0.37	0.35
Intrapulmonary shunt (Qs/Qt)		0.17	0.18	0.16
PaO_2/FIO_2		173	185	213

Vasopressors or vasodilators (μ/k/m)		Dopa 5	Dopa 5/	Dopa 5/
PEEP			Nipride 1	Nipride 1
Respirator rate				
Tidal volume				
PIP				

Diskussion. Erfahrungen mit koronarkranken Patienten und umfangreiche Forschungsergebnisse über den akuten Myokardinfarkt haben in den letzten 10 Jahren die Behandlung dieser bedrohlichen Erkrankung erheblich verändert. Die Krankenhausmortalität ist seit der Schaffung von Intensivstationen und unter wirksamen antiarrhytmischen Therapiemöglichkeiten von 30% auf 15% gefallen. In den Vordergrund ist nun die andere Hauptkomplikation des akuten Myokardinfarkts, das „mechanische Pumpversagen", geraten sowie die Hoffnung, ischämisches Myokard zu retten. Die Herzinsuffizienz ist die Hauptursache der Krankenhausmortalität mit akutem Myokardinfarkt. Bei 1/3 der Patienten bleibt eine normale linksventrikuläre Funktion während der Phase des akuten Myokardinfarkts erhalten. Die Ausdehnung des Infarktes korreliert häufig mit der Entstehung und dem Grad der Herzinsuffizienz. Das Ausmaß der linksventrikulären Funktionsstörung steht in direkter Beziehung zur Krankenhausmortalität. Deshalb kann es nicht überraschen, daß klinische oder hämodynamische Einteilungen der Herzinsuffizienz gute prognostische Kriterien für das Überleben darstellen.

Die klinische Klassifikation von Killip teilt Patienten in 4 Gruppen ein [3].

Gruppe 1: keine Zeichen der pulmonalen Stauung;
Gruppe 2: mäßige Herzinsuffizienz mit Tachypnoe, basalen Rasselgeräuschen und einem S_3-Galopp;
Gruppe 3: schweres Herzversagen;
Gruppe 4: Schock.

Die Mortalität in den 4 Gruppen beträgt 0−5%, 10−20%, 35−45% bzw. 85−95%. Forrester et al. [4] verglichen eine klinische Klassifizierung nach dem Ausmaß der Stauung und der peripheren Hypoperfusion mit einer hämodynamischen Klassifikation. Die klinische Klassifikation war:

Gruppe 1: keine Lungenstauung oder periphere Hypoperfusion;
Gruppe 2: Lungenstauung ohne periphere Hypoperfusion;
Gruppe 3: periphere Hypoperfusion ohne Stauung;
Gruppe 4: sowohl Hypoperfusion als auch Stauung.

Das hämodynamische Korrelat zu dieser Klassifizierung, das sich auf den pulmonalen Wedgedruck (größer oder kleiner bzw. gleich 18 mm Hg) und auf den Herzindex (größer oder kleiner bzw. gleich 2,2 l/min/m²) bezieht, ist in

Tabelle 5.1. Mortalitätsraten nach klinischer bzw. hämodynomischer Einteilung (A pulmonalkapillärer Verschlußdruck > 18mm Hg; B Herzindex < 2,2 l/min/m²)

Gruppe	Lungenstauung (A)	Periphere Hypoperfusion (B)	Mortalität klinische [%]	hämodynamische [%]
1	−	−	(1)	(3)
2	+	−	(11)	(9)
3	−	+	(18)	(23)
4	+	+	(60)	(51)

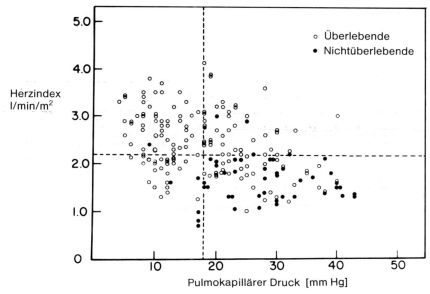

Abb. 5.2. Beziehung zwischen pulmokapillärem Verschlußdruck (PWP) und Herzindex bei Patienten mit akutem Herzinfarkt. Die *gestrichelten Linien* markieren PWP-Drücke von 18 mm Hg und Herzindices von 2,2 l/min/m². Es zeigt sich, daß die linksventrikuläre Funktion bei Patienten mit akutem Herzinfarkt in einem großen Bereich variiert und die Mortalität mit Verschlechterung der Herzfunktion zunimmt. (Reproduziert nach Forrester et al. 1976 [4])

Tabelle 5.1 dargestellt. Die klinische Klassifikation kann in 70% der Fälle die hämodynamisch begründete Einteilung genau voraussagen. Es überrascht nicht, daß die Mortalitätsraten sowohl in der klinischen als auch in der hämodynamischen Klassifikation vergleichbar sind. Bei der Mehrzahl der Patienten werden die hämodynamischen Parameter in den klinischen Kriterien widergespiegelt. Leider ist jedoch bei 15% der Patienten mit einem PWP > 18 mm Hg die klinisch begründete Vorhersage des hämodynamischen Zustandes nicht zutreffend; dies gilt ebenfalls nicht bei 25% der Patienten mit einem Herzindex < 2,2 l/min/m². Die letztgenannte Fehleinschätzung geschieht typischerweise bei Patienten mit Lungenstauung. Bei Vorliegen einer peripheren Hypoperfusion steigt die Mortalität erheblich an.

Die Katheterisierung der A. pulmonalis wird bei akutem Myokardinfarkt bei folgenden Indikationen durchgeführt (eine ausführliche Darstellung erfolgte in Kap. 1): Hypotension, Stauung, Sinustachykardie, Hypertension, akute Mitralregurgitation, Ventrikelseptumdefekt, Perikardtamponade, rechtsventriklulärer Infarkt und Beurteilung der Auswirkungen von Maßnahmen zur Verringerung der Infarktgröße.

Wurde ein PAK aus einem der oben genannten Gründen gelegt, wird der Patient entsprechend der hämodynamischen Parameter einer der 4 Gruppen zugeordnet. Anhand der hämodynamischen Überwachung wird durch Senkung des erhöhten PWP die pulmonalvenöse Stauung gemindert, die Hypotension wird durch Anheben des niedrigen Herzminutenvolumens beseitigt. Das therapeutische Ziel besteht darin, durch diese Maßnahmen die Infarzierung von ischämischem Myokard zu verhindern und die Überlebenschancen des Patienten zu verbessern. Dieses therapeutische Ziel wird dann erreicht, wenn es gelingt, eine Verschlechterung des Verhältnisses von myokardialem Sauerstoffangebot und Sauerstoffverbrauch zu verhindern. Das Sauerstoffangebot an das Myokard ergibt sich aus dem Produkt von koronarem Blutfluß und arteriellem Sauerstoffgehalt. Im Gegensatz zu anderen Organen, die bei Bedarf die Sauerstoffextraktion erhöhen können, liegt im Myokard schon unter Ruhebedingungen eine fast maximale Extraktionsrate vor. Eine Steigerung des Sauerstoffverbrauchs wird durch eine Erhöhung des koronaren Blutflusses gedeckt. Bei einem Patienten mit einer fixierten Koronarstenose läßt sich jedoch der Blutfluß nicht steigern. In dieser Situation kann es zur Ausdehnung der Ischämie oder Infarzierung kommen. Ist dies der Fall, bestehen kaum therapeutische Möglichkeiten, das Sauerstoffangebot zu erhöhen; die Behandlung zielt auf eine Verringerung des Sauerstoffverbrauchs. Senken eines erhöhten PWP kann die Koronarperfusion verbessern. Da Patienten mit unterschiedlicher hämodynamischer Konstellation verschieden auf die Therapie ansprechen, wird das Vorgehen für die einzelnen Patienten durch die Höhe des PWP und die Größe des Herzminutenvolumens bestimmt. Die Kriterien der Therapie der gestörten Herzfunktion basieren zum einen auf der Einschätzung der hämodynamischen Parameter, zum anderen auf der Kenntnis der Auswirkung der therapeutischen Maßnahmen sowohl auf die kardiale Funktion als auch auf den myokardialen Stoffwechsel.

Es folgt die Diskussion der therapeutischen Möglichkeiten in jeder der von Forrester beschriebenen Untergruppen.

Der Patient ohne Komplikationen (Gruppe 1) bietet in der Regel normale hämodynamische Parameter, eine spezielle Therapie ist meist nicht erforderlich. Viele dieser Patienten zeigen einen erhöhten systolischen Blutdruck, eine Tachykardie oder sogar einen erhöhten PWP. Bei vielen dieser Patienten genügen bereits Bettruhe und Sedierung. Obwohl eine Korrektur dieser Determinanten des myokardialen Sauerstoffverbrauchs theoretisch sinnvoll erscheint, gibt es keine Untersuchung am Menschen, die den Einsatz von Propranolol (bei Tachykardie und Hypertension), von Antihypertensiva, Sauerstoff, Steroiden, Glucose-Insulin-Kalium oder anderen Maßnahmen als nutzbringend nahelegt. Kürzlich konnte jedoch gezeigt werden, daß β-Blocker die Mortalität nach akutem Myokardinfarkt verringern [5].

Gruppe 2 umfaßt Patienten mit Lungenstauung ohne periphere Hypoperfusion. Die Therapie zielt hier auf eine Senkung des PCWP unter einen Wert, der eine Lungenstauung bewirkt; er sollte jedoch so hoch bleiben, daß daraus nach dem Starling-Mechanismus kein vermindertes Herzminutenvolumen resultiert. Bei Patienten mit Myokardinfarkt wird dieses Ziel üblicherweise bei einem PCWP zwischen 15 und 20 mm Hg erreicht. Unter diesem Wert bildet sich eine Lungenstauung nach 12–48 h [6] ohne oder mit nur geringem Abfall des Herzminutenvolumens zurück. Dies wird durch den exponentiellen Verlauf der Druck-Volumen-Kurve des Herzventrikels einerseits und aus der logarithmischen Form der Starling-Kurve andererseits möglich (Abb. 5.3).

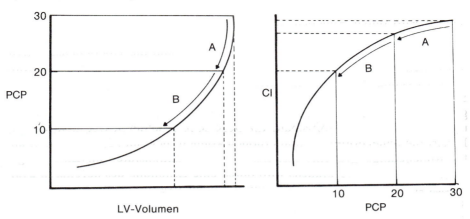

Abb. 5.3. Die exponentielle Beziehung zwischen pulmokapillärem Verschlußdruck (*PCP*) und linksventrikulärem (*LV*) Volumen (*links*) und die logarithmische Beziehung zwischen Herzindex (*CI*) und *PCP* (*rechts*). Bei Abnahme des *PCP* von 30 auf 20 mm Hg (*A*) verändert sich das linksventrikuläre Volumen wenig. Wenn jedoch der *PCP* von 20 auf 10 mm Hg abfällt (*B*), nimmt das linksventrikuläre Volumen substantiell ab. Die unterschiedlichen Veränderungen des Herzindex bei derselben Reduktion des *PCP* ist rechts dargestellt. Eine geringe Änderung des linksventrikulären diastolischen Volumens (*A*) führt zu einer geringen Änderung der Vorlast und des Herzzeitvolumens. Wenn die Vorlast durch Abfall des *PCP* (*B*) wesentlich reduziert wird, kann es jedoch zu einer signifikanten Herabsetzung des Herzzeitvolumens kommen. (Nach Forrester et al. 1976 [4])

Bei hohem PCWP bewirkt eine geringe Abnahme des linksventrikulären Volumens eine ausgeprägte Abnahme des PCWP. Die geringe Abnahme des linksventrikulären Volumens führt nur zu einer geringen Abnahme des Herzminutenvolumens. Danach jedoch führt eine weitere Senkung des PCWP zu einer erheblichen Verminderung des Ventrikelvolumens und des Herzminutenvolumens. Bei einer Verminderung des PCWP auf 0–10 mm Hg kann es zu einem ausgeprägten Abfall des Herzminutenvolumens kommen. Für jeden individuellen Patienten kann durch gleichzeitiges Messen von Herzminutenvolumen und PCWP eine Starlingkurve konstruiert werden und so der optimale PCWP mit maximalem Herzminutenvolumen bestimmt werden.

Der PCWP kann durch Diuretika, Vasodilatoren oder positiv inotrope Substanzen gesenkt werden. Furosemid als typisches Diuretikum erhöht die Kapazität des Niederdrucksystems noch ehe ein diuretischer Effekt eintritt [8]. Furosemid (20 mg) bietet ein großes Maß an Sicherheit bei der Anwendung (Vasodilatoren sind wesentlich potenter und müssen kontinuierlich intravenös appliziert werden) und es führt nicht zu einer Erhöhung des myokardialen Sauerstoffverbrauchs, wie es positiv inotrope Substanzen tun. Die beiden am häufigsten verwendeten Vasodilatoren sind Nitroglycerin und Natriumnitroprussid. Nitroglycerin führt v.a. zu einer Erweiterung im venösen System, während Natriumnitroprussid sowohl ein arterieller als auch ein venöser Vasodilatator ist. Daraus folgt, daß Nitroglycerin für den Patienten mit Lungenstauung und anhaltenden pektanginösen Beschwerden geeignet ist, während Natriumnitroprussid eher für den Patienten mit Lungenstauung und arterieller Hypertension in Frage kommt. Senkt man sowohl den erhöhten arteriellen Blutdruck als auch den erhöhten PCWP, so wird wahrscheinlich auch der myokardiale Sauerstoffverbrauch verringert. Zu bedenken ist allerdings, daß ein Abfall des diastolischen Aortendruckes zu einem verringerten myokardialen Sauerstoffangebot führen kann.

Positiv inotrope Substanzen wie Digitalis, Dopamin oder Dobutamin können auch bei Patienten mit akutem Myokardinfarkt und Linksherzversagen eingesetzt werden. Der Einsatz von Digitalis bei akutem Myokardinfarkt wird kontrovers beurteilt [9]. Da positiv inotrope Substanzen den myokardialen Sauerstoffverbrauch erhöhen, versuchen wir ihren Einsatz möglichst zu vermeiden. Häufig ist eine Therapie mit Diuretika oder Vasodilatoren ausreichend.

Einige Patienten bieten trotz normalem PCWP klinisch Hinweise auf eine Lungenstauung [10]. Dies wird besonders bei Patienten beobachtet, die gerade wegen eines Linksherzversagens behandelt wurden. Nach raschem Abfall des PCWP in den Normalbereich bestehen noch für eine gewisse Zeit Rasselgeräusche und Stauungszeichen im Röntgenbild [6]. Ein weiteres Senken des PCWP mit Diuretika oder Vasodilatoren würde das Herzminutenvolumen dramatisch reduzieren und ein Desaster verursachen.

Beim Vorliegen peripherer Hypoperfusion ohne Lungenstauung (Gruppe 3) wird man versuchen, das Herzminutenvolumen zu erhöhen. Dazu kommen Volumengabe, Anhebung der Herzfrequenz und positiv inotrope Substanzen in Frage. Volumen gibt man typischerweise bei Patienten mit niedrigem oder normalem PCWP. Durch Anheben des PCWP steigt über den Starling-Mechanismus (s. Abb. 5.3) das Herzminutenvolumen an. Leider zeigen Patienten mit akutem Myokardinfarkt selten eine normale Starling-Kurve, und der Anstieg des Herzminutenvolumens ist nur gering. Meist wird bei einem Anheben des PCWP über 15–18 mm Hg hinaus kaum noch ein Anstieg des Herzminutenvolumens beobachtet [7], gelegentlich sieht man jedoch einen Anstieg des Herzminutenvolumens bis zu einem PCWP von 20–25 mm Hg. Deshalb ist es wichtig, für jeden Patienten eine Starling-Kurve zu erstellen und den optimalen PCWP zu ermitteln. Einige Patienten der Gruppe 3 haben auf Grund einer inadäquat niedrigen Herzfrequenz ein zu niedriges Herzminutenvolumen. Das Schlagvolumen kann dabei durchaus normal sein. Durch Anheben der Herzfrequenz verbessern sich Herzminutenvolumen und periphere Perfusion, typischerweise gelingt dies bei Patienten mit einer Herzfrequenz zwischen 50 und 70/min. Atropin wird üblicherweise nicht empfohlen, da es zu exzessiven Tachykardien und Arrhythmien führen kann. Ein temporärer transvenöser Herzschrittmacher bietet hierzu trotz eines zusätzlichen invasiven Eingriffs eine sichere Alternative. Falls Volumengabe und Schrittmacher nicht zum Erfolg führen, muß man Vasopressoren einsetzen, um die Perfusion aufrechtzuerhalten. Die übliche Abfolge der therapeutischen Maßnahmen ist also erst Volumengabe oder Legen einer Schrittmachersonde, gefolgt vom Einsatz von Vasopressoren. Das Einhalten dieser Reihenfolge bietet für den Patienten mit akutem Myokardinfarkt den größten Nutzen beim geringsten Risiko. Man sollte sich jedoch immer darüber im klaren sein, daß alle diese Maßnahmen die myokardiale Ischämie verstärken können, indem sie den myokardialen

Sauerstoffverbrauch erhöhen (Zunahme der Herzgröße, erhöhte Herzfrequenz oder Kontraktilität).

Die Krankenhausmortalität steigt bei gleichzeitigem Vorliegen von Lungenstauung und peripherer Hypoperfusion dramatisch an (Gruppe 4). Die meisten Patienten aus den Gruppen 1 bis 3, die nicht auf die Therapie ansprechen, entsprechen bald den Kriterien der Gruppe 4 mit entsprechend schlechter Prognose. Das therapeutische Ziel bei diesen Patienten besteht darin, einerseits das Herzminutenvolumen zu steigern, andererseits gleichzeitig den PCWP zu senken. Um diese Patienten erfolgreich behandeln zu können, ist ein hämodynamisches Monitoring erforderlich. Bei erhöhtem peripheren Gefäßwiderstand (SVR) können Vasodilatoren wie Natriumnitroprussid (das sowohl die Vorlast als auch die Nachlast beeinflußt) eingesetzt werden. Typischerweise resultiert aus einem Abfall des SVR bzw. des PVR ein Anstieg des Herzminutenvolumens bei konstantem oder nur leicht verändertem Blutdruck und Puls. Diese Veränderungen sollten eigentlich den myokardialen Sauerstoffverbrauch senken. Unter Natriumnitroprussid kommt es jedoch auch zur Erhöhung von dp/dt (einem Indikator des myokardialen Sauerstoffverbrauchs), und der koronare Perfusionsdruck kann gleichzeitig absinken. Bei Patienten mit niedrigem arteriellem Blutdruck dürfen diese Substanzen folglich nur extrem vorsichtig eingesetzt werden. Es kann sein, daß Vasopressoren oder positiv inotrope Substanzen (wie Dopamin, Dobutamin und Noradrenalin) zusätzlich erforderlich werden. Diese Substanzen werden eingesetzt, wenn der systolische Blutdruck unter 90–100 mm Hg liegt. Sie erhöhen die Kontraktilität und können den diastolischen Aortendruck, die koronare Perfusion und das myokardiale Sauerstoffangebot durch den Anstieg des Blutdrucks verbessern. Leider steigern die Vasopressoren aber auch den myokardialen Sauerstoffverbrauch. Vasopressoren werden üblicherweise so titriert, daß man ein optimales arterielles Blutdruckniveau einstellt. Dieses Niveau wird klinisch bestimmt (verbesserte Diurese, neurologische Verbesserung, Verringerung der arteriovenösen Sauerstoffgehaltsdifferenz ($D_{a\bar{v}}O_2$) und Absinken der Serum-Laktat-Konzentration), dies ist üblicherweise mit einem systolischen Blutdruck von 90–110 mm Hg der Fall. Leider sind positiv inotrope Substanzen bei Patienten mit ausgedehntem Myokardinfarkt und schwerem Linksherzversagen am wenigsten effektiv. Es ist eine Ironie des Schicksals, daß diejenigen Patienten, die positiv inotrope Substanzen am dringendsten brauchen würden, am schlechtesten auf sie ansprechen. Vasodilatoren und Vasopressoren können auch kombiniert werden [11]. Um den arteriellen Blutdruck auf über 100 mm Hg anzuheben, kann man Dopamin einsetzen und dann Natriumnitroprussid als Vasodilatator hinzufügen. Ein Blutdruckabfall unter Natriumnitroprussid kann dann durch Erhöhung der Dopaminzufuhr kompensiert werden. Eine erhebliche Verbesserung des Herzminutenvolumens ist letztlich durch den Einsatz der intraaortalen Ballongegenpulsation möglich. Dabei wird der Ballon vor Beginn der Systole entleert, wodurch sich der Auswurfwiderstand während der Ejektion vermindert. Der diastolische Aortendruck und der koronare Perfusionsdruck steigen gleichzeitig an. Daraus resultiert zweifelsohne eine Reduzierung des myokardialen Sauerstoffverbrauchs. Mit diesem Verfahren kann ein vorhandener kardiogener Schock erfolgreich therapiert werden. Damit kann jedoch leider die Perfusion nur kurzfristig aufrechterhalten werden. Längerfristig können Patienten von diesem Verfahren nur profitieren, wenn es in der Zwischenzeit gelingt, die Ursache der Hypoperfusion (Myokardinfarkt und/oder Myokardischämie) effektiv zu behandeln.

Trotz der soliden theoretischen Grundlagen des oben dargestellten physiologischen Therapieansatzes wie er zuerst von Forrester et al. [4] vertreten wurde, und trotz der weltweiten Anwendung dieser Prinzipien gibt es keine Daten, die beweisen, daß diese Therapie geeignet ist, die Infarktgröße zu verringern oder die Langzeitüberlebensrate beim Menschen zu verbessern. Bis diese Daten verfügbar sind, scheint dieser sich aus der Pathophysiologie ergebende Therapieansatz, der sich auf klinische und hämodynamische Informationen stützt, jedoch sinnvoll.

Die ursprünglich durch die Bradykardie bedingte Hypotension bei unserem Patienten ließ sich durch die Gabe von Atropin schnell beheben. Bei Vorliegen einer hochgradigen AV-Blockierung mit Bradykardie wurde prophylaktisch ein Schrittmacher gelegt. Als es bei einem normalen Sinusrhythmus erneut zur Hypotension kam, wurde ein beginnender kardiogener Schock vermutet und Volumen gegeben. Es zeigte sich jedoch bald, daß die Hypotension bei diesem Patienten durch Volumen nicht zu beheben war. Deshalb wurde, um eine ausreichende Perfusion zu gewährleisten, Dopamin verabreicht und ein PAK gelegt. Das erste hämodynamische Profil (s. Profile Chart 5.1, Profil #1) zeigte sowohl eine Hypoperfusion als auch eine Stauung, was auch dem klinischen Befund entsprach. Bei vermindertem Herzindex, Schlagvolumenindex und verminderter linksventrikulärer Schlagarbeit (LVSW), bei erhöhtem PCWP und SVR entsprach der Patient den Kriterien der Gruppe 4. Trotz des Schocks betrug die Herzfrequenz, vermutlich bedingt durch die zugrundeliegende Schädigung des Reizleitungssystems, nur 70/min. Bei normaler Hämoglobinkonzentration und normaler arterieller Sauerstoffsättigung führte die eingeschränkte Myokardfunktion zu einem sehr geringen Sauerstoffangebot und einem erheblichen Anstieg der $D_{a\bar{v}}O_2$ und der Sauerstoffextraktion. Diese Indikatoren der Gewebeperfusion lagen trotz eines unter Dopamin normalen arteriellen Blutdrucks weit im pathologischen Bereich. Der auffällig erhöhte ZVD, der fast dem PCWP glich, könnte ein Hinweis auf das Vorliegen eines rechtsventrikulären Infarktes gewesen sein. Daß dieser Patient trotz eines erhöhten ZVD und PCWP hypotensiv blieb, weist auf eine schwere linksventrikuläre Schädigung hin.

Bei schlechter Herzfunktion und gestörter Gewebeperfusion wurde eine Vasodilation versucht. Vasodilatation bei Vorliegen einer Hypotonie ist jedoch immer ein schwieriges, wenn nicht gar unmögliches Unterfangen. Da durch Dopamin der Blutdruck stabilisiert wurde, konnte zusätzlich als Vasodilator Natriumnitroprussid eingesetzt werden. Das hämodynamische Profil #2 zeigt einen Anstieg des CI, SI und LVSW sowie einen Abfall des PCWP, SVR und der $D_{a\bar{v}}O_2$ und O_2-Extraktion. Statt Dopamin hätte auch Dobutamin eingesetzt werden können. Bei Patienten mit erhöhtem PCWP ist der Einsatz von Dobutamin sinnvoll, da es im Gegensatz zu Dopamin den PCWP senkt. Dopamin erhöht durch venöse Vasokonstriktion eher den PCWP.

Man sollte sich immer bewußt sein, daß durch Erhöhung der Herzfrequenz das Herzminutenvolumen gesteigert werden kann. Bei Patienten mit Überleitungsstörungen kann durch ventrikuläre Stimulation das Herzminutenvolumen erhöht und dadurch der Bedarf an Vasopressoren vermindert werden. Bei diesem Patienten brachte die ventrikuläre Stimulation (s. Profil #3) kaum eine Verbesserung. Das Ausbleiben einer hämodynamischen Verbesserung könnte durch den Verlust des Beitrags der Vorhofkontraktion zur Ventrikelfüllung erklärt werden.

5.3 Mitralklappenregurgitation versus Ventrikelseptumdefekt
(L. J. JACOBS)

Ein 78 Jahre alter Mann suchte den Arzt auf, nachdem er während eines Tages wiederholt retrosternale Mißempfindungen hatte. Sein EKG zeigte einen akuten Vorderwandinfarkt und er wurde zur kardiologischen Abteilung überwiesen. Die Anamnese wies einen leichten arteriellen Hypertonus ohne klinische Zeichen von Atherosklerose oder einer Herzklappenerkrankung auf. Die körperliche Untersuchung bei Aufnahme ergab einen Blutdruck von 120/80 mm Hg, Puls 90/min und regelmäßige, unauffällige Atemexkursionen. Sämtliche peripheren Pulse waren tastbar und von normaler Qualität. Die Halsvenen waren nicht gestaut und die Lungen ohne pathologischen Befund. Die Auskultation des Herzens ergab leise Herztöne; Strömungsgeräusche, Galopprhythmen oder Reiben waren nicht auskultierbar. Der übrige Untersuchungsbefund war unauffällig. Im Röntgenthorax zeigten sich ein normaler Herzschatten und keine Lungeninfiltrate. Die serielle Bestimmung der Herzenzyme und Isoenzyme bestätigte definitiv die Myokardnekrose mit einem Spitzenwert der CPK von 2 975 IU.

Der anfängliche Verlauf war komplikationslos, ohne Arrhythmien, Linksherzversagen oder Hypotonie. Der Patient wurde am 4. Tag seines Klinikaufenthalts von der kardiologischen Abteilung verlegt.

In den folgenden 4 Tagen erholte er sich weiter unauffällig. Am 9. Tag klagte er über Schwäche. Die körperliche Untersuchung ergab ein neues III/VI holosystolisches Strömungsgeräusch am unteren linken Sternalrand mit Ausstrahlung in die Axilla. Am folgenden Tag betrug die Herzfrequenz 100 Schläge/min und der Blutdruck 98/80 mm Hg. Zusätzlich zum Herzgeräusch wurde jetzt ein summerischer Galopprhythmus auskultiert. Der Röntgenthorax zeigte eine neu aufgetretene Gefäßfülle. Der Patient wurde auf die kardiologische Abteilung zurückverlegt.

Um die Ursache des neuen systolischen Strömungsgeräuschs und das Ausmaß der hämodynamischen Beeinträchtigung festzustellen, wurde ein PAK über die linke V. subclavia in die rechte Pulmonalarterie eingeschwemmt. Folgende Daten wurden erhoben:

	Sauerstoffsättigung [%]	Druck [mm Hg]
V. cava inferior	64	
Rechter Herzvorhof	61	11 (Mitteldruck)
Rechter Herzventrikel	89	57/8
Rechte Pulmonalarterie	85	54/22
Pulmonalarterieller Verschlußdruck		24 (Mitteldruck) $V = 46$
A. radialis	96	

Der Shunt betrug 3,1 % und das Hämoglobin 12 g/dl. In der pulmokapillären Verschlußdruckkurve wurden Große V-Wellen gesehen, was mit großer Wahrscheinlichkeit auf eine Mitralklappenregurgitation hinwies (Abb. 5.4). Außerdem zeigte der signifikante Anstieg der Sauerstoffsättigung zwischen dem rechten Herzvorhof und dem rechten Herzventrikel die zusätzliche Existenz eines Links-rechts-Shunts, was eine akut aufgetretene Ruptur des Kammerseptums anzeigte.

Obwohl der pulmonalarterielle Fluß, durch die Thermodilutionsmethode bestimmt, in der Regel dem systemischen Fluß (Herzzeitvolumen) entspricht, wird diese Gleichung bei vorhandenem Links-rechts-Shunt ungültig. Um das

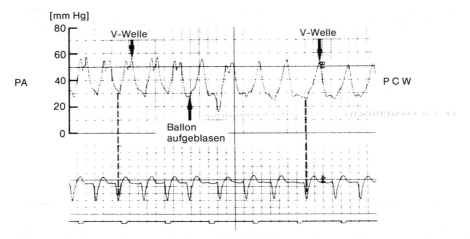

Abb. 5.4. Der pulmonalarterielle Druck (*PA*) ist *links* aufgetragen. Die Kurvenform des PA ist biphasisch, der 2. Anteil entsteht in der späten Systole. Dies ist die V-Welle des linken Vorhofs, die sich retrograd durch die Lungenvenen und Kapillaren zur Lungenarterie fortsetzt. Wird der Ballon aufgeblasen, wird die pulmonalarterielle Verschlußdruckkurve sichtbar (*PCW*) und zeigt riesige V-Wellen. Beachte, daß die V-Welle in der Verschlußdruckposition weiter entfernt vom QRS-Komplex ist. Wird die sehr große V-Welle in dieser Position aufgezeichnet, ist eine Mitralklappenregurgitation sehr wahrscheinlich. Wird die große V-Welle nicht erkannt, kann die Kurvenform des PCW als Pulmonalarteriendruckkurve fehlgedeutet werden. Wenn unter diesen Umständen der Katheter weiter vorgeschoben oder in einer distalen Position belassen wird, kann es zu einer Pulmonalarterienruptur oder einem Lungeninfarkt kommen. Die gleiche Kurvenform im rechten Herzvorhof spricht für eine Trikuspidalklappeninsuffizienz. (Nach Forrester et al. 1976 [4])

systemische Herzzeitvolumen zu bestimmen, ist es notwendig, das Verhältnis von pulmonalarteriellem zu systemischem Fluß zu bestimmen. Dies geschieht durch Anwendung der Gleichung für den Sauerstoffverbrauch:

O_2-Verbrauch $(VO_2) = CO \cdot D_{a\bar{v}}O_2$.

Für diesen Patienten, dessen Hämoglobin 12 g/dl betrug, gilt:

$D_{a\bar{v}}O_2$ (Lungengefäßbett) $= 12 \cdot 1{,}36\ (0{,}96-0{,}85) = 1{,}8$,
$D_{a\bar{v}}O_2$ (Systemisches Gefäßbett) $= 12 \cdot 1{,}36\ (0{,}96-0{,}61) = 5{,}7$.

Änderung der Gleichung für die entsprechenden Gefäßbetten:

$$CO \text{ (systemischer Fluß)} = \frac{VO_2}{D_{a\bar{v}}O_2} \text{ (systemisches Gefäßbett)},$$

$$CO \text{ (Fluß in den Lungengefäßen)} = \frac{VO_2}{D_{a\bar{v}}O_2} \text{ (Lungengefäßbett)}.$$

Daraus folgt:

$$\frac{CO \text{ (systemisch)}}{CO \text{ (pulmonal)}} = \frac{D_{a\bar{v}}O_2 \text{ (pulmonal)}}{D_{a\bar{v}}O_2 \text{ (systemisch)}}$$

Es wird erkennbar, daß der Quotient aus systemischem und pulmonalem Fluß gleich dem Quotienten der reziproken arteriovenösen Sauerstoffgehaltsdifferenzen ist.

Für diesen Patienten:

$$\frac{D_{a\bar{v}}O_2 \text{ (pulmonal)}}{D_{a\bar{v}}O_2 \text{ (systemisch)}} = \frac{1{,}8}{5{,}7} = \frac{CO \text{ (systemisch)}}{CO \text{ (pulmonal)}}$$

Das Verhältnis von pulmonalem zu systemischem Fluß beträgt deshalb 5,7:1,8 oder etwa 3:1. Mit einem pulmonalen Fluß von 6 l/min, bestimmt mit der Thermodilutionsmethode, betrug der systemische Fluß (Herzzeitvolumen) bei diesem Patienten nur 2 l/min. Der Patient wurde mit Dobutamin und Nitroprussid behandelt, dies führte zu einer Reduktion des Shuntvolumens auf 2:1 und zu einer Erhöhung des systemischen Herzzeitvolumens auf 4 l/min. Die Herzkatheteruntersuchung zeigte eine koronare Dreigefäßerkrankung mit vollständigem Verschluß der linksanterioren deszendierenden Arterie zwischen den ersten und zweiten Abgängen der Äste, die zum Septum führen. Ein großer Anteil der vorderen Septumwand war dyskinetisch, die globale Ejektionsfraktion betrug 42 %, sowohl der Septumdefekt als auch die Mitralklappenregurgitation wurden angiographisch bestätigt. Der Patient wurde mit einem koronaren Viergefäßbypass versehen, das Aneurysma wurde entfernt, der Ventrikelseptumdefekt verschlossen (VSD) und die Mitralklappe durch eine Schweineklappenprothese ersetzt. Ein Jahr später war der Patient der Klasse II der New York Heart Association (NYHA) zuzuordnen.

Diskussion. Bei ungefähr 1% der Patienten mit akutem Myokardinfarkt kommt es zu einer Herzruptur in Form eines rupturierten Anteils eines Papillarmuskels oder des Kammerseptums. Klinisch tritt ein neues, systolisches Strömungsgeräusch während der ersten 2 Wochen mit einer Verschlechterung der Hämodynamik auf. Der Beginn kann plötzlich und dramatisch sein oder sich über eine Anzahl von Tagen erstrecken. Obwohl Lokalisation, Qualität und Fortleitung des Strömungsgeräuschs die Pathologie in der Regel kennzeichnen, kann der Auskultationsbefund oft unklar sein. Die Katheterisierung des rechten Herzens bestätigt die Diagnose [12]. Das Erscheinen „ventrikularisierter" V-Wellen in der Verschlußdruckkurve zeigt fast immer die Mitralklappenregurgitation an. Obwohl sie der häufigste Grund für V-Wellen ist, sind V-Wellen nicht extrem sensitiv oder spezifisch für diese Diagnose. In einer neueren Studie hatten 36% der Patienten mit großer V-Welle keine signifikante Mitralklappenregurgitation und 32% der Patienten mit schwerer Regurgitation lediglich normale V-Wellen [13]. Eine Zunahme der Steifigkeit des linken Herzvorhofs könnte trotz schwerer Mitralklappenregurgitation mit normalen V-Wellen verbunden sein, während Patienten mit Mitralklappenverengung, Linksherzversagen oder Ventrikelseptumdefekt große V-Wellen ohne signifikante Regurgitation aufweisen können [13]. Andererseits bestätigt ein Anstieg der Sauerstoffsättigung die Diagnose eines rupturierten Kammerseptums, während bei fehlendem Anstieg diese Frage erledigt ist.

Dieser Patient zeigte einen Anstieg der Sauerstoffsättigung, wodurch die Diagnose eines intrakardialen Shunts gestellt wurde. Die V-Wellen wurden als Ausdruck einer ebenfalls vorhandenen Mitralklappenregurgitation gedeutet. Dies wurde später angiographisch bestätigt. Die V-Wellen hätten Folge des Kammerseptumdefekts sein können, jedoch liegt, wie oben ausgeführt, diesem Befund häufiger eine Mitralklappenregurgitation zugrunde.

5.4 Vasodilatation
(C. L. SPRUNG)

Ein 26 Jahre alter Mann mit einer 10jährigen Alkoholanamnese wurde wegen Dyspnoe eingeliefert. Bei dem Patienten wurde ein kongestives Herzversagen festgestellt, das mit Digoxin und Furosemid behandelt wurde. Unter dieser Behandlung besserte sich der Patient symptomatisch. Ein Echokardiogramm zeigte eine Vergrößerung der 4 Herzkammern, eine generelle Hypokinesie und eine Ejektionsfraktion von 21% – Befunde, die mit einer kongestiven Kardiomyopathie übereinstimmten. Einige Tage später entwickelte der Patient schwere Atemnot. Bei der körperlichen Untersuchung betrug die Herzfrequenz 120 Schläge/min, der Blutdruck betrug 130/70 mm Hg und die Atemfrequenz lag bei 48 Atemzügen/min. Erweiterung der Jugularvenen war an den Kieferwinkeln sichtbar bei 45°-Lagerung. Die Lungen wiesen bis zu den Spitzen bilaterale Rasselgeräusche auf mit Dämpfung und abgeschwächtem Atemgeräusch an der Basis. Der Herzspitzenstoß lag im 6. ICR in der vorderen

Axillarlinie, und ein rechtsventrikulärer Spitzenstoß war palpierbar. Ein S_3- und S_1-Galopprhythmus waren auskultierbar, ein Herzgeräusch jedoch nicht zu hören. Die abdominelle Untersuchung ergab eine Hepatosplenomegalie und diffuse, willkürliche Abwehrbewegungen. Ein 3fach positives bilaterales Fußödem wurde ebenfalls festgestellt. Das EKG zeigte eine Sinustachykardie und unspezifische ST- und T-Wellenveränderungen. Die Röntgenthoraxaufnahme zeigt die Abb. 5.5. Die weißen Blutzellen betrugen 7 100/cm³, der HKt 34,2 %, der Blutharnstoff 46 mg/dl und das Kreatinin 2,5 mg/dl. Die arterielle Blutgasanalyse (F_IO_2 0,35) zeigte einen pH von 7,34, der pO_2 betrug 70 mm Hg und der pCO_2 21 mm Hg. Wegen des sich verschlimmernden Lungenödems bei optimaler Digitalistherapie (Digoxinspiegel 1,9 mg/ml) wurde für eine Vasodilatation die Katheterisierung der Pulmonalarterie durchgeführt. Die initialen hämodynamischen Daten können im Profile Chart 5.2*, s. S. 152 (Profil #1) eingesehen werden. Eine Therapie mit Nitroprussid wurde begonnen und ein erneutes Profil zeigt Profile Chart 5.2, (Profil #2). Zusätzliche Erhöhung des Nitroprussids steigerte das Herzauswurfvolumen weiter, wie man im Profil #3 sehen kann.

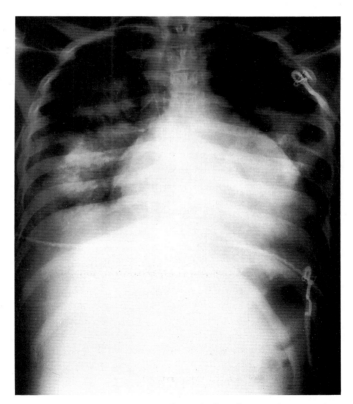

Abb. 5.5. Thoraxröntgenaufnahme, die eine Kardiomegalie und ein schweres Lungenödem zeigt

---

* Unveränderte Übernahme der am. Fassung; Erläuterungen (Abk., Symbole) s. S. 198.

Profile Chart 5.2. Cardiopulmonary profile of patient undergoing vasodilation

Enter:	Date/time:	#1	#2	#3
Cardiac output (CO)		3.16	4.0	5.25
Systolic blood pressure (SBP)		138	135	130
Diastolic blood pressure (DBP)		85	80	67
Mean arterial pressure (MAP)		103	98	88
Heart rate (HR)		112	115	112
Mean pulmonary artery pressure (MPAP)		35	32	25
Pulmonary artery wedge pressure (PWP)		25	20	14
Central venous pressure (CVP)		18	17	12
Body surface area (BSA)		1.7	1.7	1.7
Data:				
Stroke volume (SV)		28.2	34.8	46.9
Cardiac index (CI)		1.9	2.4	3.1
Stroke index (SI)		16.6	20.5	27.6
Right ventricular stroke work (RVSW)		4	4	5
RVSW/CVP ratio		0.22	0.24	0.42
Left ventricular stroke work (LVSW)		18	22	47
LVSW/PWP ratio		0.72	1.1	3.4
Systemic vascular resistance (SVR)		2149	1617	1157
Pulmonary vascular resistance (PVR)		253	240	167
Enter:				
Hemoglobin (Hgb)		11.0	11.0	11.0
FIO_2		0.35	0.35	0.35
$PaCO_2$		21	31	30
PaO_2		70	60	74
SaO_2		0.92	0.90	0.95
PvO_2		21	25	33
SvO_2		0.29	0.42	0.61
Data:				
Capillary O_2 content (CcO_2)		15.7	15.6	15.6
Mixed venous O_2 content (CvO_2)		4.4	6.4	9.2
Arterial O_2 content (CaO_2)		14.0	13.7	14.4
Arteriovenous O_2 content difference ($avDO_2$)		9.6	7.3	5.2
O_2 delivery		442	548	756
O_2 consumption (VO_2)		303	292	273
O_2 utilization ratio		0.69	0.53	0.36
Intrapulmonary shunt (Qs/Qt)		0.15	0.21	0.19
PaO_2/FIO_2		200	171	211
Vasopressors or vasodilators ($\mu/k/m$)		—	Nipride 0.5	Nipride 1.5

Diskussion. Das chronische kongestive Herzversagen als Folge der ischämischen oder nichtischämischen Herzkrankheit ist traditionell mit Digitalis und Diuretika behandelt worden. Unglücklicherweise entwickeln viele Patienten trotz dieser Medikamente ein progressives Linksherzversagen. Eine weitere Steigerung von Digitalis und Diuretika kann toxische Spiegel verursachen und gefährlich sein. Eine exzessive diuretische Therapie kann die linksventrikulären Füllungsdrücke und das Schlagvolumen herabsetzen. Während der letzten Jahre ist die Vasodilatatortherapie zur Behandlung des refraktären Herzversagens eingesetzt worden. Die Langzeitresultate der Vasodilatatortherapie sind noch unbekannt. Trotz der offensichtlichen klinischen und hämodynamischen Verbesserungen ist der Effekt der Behandlung auf Morbidität und Mortalität noch nicht nachgewiesen.

Patienten mit Herzversagen können die Symptome des Rückwärtsversagens und der Kongestion haben (Dyspnoe, Orthopnoe usw.), des Vorwärtsversagens und der Hypoperfusion (Schwäche, Ermüdbarkeit usw.) oder beides. Ein Anstieg des systemischen Gefäßwiderstandes kommt typischerweise beim Linksherzversagen vor. Dies kann durch eine gesteigerte Aktivität des sympathischen Nervensystems bedingt sein, um die Perfusion aufrecht zu erhalten und/oder die Sekretion von Renin mit Salz- und Wasserretention. Vasodilatatoren können die arterielle Impedanz herabsetzen und/oder die Kapazität des venösen Systems steigern. Eine Zunahme der Compliance der großen Arterien oder eine Abnahme des arteriolären Widerstandes werden die arterielle Impedanz und den systemischen Gefäßwiderstand herabsetzen. So wie der Gefäßwiderstand durch Vasodilatatoren herabgesetzt wird, so nimmt der systemische arterielle Blutdruck ab, wenn nicht eine korrespondierende Steigerung des Herzauswurfvolumens auftritt (Blutdruck = systemischer Gefäßwiderstand · Herzauswurfvolumen). Beim normalen Herzen ist eine Reduktion des Auswurfwiderstandes nicht von einer Steigerung des Schlagvolumens begleitet und der Blutdruck kann mit der Vasodilatation abfallen. Der Abfall des systemischen Druckes kann jedoch durch die reflektorische Tachykardie, die gewöhnlich das Herzzeitvolumen steigert, minimal sein. Andererseits steigern Patienten mit myokardialer Dysfunktion als Antwort auf eine Herabsetzung des Auswurfwiderstandes ihr Schlagvolumen. Diese Steigerung des Herzauswurfvolumens kompensiert für den Abfall des systemischen Gefäßwiderstandes, und der Blutdruck ist minimal beeinträchtigt (Abb. 5.6; [14]).

Die Erweiterung der Venen verursacht eine Umverteilung des zentralen intravasalen Blutvolumens zur Peripherie. Dies setzt den pulmonalarteriellen Verschlußdruck herab und beseitigt die Symptome der Stauung. Bei einem normalen Herzen mit einer steilen Starling-Kurve vermindert ein plötzlicher Abfall des pulmonalarteriellen Verschlußdruckes das Schlagvolumen. Im Gegensatz dazu befindet sich der Patient mit einer gestörten Myokardfunktion auf einer flachen Starling-Kurve, und ein Abfall des pulmonalarteriellen Verschlußdruckes braucht nicht merklich das Schlagvolumen zu beeinträchtigen (Abb. 5.7). Deshalb kann sich eine Vasodilatation bei einem Patienten mit normalem Herzen wegen einer Abnahme des Schlagvolumens infolge der arteriellen Gefäßweitstellung und einer möglichen weiteren Herabsetzung des Schlagvolumens durch Venendilatation deletär auswirken, für einen Patienten

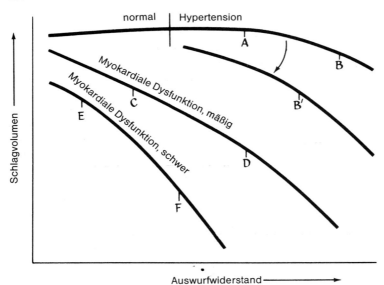

Abb. 5.6. Die Beziehung zwischen linksventrikulärem Schlagvolumen und Auswurfwiderstand für den linken Ventrikel bei normaler und eingeschränkter Herzleistung. Die verschiedenen Kurven zeigen die Schwere der Herzerkrankung. Beim normalen Herzen führt ein Anstieg des Auswurfwiderstandes zur Hypertension, da das Herzauswurfvolumen relativ konstant bleibt. Ein Rückgang der Herzauswurfleistung bei einem Patienten mit Hypertonus könnte durch einen hohen Auswurfwiderstand und normale Funktion bedingt sein (*B*), oder durch hohen Widerstand und herabgesetzte Ventrikelfunktion (*B'*).
Bei schwerer kardialer Beeinträchtigung (die unteren beiden Kurven) ist der Blutdruck nicht länger direkt durch den Widerstand bestimmt, weil sich Schlagvolumen und Widerstand umgekehrt zueinander verhalten. Deshalb kann trotz großer Differenzen im Herzauswurfvolumen und Widerstand der arterielle Druck bei den Punkten *E* und *F* gleich sein. (Nach Cohn u. Franciosa 1977 [14])

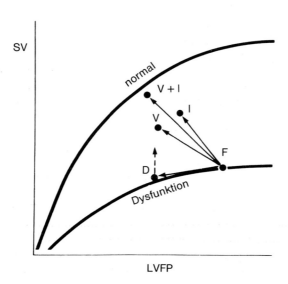

Abb. 5.7. Eine Frank-Starling-Kurve für den linken Ventrikel mit der Beziehung zwischen linksventrikulärem Füllungsdruck (*LVFP*) und Schlagvolumen (*SV*). Die abgeflachte Kurve, die bei Patienten mit myokardialer Dysfunktion gefunden wird, kann durch positiv inotrope (*I*) oder vasodilatierende (*V*) Medikamente in Richtung Normalkurve verschoben werden. Die Wirkungen dieser Medikamente ergänzen sich, wenn sie zusammen eingesetzt werden. Beachte, daß Diuretika (*D*) gewöhnlich die Füllungsdrücke (*F*) herabsetzen, ohne das Herzauswurfvolumen zu steigern. Wenn der *LVFP* zu stark absinkt, kann das Herzauswurfvolumen akut abnehmen. (Nach Cohn u. Franciosa 1977 [14])

mit gestörter Myokardfunktion aber außerordentlich günstig sein. Der Patient mit Linksherzversagen wird sein Schlagvolumen auf die arterielle Vasodilatation hin steigern und wird in der Regel sein Schlagvolumen durch die Venendilatation nicht herabsetzen. Zusätzlich kommt es bei diesen Patienten nicht in demselben Ausmaß zur Tachykardie, wie sie bei Patienten ohne Herzkrankheit auftritt.

Die Mehrzahl der Patienten in den USA erhält wahrscheinlich eine Vasodilatatortherapie ohne Hilfe eines hämodynamischen Monitorings. Jedoch ist es sicherlich wünschenswert, ein hämodynamisches Monitoring bei vasodilatierten Patienten mit niedrigem Blutdruck einzusetzen oder bei Patienten, deren Herzindizes von bestimmten linksventrikulären Füllungsdrücken abhängen. Zusätzlich ermöglicht das hämodynamische Monitoring dem Arzt, die Vasodilatantien bis zu einer maximalen hämodynamischen Antwort zu titrieren, was durch klinische Einschätzung nicht möglich sein kann. Nach pulmonalarterieller und systemisch-arterieller Katheterisierung wird mit einem intravenösen Vasodilatator mit schnellem Wirkungsbeginn und kurzer Wirkungsdauer begonnen. Zu diesen Vasodilatatoren gehören Nitroprussid, Phentolamin, Trimethaphan und Nitroglycerin. Natriumnitroprussid dilatiert die Gefäße in arteriellen und venösen Teilkreisläufen. Die Dosierung reicht von 15–400 µg/min. Nebeneffekte schließen Hypotension durch Überdosierung ein (ungewöhnlich und schnell reversibel durch Abbruch der Nitroprussidinfusion) und Thiocyanattoxizität nach langer Anwendungsdauer. Phentolamin ist ein α-adrenerger Rezeptorenantagonist und wirkt primär auf das arterielle Gefäßsystem. Die Dosierung reicht von 0,2–2,0 mg/min. Nitroprussid wird wegen der größeren Inzidenz von Tachykardie bei Phentolamin und der zusätzlichen Kosten von Phentolamin häufiger gebraucht. Trimethaphan ist eine ganglienblockierende Substanz, die vorwiegend auf die venösen Kapazitätsgefäße gegenüber den arteriellen Gefäßen wirkt. Wegen schwerer orthostatischer Hypotension und sich schnell entwickelnder Tachyphylaxie ist Trimethaphan nicht extensiv eingesetzt worden. Nitroglycerin wirkt vergleichsweise stärker auf das venöse System als auf das arterielle System. Nitroglycerin kann zusätzlich antianginöse Wirkungen bei Patienten mit ischämischer Herzkrankheit haben.

Die meisten Patienten mit schwerem Pumpversagen, das nicht auf Digitalis und Diuretika anspricht, benötigen eine Herabsetzung des erhöhten pulmonalarteriellen Verschlußdruckes und eine Steigerung des herabgesetzten Herzauswurfvolumens. Deshalb wird typischerweise Nitroprussid eingesetzt, wodurch beide Ziele erreicht werden. Wenn Nitroprussid langsam in steigender Dosierung titriert wird, sinken der PWP und der systemische Gefäßwiderstand. Durch einen Anstieg des Herzauswurfvolumens bleibt der Blutdruck unverändert. Wenn die Gefäßerweiterung zunimmt, fallen der PWP und der Gefäßwiderstand weiter. Das Herzauswurfvolumen nimmt weiter zu, erreicht jedoch u. U. ein Plateau und bleibt trotz zusätzlicher Vasodilatation gleich. Wenn der PWP zu sehr abfällt, wird das Herzzeitvolumen abnehmen. Dies kann durch engmaschige Beobachtung des PWP (oder des pulmonalarteriellen diastolischen Blutdrucks, wenn er mit dem pulmonalkapillären Verschlußdruck übereinstimmt) und der Messungen des Herzauswurfvolumens vermieden werden. Wenn der PWP auf einen niedrigen Wert abfällt (typischerweise

10–15 mm Hg oder weniger), können Volumeninfusionen den PWP anheben und eine Fortsetzung der Vasodilatation ermöglichen, dies ist besonders bei Patienten mit schwerer prärenaler Niereninsuffizienz hilfreich. Nachdem der systemische Gefäßwiderstand und der PWP abgenommen haben und das CO nicht weiter ansteigt, kann der Blutdruck anfangen zu fallen. Zu diesem Zeitpunkt sollte die Vasodilatation beendet werden. Eine Fortsetzung der Vasodilatation kann zu einem weiteren Abfall des PWP, des systemischen Gefäßwiderstandes und des Herzauswurfvolumens führen und einen plötzlichen Blutdruckabfall verursachen. Eine Vasodilatation sollte deshalb nur bei Patienten mit adäquaten linksventrikulären Füllungsdrücken versucht werden.

Wie in Abb. 5.6 gezeigt, können die besten Resultate bei einer Vasodilatation von Patienten erwartet werden, die den höchsten Gefäßwiderstand aufweisen. Wird ein invasives hämodynamisches Monitoring durchgeführt, sollte die Herzfunktion durch Vasodilatation maximal verbessert werden. Dies ist einer Abnahme des PWP und einer minimalen Steigerung des Herzzeitvolumens, die kaum eine symptomatische Besserung herbeiführen, vorzuziehen. Nachdem das maximale Herzzeitvolumen bestimmt worden ist, können zusätzlich orale Vasodilatantien zur Entwöhnung von den intravenösen Vasodilatatoren gegeben werden. Die oralen Substanzen umfassen Nitrate, Hydralazin, Prazosin und Minoxidil. Nitrate beeinflussen vorwiegend das venöse Gefäßbett, während Hydralazin und Minoxidil das arterielle Gefäßbett beeinflussen. Prazosin beeinflußt den arteriellen und venösen Abschnitt des Kreislaufs. Deshalb ist das orale Äquivalent von Nitroprussid Prazosin oder eine Kombination von Nitraten und Hydralazin. In der Zukunft werden zunehmend Inhibitoren des Angiotensin-converting-Enzyms und Kalziumblocker für die Vasodilatation eingesetzt werden.

Der dargestellte Patient hatte einen herabgesetzten Herzindex, Schlagvolumenindex (SVI), LVSW und einen erhöhten PWP und systemischen Gefäßwiderstand. Der systemische Gefäßwiderstand war erhöht und die insuffizienten kardialen Funktionsparameter waren für einen 26 Jahre alten Mann besonders eindrucksvoll. Wegen der herabgesetzten Kontraktilität hatte der Patient einen niedrigen p_vO_2 und Sauerstofftransport und eine merklich gesteigerte $D_{a\bar{v}}O_2$, Sauerstoffextraktionsrate und Sauerstoffaufnahme. Das erniedrigte Hb und die arterielle Sauerstoffspannung machten die Situation unübersichtlich. Mit der initialen Vasodilatation mit Nitroprussid (Profile Chart 5.2, Profil #2) stiegen der Herzindex (C.I.), SVI und die LVSW an und der PWP und systemische Widerstand nahmen ab. Mit diesen Veränderungen begannen die P_vO_2 und der Sauerstofftransport zuzunehmen und die $D_{a\bar{v}}O_2$, die Sauerstoffextraktionsrate und die Sauerstoffaufnahme nahmen ab. Mit weiterer Nitroprussidtherapie (Profil 3) zeigte sich eine weitere Verbesserung der Herzfunktion und des Sauerstoffangebotes. Es ist zu beachten, daß der PWP auf 14 mm Hg abfiel und der systemische Gefäßwiderstand auf 1158 dyn·s·cm^{-5} absank. Eine weitere Vasodilatation ohne adäquate Füllungsdrücke könnte gefährlich sein. Eine Fortsetzung der Vasodilatation nach Anstieg des PWP führte nicht zu einer weiteren Verbesserung der Myokardfunktion. Danach erhielt der Patient Prazosin (während das Nitroprussid langsam reduziert wurde) bis gleiche hämodynamische Resultate wie im Profil #3 bei oraler Therapie vorlagen.

5.5 Septischer Schock
(C. L. SPRUNG)

Ein 42 Jahre alter Mann wurde mit einer seit 1 Tag bestehenden Fieberanamnese (Temperatur 104°F ≙ 40°C), Schüttelfrost, Schwindel, Erbrechen, Durchfall und Schmerzen im mittleren Epigastrium aufgenommen. Der Patient litt seit 9 Jahren an einer Polycythaemia vera und war behandelt mit ^{32}P und Leukeran. Die Untersuchung der Vitalfunktionen ergab einen Blutdruck von 70 mmHg systolisch, der Puls betrug 120/min, die Temperatur 101°F ≙ 38,3°C und die Atemfrequenz lag bei 30 Atemzüge/Min. Der Rest der körperlichen Untersuchung zeigte trockene Schleimhäute, ein systolisches Ejektionsgeräusch II/VI am linken Sternalrand, eine geringe epigastrische Berührungsempfindlichkeit, die Leber 3 cm unter dem rechten Rippenrand tastbar und die Milz 8 cm unter dem Rippenrand tastbar. Der Patient war wach und zu Zeit, Ort und Person orientiert.

Die Labordaten umfaßten 37600/cm^3 weiße Blutzellen mit 85% Blasten, der Hkt betrug 29,1%, die Thrombozyten 80000/cm^3, Natrium 132 mmol/l, Kalium 3,1 mmol/l, Chlorid 104 mmol/l, CO_2 16 mmol/l, Blutharnstoff 42 mg/dl, Kreatinin 3,4 mg/dl und der kolloidosmotische Druck 15,9 mmHg. Die arterielle Blutgasanalyse bei Raumluft wies einen pH von 7,38 auf, der pO_2 betrug 52 mmHg und der pCO_2 20 mmHg. Die Thoraxröntgenaufnahme ergab ein normal konfiguriertes Herz ohne Infiltrate. Die Urinanalyse und die Untersuchung der Spinalflüssigkeit waren negativ.

Verlauf des Krankenhausaufenthaltes. Bei dem Patienten wurde von einer Sepsis ausgegangen und eine Therapie mit Ticarcillin, Cephalothin und Tobramycin begonnen. Volumensubstitution mit einigen Litern normaler Kochsalzlösung steigerte den Blutdruck auf 110/60 mmHg und den ZVD von 8 auf 14 cm H_2O. Dem Patienten ging es für ungefähr 12 h gut. Bei der Morgenvisite war der Patient lethargisch und tachypnoeisch. Sein Blutdruck betrug 65/40 mmHg, der Puls 110 Schläge/min, die Atemfrequenz lag bei 40 Atemzüge/min und der ZVD betrug 19 cm H_2O. Der Patient hatte nun gestaute Jugularvenen, bilaterale Rasselgeräusche bei der Auskultation des Thorax und einen S_3-Galopprhythmus. Bei dem Patienten wurde sofort eine Dopamintherapie mit 5 µg/kg/Min eingeleitet, die den Blutdruck auf 90/50 mmHg anhob.

Die Katheterisierung der Pulmonalarterie wurde durchgeführt; das initiale hämodynamische Profil zeigt Überwachungsbogen 5.3. Zu dieser Zeit erhielt der Patient 10 µg/kg/min Dopamin, um einen annehmbaren Blutdruck mit Zeichen adäquater Perfusion aufrechtzuerhalten. Aus den Blutkulturen des Patienten wurde Staphylococcus aureus gewonnen. Trotz Antibiotika entwickelte der Patient eine disseminierte, intravaskuläre Gerinnung, der sich verschlechternde Schockzustand erforderte hohe Dosen von Dopamin (27 µg/kg/min); es entstand ein Nierenversagen. Ein nachfolgendes hämodynamisches Profil zeigt Profile Chart 5.3*, s. S. 158 Profil $^{\#}$2).

---

* Unveränderte Übernahme der am. Fassung; Erläuterungen (Abk., Symbole) s. S. 198.

Profile Chart 5.3. Cardiopulmonary profile of patient with septic shock

Enter:	Date/time:	# 1	# 2	# 3
Cardiac output (CO)		11.7	6.7	6.7
Systolic blood pressure (SBP)		81	99	99
Diastolic blood pressure (DBP)		34	40	40
Mean arterial pressure (MAP)		49	59	59
Heart rate (HR)		148	134	134
Mean pulmonary artery pressure (MPAP)		25	26	26
Pulmonary artery wedge pressure (PWP)		12	19	19
Central venous pressure (CVP)		·8	15	15
Body surface area (BSA)		2.02	2.02	2.02
Data:				
Stroke volume (SV)		79.1	50.0	50.0
Cardiac index (CI)		5.8	3.3	3.3
Stroke index (SI)		39.1	24.8	24.8
Right ventricular stroke work (RVSW)		9	4	4
RVSW/CVP ratio		1.13	0.27	0.27
Left ventricular stroke work (LVSW)		20	13	13
LVSW/PWP ratio		1.67	0.68	0.68
Systemic vascular resistance (SVR)		280	525	525
Pulmonary vascular resistance (PVR)		89	83	83
Enter:				
Hemoglobin (Hgb)		9.3	9.8	9.8
FIO_2		0.5	0.4	0.4
$PaCO_2$		37	26	26
PaO_2		80	82	82
SaO_2		0.92	0.93	0.94
PvO_2		43	31	31
SvO_2		0.71	0.46	0.50
DATA:				
Capillary O_2 content (CcO_2)		13.5	14.1	14.1
Mixed venous O_2 content (CvO_2)		9.1	6.2	6.8
Arterial O_2 content (CaO_2)		11.8	12.6	12.7
Arteriovenous O_2 content difference ($avDO_2$)		2.7	6.4	5.9
O_2 delivery		1381	844	851
O_2 consumption (VO_2)		316	429	395
O_2 utilization ratio		0.23	0.51	0.46
Intrapulmonary shunt (Qs/Qt)		0.39	0.19	0.19
PaO_2/FIO_2		160	205	205
Vasopressors or vasodilators ($\mu/k/m$)		Dopa 10	Dopa 27	Dopa 27

Diskussion. Der septische Schock ist durch eine inadäquate Gewebeperfusion charakterisiert. Sie folgt gewöhnlich einer gramnegativen bakteriellen Infektion, kann aber auch grampositiven Infektionen folgen. Endotoxin verursacht an den kleinen Blutgefäßen eine sympathische, α-adrenerge Wirkung, die eine gesteigerte arterioläre und venöse Konstriktion bewirkt. Gewebeanoxie und nachfolgend Acidose führen zur Erschlaffung der arteriolären Sphinkteren trotz andauernder venöser Konstriktion. Dies führt zu einem Blutpooling in das Kapillarbett. Durch den gesteigerten hydrostatischen Druck wird Flüssigkeit vom Intravasalraum in den interstitiellen Raum gepreßt. Zusätzlich wird Bradykinin, ein potenter Vasodilatator aktiviert und steigert die Kapillarpermeabilität, was einen Verlust von Plasmaeiweiß in das Interstitium bewirkt. Dadurch wird ein dramatischer Abfall des zirkulierenden Blutvolumens bewirkt. Wenn die inadäquate Perfusion der vitalen Organe andauert, kommt es zur metabolischen (Lactat-)Acidose, schwerer Organschädigung und schließlich zum irreversiblen Schock. Da es keine klinischen Marker zur Bestimmung des Auftretens des irreversiblen Schocks gibt, müssen alle Patienten mit Schock aggressiv behandelt werden, so daß das Schockstadium schnell umgewandelt werden kann, bevor ein irreversibler Schock auftritt.

Bei einem richtigen Verständnis der oben ausgeführten pathophysiologischen Mechanismen ist es zwangsläufig, daß die initiale Therapie des septischen Schocks die Volumensubstitution darstellt. Flüssigkeitsgaben werden in 10- bis 15minütigen Intervallen verabfolgt. Wenn mehrere dieser Infusionen unzureichend sind, um das Schockstadium zu überwinden, werden die ZVD-Messung oder die Katheterisierung der Pulmonalarterie durchgeführt und die Volumenzufuhr wird unter engmaschiger Kontrolle fortgesetzt. Wenn der linksventrikuläre Füllungsdruck ansteigt, steigt das Herzauswurfvolumen an. Da der Blutdruck das Produkt aus Herzauswurfvolumen und systemischem Gefäßwiderstand ist, ist ein Anstieg des Herzauswurfvolumens oft von einem Anstieg des Blutdrucks und einer Überwindung des Schocks gefolgt. Volumen wird infundiert, um den pulmonalarteriellen Verschlußdruck und das Herzzeitvolumen zu steigern, wobei der PWP engmaschig überwacht wird, so daß ein Lungenödem nicht auftritt. Wenn der PWP mit der Flüssigkeitstherapie ansteigt, kann man seriell das Herzauswurfvolumen messen und eine Starling-Kurve für jeden individuellen Patienten konstruieren. Wenn eine maximale Herzfunktion (Herzauswurfvolumen, Schlagindex und Schlagarbeit) bei normalen Füllungsdrücken zu erzielen ist, gibt es keine Notwendigkeit, den PWP weiter zu steigern und das Risiko eines Lungenödems zu vergrößern. In der Tat gibt es vorläufige Daten, die nahelegen, daß Patienten mit septischem Schock eine optimale Herzfunktion bei normalem (12 mm Hg) eher als bei hohem (16 mm Hg) PWP aufweisen [15]. Wenn ein optimaler PWP erreicht ist und der Patient im Schock bleibt, wird eine Vasopressortherapie (gewöhnlich Dopamin) begonnen. Dopamin wird bis zu einer Dosis titriert, die den Blutdruck steigert und die Perfusion verbessert. Für die meisten Patienten bildet sich ein systolischer Blutdruck von 90–100 mm Hg aus oder ein mittlerer Blutdruck von 60 mm Hg. Der ideale Blutdruck ist jedoch der Druck, der eine adäquate Gewebeperfusion bessert und aufrechterhält – Urinauscheidung, mentaler Status usw.

Die angemessene Flüssigkeit, die für Patienten mit Schock eingesetzt wird, ist heftig und lautstark diskutiert worden [16–21]. Dies ist bekannt geworden als die Kolloid-Kristalloid-Kontroverse. Beide Seiten stimmen überein, daß das Ziel der Behandlung das schnelle Erreichen hämodynamischer Stabilität und Gewebeperfusion durch Steigerung des Blutvolumens, des Blutflusses und des Sauerstoffangebotes ist. Es gibt Vor- und Nachteile für jede der verfügbaren Lösungen. Kolloidale (Albumin, Dextran, Hydroxyethylstärke und Blut) sind teuer, effektiver in der Wiederherstellung des Blutvolumens, des Blutdrucks, des Herzzeitvolumens und des Sauerstofftransportes, wenn sie in ausreichenden Mengen gegeben werden, und sie führen zu keiner übermäßigen Zunahme des interstitiellen Wassergehaltes. Kristalloide (Ringer-Laktat, Kochsalz und Glukoselösungen) sind billig und führen zu einer Erhöhung des Blutvolumens, des Blutdrucks, des Herzzeitvolumens und des O_2-Transportes, wenn man sie in ausreichender Menge gibt. Sie steigern das interstitielle Volumen mehr als sie das Plasmavolumen steigern. Beide Seiten haben beim Benutzen ihrer bevorzugten Lösungen eine geringere Inzidenz von pulmonalen Komplikationen für sich beansprucht.

Wir waren in die Studie über den kolloidosmotischen Druck und seine Bedeutung für die Entwicklung des Lungenödems involviert. Die Bewegung von Flüssigkeit in das Lungeninterstitium und die Alveoli ist nicht nur eine Funktion des intravasalen hydrostatischen Druckes, der Flüssigkeit vom Intravasalraum in das Interstitium preßt, sondern auch vom plasmakolloidosmotischen Druck, der Flüssigkeit vom Interstitium in den intravasalen Raum zieht. Deshalb können sich Patienten mit einem normalen oder „hochnormalen" PWP im Lungenödem befinden, wenn der kolloidosmotische Druck (COP) herabgesetzt ist. Rackow et al. [22] haben gezeigt, daß Patienten mit herabgesetzten COP-PWP-Gradienten (weniger als 4 mm Hg) klinisch die Evidenz eines Lungenödems aufwiesen, während solche Patienten mit normalen Gradienten dies nicht taten (Abb. 5.8). Wir haben den Gebrauch von kolloidalen Lösungen den kristalloiden Lösungen zur Schocktherapie vorgezogen, weil der COP aufrechterhalten oder gesteigert werden kann, wenn der PWP erhöht ist. Wenn kristalloide Lösungen gebraucht werden, wird der COP (wegen der Verdünnung der Plasmaproteine) zur selben Zeit, zu der der PWP am Ansteigen ist, signifikant absinken. Kolloidale sind besonders bei Patienten mit schwerem Schock, die große und schnelle Anstiege des Blutdrucks benötigen, nützlich. Die hämodynamischen Reaktionen von Patienten mit bakteriellem Schock sind unterschiedlich [23]. Schock ist gewöhnlich begleitet von einem tiefgreifenden Abfall des Blutdrucks, jedoch kann das Herzauswurfvolumen gesteigert, normal oder herabgesetzt sein. Das frühe Stadium des septischen Schocks ist typischerweise hyperdynam mit einem Anstieg des Herzauswurfvolumens und einem Abfall des systemischen Gefäßwiderstandes. Im Bereich des Kapillarbettes entsteht ein ausgeprägtes arteriovenöses Shunting. Zusätzlich kann die Sauerstoffverwertung der Zellen beeinträchtigt sein. Das Nettoresultat ist Gewebeanoxie mit Lactatacidose, trotz einer herabgesetzten arteriovenösen Sauerstoffgehaltsdifferenz. Das Fortschreiten des Schockstadiums führt zu einer hypodynamen Antwort – einem reduzierten Herzauswurfvolumen und gesteigertem systemischen Gefäßwiderstand. In mehreren Studien

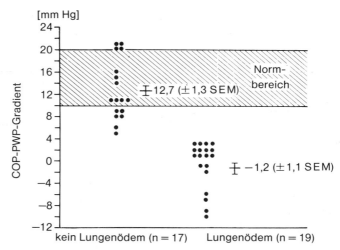

Abb. 5.8. Gradienten des Kolloidosmotischen Drucks (*COP*) und des pulmonalarteriellen Verschlußdrucks (*PWP*) bei Patienten mit und ohne Lungenödem. Ein *COP-PWP-Gradient* von 4 mm Hg unterscheidet Patienten mit Lungenödem sehr gut von solchen ohne Lungenödem: $p<0{,}001$. (Nach Rackow et al. 1977 [22])

wurde über unterschiedlilche hämodynamische Befunde berichtet. Diese Differenzen sind meist auf begleitende Hypovolämie, zugrunde liegende Herzkrankheit oder Leberzirrhose, auf die verursachenden Organismen und die Dauer des Schocks zurückzuführen. Die Mortalität der Patienten im septischen Schock ist umgekehrt proportional zu dem Herzauswurfvolumen. Die Wahrscheinlichkeit des Überlebens ist viel größer, wenn das Herzauswurfvolumen normal oder gesteigert ist [23]. Andere prognostische Indizes für die Schwere des Schocks und die Mortalität schließen Lactatspiegel und pulmonalarterielle Hypertension, manifestiert durch einen Gradienten pulmonalarterieller diastolischer Druck − pulmonalarterieller Verschlußdruck größer als 5 mm Hg, ein [23, 24].

Der vorgestellte Patient entwickelte nach Behandlung seiner Polycythaemia vera eine akute myeloische Leukose (AML). Andere bekannte prädisponierende Faktoren für die Entwicklung eines septischen Schocks sind: Diabetes mellitus, Zirrhose, Lymphom, disseminiertes Karzinom, Partus, chirurgische Eingriffe, vorausgegangene Infektionen der Harnorgane, des biliären oder gastrointestinalen Traktes und Krankheiten, die eine immunsuppressive Therapie erfordern. Schock kommt bei ungefähr 40% der Patienten mit gramnegativer Bakteriämie vor. Eine frühzeitige, angemessene, antibiotische Therapie kann die Schockhäufigkeit um die Hälfte reduzieren [25].

Der vorgestellte Patient sprach in seiner initialen hypotensiven Episode gut auf die Flüssigkeitstherapie an, die am wahrscheinlichsten durch Hypovolämie bedingt war. Dies war schnell bewerkstelligt, und der Patient benötigte keine Katheterisierung der Pulmonalarterie. Einige Stunden später entwickelte der Patient erneut eine Hypotension; diese Episode wurde von Zeichen des kongestiven Herzversagens begleitet, deshalb erhielt der Patient einen PAK.

Das initiale hämodynamische Profil (s. Profile Chart 5.3, Profil #1) zeigte eine hyperdyname Antwort mit einem deutlich erhöhten Herzauswurfvolumen und einem herabgesetzten systemischen Gefäßwiderstand. Diese Veränderungen waren von einer erhöhten gemischtvenösen Sauerstoffspannung und einer erniedrigten $D_{a\bar{v}}O_2$ begleitet, die typisch für das Shunting im septischen Schock ist. Trotz dieser hyperdynamen Aktivität haben die meisten Patienten mit bakteriellem Schock eine deutlich erhöhte Herzfrequenz und deshalb einen herabgesetzten Schlagvolumenindex mit herabgesetzter Schlagarbeit. Die Patienten hatten ebenso Zeichen der arteriellen Hypoxämie und einen gesteigerten pulmonalen Rechts-links-Shunt (Q_s/Q_t). Die letztgenannten Abweichungen wurden im septischen Schock demonstriert und werden als Resultat des gestörten Musters der Gasverteilung mit Verschluß der Alveoli und/oder der Luftwege, einem gestörten Muster der Verteilung des Blutflusses in der Lunge mit Verschluß der Kapillaren angesehen, oder sie werden als Resultat eines Anstiegs des extravaskulären Lungenwassers mit interstitiellem oder alveolärem Ödem betrachtet [26]. Die Hypoxämie des vorgestellten Patienten war jedoch schlimmer als sie gewöhnlich beim septischen Schock gefunden wird.

Der Patient erhielt kontinuierlich Volumen substituiert, um das Herzauswurfvolumen steigern und das Dopamin reduzieren zu können. Als der PWP anstieg, änderten sich das Herzauswurfvolumen und die anderen kardialen Parameter nicht. Danach wurde der PWP bei ungefähr 12 mmHg gehalten. Dies war der PWP mit dem maximalen Herzauswurfvolumen und der maximalen Schlagarbeit, er lag ungefähr 4 mmHg niedriger als der COP. Trotz angemessener Antibiotika und anderer Therapiemaßnahmen war der Schock des Patienten nicht zu durchbrechen und verschlimmerte sich. Ein wiederholtes hämodynamisches Profil (s. Profile Chart 5.3, Profil #2) einen Tag später zeigte, daß trotz eines ansteigenden PWP und höherer Dopamindosierung das Herzauswurfvolumen, der Schlagindex und die Schlagarbeit abnahmen. Der systemische Gefäßwiderstand war höher als der vorausgegangene Wert, blieb aber − höchstwahrscheinlich aufgrund von arteriovenösem Shunting − niedrig, was durch die vergrößerte Pulsamplitude offensichtlich wurde. Dies wies mehr auf eine hypodyname Entwicklung hin, möglicherweise bedingt durch eine verminderte myokardiale Kontraktilität. Das Sauerstoffangebot war erniedrigt und entsprach nicht länger den gesteigerten metabolischen und zirkulatorischen Bedürfnissen des Körpers. Deshalb nahm die gemischtvenöse Sauerstoffspannung ab und die $D_{a\bar{v}}O_2$, die Lactatkonzentration und die Sauerstoffextraktionsrate waren extrem erhöht. Die Sauerstoffaufnahme blieb exzessiv erhöht, was durch die merkliche Erhöhung des $D_{a\bar{v}}O_2$ offensichtlich wurde. Diese hämodynamischen Befunde werden typischerweise in der präterminalen Periode des Patienten im septischen Schock gefunden.

Profil #3 enthält dieselben Daten wie Profil #2, außer daß die kalkulierte venöse Sauerstoffsättigung (0,50) durch die aktuell gemessene Sättigung (0,46) des Profils #2 ersetzt ist. Beim Vergleich der kalkulierten und gemessenen Sättigungen kann man die Verschiebung der Sauerstoffdissoziationskurve abschätzen. In diesem Fall hatte der Patient eine Lactatacidose, und die niedriger gemessene Sättigung zeigt eine Verschiebung der Kurve nach rechts an.

Deshalb ist mehr Sauerstoff für die Gewebe verfügbar und die $D_{a\bar{v}}O_2$ ist höher.

Der Schock des Patienten war progredient, so daß der Blutdruck weder mit Dopamin noch mit Noradrenalin aufrechterhalten werden konnte. Er starb kurze Zeit danach. Bei der Sektion fanden sich eine akute myeloische Leukose und eine Endokarditis auf der Trikuspidal- und Aortenklappe.

5.6 Atemnotsyndrom des Erwachsenen
(C. L. SPRUNG)

Ein 50 Jahre alter Mann mit vorbestehender alkoholbedingter Lebererkrankung wurde wegen einer oberen gastrointestinalen Blutung eingeliefert. Der Patient klagte über seit 3 Tagen bestehende stechende Schmerzen im mittleren Epigastrium und über 2 Tage bestehendes Erbrechen hellroten Blutes. Zweimal täglich nahm der Patient Aspirin und Alka Seltzer gegen die Schmerzen. Zusätzlich stellte er seit den letzten 3 Wochen eine Zunahme des Bauchumfanges fest.

Die körperliche Untersuchung ergab einen Blutdruck von 100/70 mm Hg, einen Puls von 100 Schlägen/Min, im Sitzen wechselten diese Werte auf 85/70 mm Hg und 120 Schläge/Min, die Atemfrequenz lag bei 18 Atemzüge/Min und die Temperatur betrug 38 °C. Die Untersuchung von Lungen und Herz war unauffällig. Die abdominale Untersuchung zeigte ein durch Aszites pralles Abdomen und eine leichte Berührungsempfindlichkeit im mittleren Epigastrium. Leber und Milz konnten nicht palpiert werden. An den Extremitäten fanden sich Fußödeme und Palmarerytheme. Die Labordaten zeigten 6 600/cm^3 weiße Blutzellen, einen Hkt von 35,4%, der nach 1 1/2 l normaler Kochsalzlösung auf 26,2% abnahm; die Thrombozyten betrugen 102 000/cm^3, die Prothrombinzeit 16,9/12,9 s; die partielle Thromboblastinzeit lag bei 40 s, das Bilirubin betrug 1,5 mg/dl, die SGOT 91 mU/ml, die alkalische Phosphatase 157 mU/ml, die LDH 247 mU/ml; der Blutharnstoff 17 mg/dl, das Kreatinin 0,9 mg/dl; die Amylase 95 U/dl; das Gesamteiweiß 6,1 g/dl, das Albumin 1,6 g/dl.

Eine nasale Magensonde wurde gelegt, und hellrotes Blut mit Koageln wurde aspiriert. Nach kontinuierlicher Spülung mit eishaltigem Kochsalz stoppte die Blutung. Der Patient erhielt 2 Einheiten Erythrozytenkonzentrat und 3 Einheiten tiefgefrorenes Frischplasma. Er blieb stabil während der Nacht bei einem Hämatokrit von 30%. Die Endoskopie am Morgen zeigte ein Ösophagusulkus und keine Varizen. Eine Stunde später erbrach der Patient 3 l Blut. Der Blutdruck betrug 60 mm Hg systolisch und stieg nach Zufuhr von 2 Einheiten Vollblut und Kochsalz auf 100/60 mm Hg. Die Spülung über die Magensonde wurde erneut begonnen. Zöliakographie und eine selektive Angiographie des linken Magens ergaben keine Blutungsquelle oder Varizen, es wurde jedoch eine Embolisierung der A. gastrica sinistra durchgeführt. Danach stoppte die Blutung.

Profile Chart 5.4. Cardiopulmonary profile of a patient with ARDS

Enter:	Date/time:	# 1	# 2	# 3	# 4
Cardiac output (CO)		6.8	6.4	5.5	6.7
Systolic blood pressure (SBP)		100	102	90	102
Diastolic blood pressure (DBP)		55	48	40	52
Mean arterial pressure (MAP)		70	66	·57	71
Heart rate (HR)		132	128	140	132
Mean pulmonary artery pressure (MPAP)		27	30	26	26
Pulmonary artery wedge pressure (PWP)		6	12	16	13
Central venous pressure (CVP)		12	13	18	15
Body surface area (BSA)		1.7	1.7	1.7	1.7
Data:					
Stroke volume (SV)		51.5	50.0	39.3	50.8
Cardiac index (CI)		4.0	3.8	3.2	3.9
Stroke index (SI)		30.3	29.4	23.1	29.9
Right ventricular stroke work (RVSW)		6	7	3	4
RVSW/CVP ratio		0.50	0.54	0.17	0.27
Left ventricular stroke work (LVSW)		26	22	13	24
LVSW/PWP ratio		4.33	1.83	0.81	1.85
Systemic vascular resistance (SVR)		682	662	567	668
Pulmonary vascular resistance (PVR)		247	225	145	155
Enter:	Date/time:	# 1	# 2	# 3	# 4
Hemoglobin (Hgb)		13.0	13.0	11.0	10.5
FIO_2		0.8	0.7	0.7	0.7
$PaCO_2$		29	32	31	31
PaO_2		72	64	62	102
SaO_2		0.93	0.92	0.90	0.95
PvO_2		32	34	32	37
SvO_2		0.59	0.65	0.60	0.71
Data:					
Capillary O_2 content (CcO_2)		19.3	19.1	16.4	15.7
Mixed venous O_2 content (CvO_2)		10.5	11.6	9.1	10.2
Arterial O_2 content (CaO_2)		16.7	16.5	13.7	13.9
Arteriovenous O_2 content difference ($avDO_2$)		6.2	4.9	4.6	3.7
O_2 delivery		1136	1056	754	931
O_2 consumption (VO_2)		422	314	253	248
O_2 utilization ratio		0.37	0.30	0.34	0.27
Intrapulmonary shunt (Qs/Qt)		0.30	0.35	0.37	0.33
PaO_2/FIO_2		90	91	89	146
Vasopressors or vasodilators (μ/k/m)		–	–	–	Dopa 5
PEEP		5	10	15	20
Respirator rate		2	2	2	2
Tidal volume		900	900	900	900
PIP		70	65	64	60

Nach 24 h klagte der Patient über Dyspnoe. Die körperliche Untersuchung ergab bilaterale Rasselgeräusche und Giemen. Eine arterielle Blutgasanalyse ergab folgende Werte (5 l Sauerstoff per Nasensonde): pH 7,35, pO_2 42 mm Hg, pCO_2 43 mm Hg. Der Patient wurde kurze Zeit später wegen schwerer Hypoxie trotz steigender inspiratorischer Sauerstoffkonzentrationen und wegen der CO_2-Retention intubiert. Unmittelbar nach der Intubation floß rote schaumige Ödemflüssigkeit aus dem Endotrachealtubus. Der kolloidosmotische Druck des Serums betrug 14,4 mm Hg, während der kolloidosmotische Druck der Lungenödemflüssigkeit 10,8 mm Hg betrug. Das Verhältnis der kolloidosmotischen Drücke Ödemflüssigkeit zu Serum betrug deshalb 75%. Eine Katheterisierung der Pulmonalarterie wurde durchgeführt, um eine Volumenüberladung zu vermeiden und um die Auswirkungen hoher positiv-endexpiratorischer Drücke beser abschätzen zu können. Die kardiopulmonalen Veränderungen, die mit steigendem PEEP auftraten, können aus Profile Chart 5.4*, s. S. 164 ersehen werden.

Diskussion. Während der letzten 20 Jahre haben Verbesserungen in der medizinischen und chirurgischen Versorgung es ermöglicht, daß Patienten mit Trauma oder mit lebensbedrohlichen Erkrankungen lange genug überleben, um die unspezifische Antwort der Lunge auf eine Schädigung, d. h. das nichtkardiogene Lungenödem, zu entwickeln. Das Atemnotsyndrom des Erwachsenen (ARDS) ist eine extreme Form des nichtkardiogenen Lungenödems. Die klinischen Merkmale umfassen akute Atemnot, deutliche Dyspnoe und Tachypnoe, Zyanose, schwere Hypoxämie, die nicht auf Sauerstofftherapie anspricht und diffuse bilaterale Lungeninfiltrate. Der pulmonalkapilläre hydrostatische Druck ist gewöhnlich normal. Volle Alveolen oder deren Verschluß führen zu einer reduzierten funktionellen Residualkapazität, herabgesetzter Lungencompliance, intrapulmonalem Rechts-links-Shunt und einem vergrößerten alveoloarteriellen Sauerstoffspannungsgradienten. Daran muß man immer denken, wenn man Patienten behandelt, die eine der vielen klinischen Konstellationen aufweisen, die zur Entwicklung eines ARDS führen können (vgl. nachfolgende Übersicht).

Ein Verständnis des ARDS kann durch die Kenntnis der Pathophysiologie der Ödembildung gewonnen werden. Die Starling-Gleichung wird oft benutzt, um dieses Konzept zu erklären:

$$Q = Kf\,(P_c - P_{is}) - Gf(\pi_c/\pi_{is})$$

Dabei ist Q der Nettofluß der transvaskulären Flüssigkeit, Kf ist der Filtrationskoeffizient, P ist der hydrostatische Druck in der Kapillare (p_c) und in dem interstitiellen Raum (p_{is}), Gf ist der Reflexionskoeffizient, der ein Maß ist für die Neigung einer Membran, Moleküle zurückzuhalten und π ist der kolloidosmotische Druck in der Kapillare (π_c) und im interstitiellen Raum (π_{is}). Damit gibt es 4 Drücke, ein hydrostatisches Druckpaar und ein osmotisches Druckpaar. Die grundsätzliche Kraft ist der kapilläre hydrostatische Druck (Pc), der

---

* Unveränderte Übernahme der am. Fassung; Erläuterungen (Abk., Symbole) s. S. 198.

Krankheitsbilder, die ein ARDS erzeugen können:

1) Schock (Schocklunge)
   a) Hypovolämisch
   b) Endotoxisch
2) Schädigungen des zentralen Nervensystems (neurogenes Lungenödem)
   a) Schädelhirntrauma
   b) Krämpfe
   c) Zerebrovaskuläre Schädigungen
   d) Neubildungen
   e) Erhöhter Druck der zerebrospinalen Flüssigkeit
   f) Erhängen
3) Direkte Lungenschädigungen
   a) Thoraxtrauma
   b) Virus- oder bakterielle Pneumonie
   c) Fettembolie
   d) Aspirationspneumonie
   e) Beinahe – Ertrinken
   f) Pneumonie bei Bestrahlung
   g) Lungenverbrennung oder Rauchinhalation
   h) Chemische Lungenverbrennung (NO_2 CL_2, NH_3, Phosgen, Cadmium)
   i) Sauerstofftoxizität
   j) Diffuse infiltrative Prozesse: tuberkulöse Pneumonie, Lymphangiosis carcinomatosa der Lunge
4) Verschiedenes
   a) Drogen: Heroin, Methadon, Propoxyphene, Barbiturate, Colchicine, Azetylsalicylsäure, Ethylchlorvenyl, Busulfan, Bleomycin, Cyclophosphamid, Paraquat
   b) Kardiopulmonaler Bypass
   c) Disseminierte intravaskuläre Gerinnung
   d) Pankreatitis
   e) Transfusion
   f) Urämie
   g) Große Höhe
   h) Schnelle Beseitigung von Pneumothorax und Hydrothorax

dazu neigt, die Filtration von Flüssigkeit vom kapillaren in den interstitiellen Raum zu steigern. Klinisch wird der pulmonalarterielle Verschlußdruck benutzt, um die hydrostatischen Drücke einzuschätzen. Normale Drücke sind 5–15 mm Hg. Der kapillare kolloidosmotische Druck (π_c) neigt dazu, Flüssigkeit vom interstitiellen Raum in den intravasalen Raum zu ziehen. Der normale kolloidosmotische Druck im Serum beträgt bei ambulanten Patienten ungefähr 25 mm Hg. Der interstitielle kolloidosmotische Druck (π_{is}) beträgt etwa 2/3 des Plasmawertes und neigt dazu, Flüssigkeitsbewegung vom intravasalen in den interstitiellen Raum zu verursachen. Die Werte für den interstitiellen hydrostatischen Druck (Pis) sind umstritten, aber viele Forscher halten ihn für negativ. Die Flüssigkeitsfiltration hängt von der Summe dieser gegensätzlich gerichteten Drücke und von den Filtrations- und Reflexionskoeffizienten ab. Normalerweise existiert eine geringe Nettofiltration von Flüssigkeit von den Lungenkapillaren nach außen, die das Gefäßsystem durch die Lymphgefäße wieder erreicht. Wenn der Filtrationskoeffizient ansteigt, wie dies bei gesteigerter kapillärer Permeabilität vorkommt, kann die Filtration trotz normaler kapillärer hydrostatischer Drücke zunehmen. Unter diesen Umständen werden die osmotischen Druckdifferenzen weniger wesentlich.

Die hauptsächlichen Ursachen für das Lungenödem sind der gesteigerte pulmonalkapilläre Druck, der verminderte kolloidosmotische Druck, veränderte Permeabilität und Insuffizienz der Lymphgefäße. Der gesteigerte hydrostatische Druck als Folge eines Herzversagens ist der häufigste Grund für ein Lungenödem. Der herabgesetzte kolloidosmotische Druck (π_c) kann als Folge der Hypoproteinämie bei Malabsorption, Malnutrition, Nieren- oder Leberkrankheit, Infusion von großen Volumina kristalloider Lösungen und schwerer Blutung auftreten. Patienten mit reduziertem kolloidosmotischem Druck des Plasmas können ein Lungenödem bei normalem hydrostatischem Druck entwickeln [1, 22]. Eine veränderte Permeabilität kommt durch Schädigung des Alveolarepithels oder des Endothels der Lungenkapillaren vor. Die Insuffizienz der Lymphgefäße kann auch Grund für ein Lungenödem sein, da die Lymphgefäße einen wertvollen Sicherheitsmechanismus für die Verhinderung einer Ödembildung darstellen. Schließlich kann eine Zunahme des negativen interstitiellen Druckes als Folge einer schnellen Absaugung großer Pleuraergüsse oder Pneumothoraces ein Lungenödem verursachen.

Eine veränderte Permeabilität ist der Prototyp des nichtkardiogenen Lungenödems. Verschiedene pathophysiologische Mechanismen sind für die alveolokapilläre Schädigung vorgeschlagen worden. Diese Mechanismen umfassen Mikroemboli, Thrombozyten, Leukozyten, disseminierte intravaskuläre Gerinnung, infektiöse Substanzen oder ihre Produkte, Inhalations- und zirkulierende Toxine, vasoaktive Substanzen (Histamin, Serotonin, Chinine) immunologische Reaktionen, Komplement, Sauerstoff und das ZNS. Wegen der vielen klinischen Bedingungen, die ein ARDS auslösen können, können einige oder alle diese Mechanismen dafür verantwortlich sein.

Unterschiede zwischen den hydrostatisch bedingten und durch Permeabilitätsänderungen verursachten Formen des Lungenödems können Abb. 5.9 entnommen werden. Größere Steigerungen des Lymphflusses und Flüssigkeits- und Eiweißanreicherung in der Lunge werden für gleiche Steigerungen des hydrostatischen Druckes beim Permeabilitätstyp des Lungenödems im Vergleich zur hydrostatischen Form des Lungenödems gefunden (gesteigerter pulmonalkapillärer Druck) [27].

Kürzlich wurde nachgewiesen, daß die Analyse der Lungenödemflüssigkeit hilfreich bei der Identifizierung der verschiedenen Typen des Lungenödems ist. Nur Patienten mit schweren Formen des Lungenödems produzieren Lungenödemflüssigkeit. Patienten mit kardialem Lungenödem haben hohe hydrostatische Drücke. Die mikrovaskuläre Membran bleibt intakt, und das Lungenödem ist ein „Transsudat". Der kolloidosmotische Druck oder das Verhältnis der totalen Eiweißkonzentration der Lungenödemflüssigkeit zum Serum ist bei diesen Patienten typischerweise niedrig. Das nichtkardiale Lungenödem als Folge einer veränderten Permeabilität ist durch eine abnorme mikrovaskuläre Membran verursacht und das Verhältnis Eiweiß in der Lungenödemflüssigkeit zu Serumeiweiß erreicht.

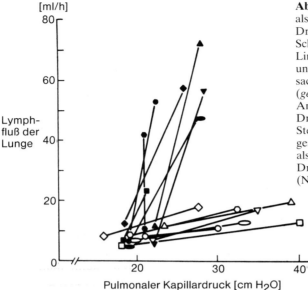

Abb. 5.9. Vergleich des Lymphflusses als eine Funktion des hydrostatischen Druckes in den Lungenkapillaren beim Schaf vor und nach Zunahme des Linksvorhofdruckes (*offene Symbole*) und gesteigerter Permeabilität, verursacht durch Pseudomonasbakterien (*geschlossene Symbole*). Bei jedem Anstieg des pulmonal hydrostatischen Druckes in den Lungengefäßen sind die Steigerungen des Lymphflusses bei der gesteigerten Permeabilität viel größer als bei der Zunahme des hydrostatischen Druckes ohne Kapillarschädigung. (Nach Brigham 1974 [27])

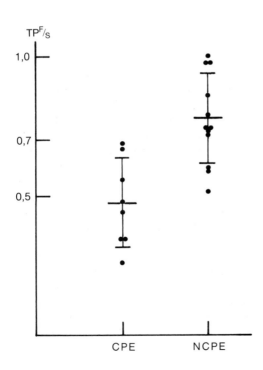

Abb. 5.10. Quotienten aus dem Eiweißgehalt der Ödemflüssigkeit (F) und dem Serum (S) bzw. Gesamteiweiß (TP) bei Patienten mit kardialem (CPE) und nichtkardialem ($NCPE$) Lungenödem. Nur Patienten mit CPE haben Quotienten von weniger als 0,5, während $NCPE$-Patienten Quotienten größer als 0,7 aufweisen. Unglücklicherweise besteht selbst bei diesen „klassischen" Patienten mit CPE und $NCPE$ eine Überlappung der Permeabilitätsdefekte

Bei der Untersuchung von Patienten mit reinen kardialen und nichtkardialen Ätiologien des Lungenödems gibt es dennoch eine Überlappung des Verhältnisses Eiweiß in der Ödemflüssigkeit – Serumeiweiß (Abb. 5.10) [28]. Kein Patient mit einer nichtkardiogenen Ätiologie hatte einen Quotienten Eiweiß in der Ödemflüssigkeit – Gesamtserumeiweiß von weniger als 0,5, und kein Patient mit einer kardiogenen Ätiologie hatte einen Proteinquotienten größer als 0,7. Deshalb können Patienten mit einem Verhältnis Eiweiß in der Ödemflüssigkeit zu Gesamtserumeiweiß von weniger als 0,5 als Fälle mit kardiogenem Lungenödem (CPE) eingestuft werden, und solche Patienten mit Quotienten über 0,7 können als Fälle mit nichtkardiogenem Lungenödem (NCPE) klassifiziert werden [28]. Wir haben solche Patienten mit Quotienten zwischen 0,5 und 0,7 als Fälle von „dazwischenliegendem" Lungenödem bezeichnet. Die Differenzierung zwischen kardiogenen und nichtkardiogenen Ätiologien des Lungenödems kann bei diesen Patienten durch den Quotienten aus Globulin in der Ödemflüssigkeit – Serumglobulin bestimmt werden; Patienten mit nichtkardiogenen Ätiologien haben Quotienten größer als 0,52, während Patienten mit kardiogenen Ätiologien Quotienten ≤ 0,52 aufweisen [28]. Basierend auf diesen „Ödemflüssigkeit-Serum-Quotienten" kann man den Typ des Lungenödems bestimmen und nach einer spezifischeren Ätiologie suchen. Zusätzlich erfordern Patienten mit einem NCPE typischerweise die Katheterisierung der Pulmonalarterie. Wenn man durch Flüssigkeitsanalysen ein NCPE nachweisen kann, braucht man mit der Katheterisierung nicht zu warten, bis ein Therapieeffekt auftritt, der höchstwahrscheinlich nicht auftreten wird.

Es ist wichtig, sich zu vergegenwärtigen, daß Patienten mehr als eine Ätiologie für die Bildung ihres Lungenödems aufweisen können. Trotz der Tatsache, daß die Permeabilitätsform des Lungenödems durch einen normalen hydrostatischen Druck definiert ist, können einige Patienten einen Permeabilitätsdefekt haben (als Folge von Sepsis, Pneumonie usw.), jedoch können sie ebenso einen gesteigerten hydrostatischen Druck als Folge einer Volumenüberlastung oder einer gestörten Herzfunktion aufweisen [29].

Es ist das grundsätzliche Ziel beim ARDS, dafür Sorge zu tragen, daß das Sauerstoffangebot an die vitalen Organe gesichert ist und eine unterstützende Therapie durchzuführen, bis sich der pathologische Prozeß abschwächt und/oder die Lungen zu heilen beginnen. Kontinuierlicher positiver Atemwegsdruck (CPAP) mittels Gesichtsmaske kann gelegentlich eingesetzt werden, in der Regel ist jedoch die tracheale Intubation erforderlich, um hohe Sauerstoffkonzentrationen und positiven endexpiratorischen Druck (PEEP) zu bewirken. Die Patienten hyperventilieren typischerweise; eine Unterstützung der Atmung kann jedoch in Folge der reduzierten Lungencompliance und der gesteigerten Atemarbeit erforderlich werden. Volumen- oder zeitgesteuerte Respiratoren müssen beim ARDS eingesetzt werden, weil die herabgesetzte Lungencompliance hohe Beatmungsdrücke erfordert, die druckgesteuerte Ventilatoren nicht erbringen können, wenn die geforderten Zugvolumina abgegeben werden müssen. Das Dilemma bei der Therapie des ARDS besteht darin, daß die hohen inspiratorischen Sauerstoffkonzentrationen, die zur Überwindung der Hypoxämie, die durch intrapulmonalen Rechts-links-Shunt bedingt ist, verabfolgt werden müssen, für die Lunge toxisch sind und ein Syndrom hervorrufen, das nicht von dem primären Prozeß unterscheidbar ist. Die Anwendung von PEEP, durch Plazierung des Exspirationsschlauches des Ventilators in eine definierte Wassertiefe, führte bei einer gegebenen F_IO_2 zu einem höheren pO_2. Dies hilft die Sauerstofftoxizität zu vermeiden, indem es die Gewebeoxygenierung bei einer niedrigeren F_IO_2 gestattet. Der PEEP führt zu einer Wiederbelüftung von kollabierten Lungenabschnitten und führt zu einer Umverteilung von Flüssigkeit in teilweise luftgefüllte Alveolen, so daß sich die Flüssigkeit innerhalb der Alveole in der Peripherie befindet, wodurch sich die Diffusionsbarriere verkleinert. Es ist diskutiert worden, daß der PEEP das Wasser in die Lungenkapillaren „zurückdrückt" und deshalb das Lungenwasser verringert. Dieser Effekt ist jedoch experimentell nicht bestätigt worden und wird großteils nicht akzeptiert.

PEEP ist nicht ohne unerwünschte Wirkungen. Bekannte Komplikationen sind Barotrauma (Pneumothorax, Pneumomediastinum und subkutanes Emphysem) und ein reduziertes Herzauswurfvolumen. Es wird angenommen, daß die Abnahme des Herzauswurfvolumens auf eine Verringerung des venösen Rückflusses zum rechten Herzen, gesteigerten pulmonalen Gefäßwiderstand oder Veränderungen im Perikard, Ventrikelseptum oder der linken Herzkammer zurückzuführen ist [30]. Wegen dieses Abfalls des Herzauswurfvolumens mit steigendem PEEP kann ein Punkt erreicht werden, bei dem der steigende PEEP zwar einen Anstieg des pO_2 jedoch eine signifikante Abnahme des Herzauswurfvolumens verursacht und damit das Sauerstoffangebot abnimmt. Deshalb sollte immer, wenn mehr als ein geringer PEEP angewendet wird (> 5–10 cm H_2O), die Katheterisierung der Pulmonalarterie durchgeführt werden. Damit können Messungen des Herzauswurfvolumens, der arteriellen und gemischtvenösen Blutgase, Berechnungen des Sauerstoffangebots, der arteriogemischtvenösen Sauerstoffgehaltsdifferenzen und des pulmonalen Shunts durchgeführt werden.

Die Definition des „besten PEEP" ist widersprüchlich [31, 32]. Einige Ärzte betrachten den PEEP als optimal, wenn das Sauerstoffangebot am höchsten ist und jede weitere Erhöhung des PEEP das Sauerstoffangebot verringert [31]. Andere betrachten den PEEP als optimal, bei dem der pulmonale Shunt weniger als 15 % beträgt [32]. Wir haben das Sauerstoffangebot als Grundlage für den besten PEEP genommen und haben PEEP nur in dem Umfang benutzt, der es uns ermöglichte, die F_IO_2 auf vermutlich nicht toxische Konzentrationen zu reduzieren ($F_IO_2 = 0{,}4/0{,}5$).

Die Flüssigkeitsbalance bei Patienten mit ARDS muß sorgfältig im Auge behalten werden. Wie vorher ausgeführt, verursachen Permeabilitätsdefekte eine Zunahme der Transsudation von Wasser und Eiweiß in die Lunge. Dies ist im Tierexperiment (Abb. 5.9; [27]) und bei akut Erkrankten (Abb. 5.11; [33]) gezeigt worden. Um deshalb die Verteilung des Lungenwassers für diese Patienten optimal zu ändern, sollte der niedrigste hydrostatische Druck (PWP), der mit guter Gewebeperfusion vereinbar ist, aufrechterhalten werden. Die Therapie erfordert Wasser- und Salzrestriktion und gewöhnlich potente Diuretika wie Furosemid. Da PEEP den venösen Rückfluß und das Herzauswurfvolumen verringern kann, kann der PWP gewöhnlich nicht auf

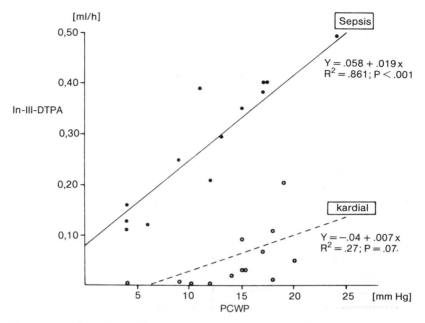

Abb. 5.11. Clearance von markierter ^{111}In-Diethylentriaminpentaacetic-Säure (*DTPA*) in Abhängigkeit vom pulmonalarteriellen Verschlußdruck (*PCWP*). Für jede Veränderung des *PCWP* waren sowohl die Steigung (p<0,005) als auch der Schnittpunkt mit der y-Achse (p<0,01) bei Patienten mit nichtkardialem Ödem größer als bei Patienten mit kardial bedingtem Ödem. Dies entspricht den vorher gezeigten tierexperimentellen Befunden der Abb. 5.9. (Nach Sibbald et al. 1981 [32])

einen zu niedrigen Wert reduziert werden. Deshalb ist ein PWP von 5–10 mm Hg ein realistisches Ziel. Wenn sich das Herzauswurfvolumen mit PEEP verringert, können Vasopressoren oder Flüssigkeitsinfusionen der Verringerung des Herzauswurfvolumens entgegenwirken. Wegen des Permeabilitätseffektes kann die Vasopressorentherapie der Flüssigkeitssubstition vorgezogen werden. Dieser Einsatz von Vasopressoren, bevor ein optimaler linksventrikulärer Füllungsdruck erreicht wird, unterscheidet sich von anderen Zuständen der Hypoperfusion.

Wenn Patienten mit ARDS Flüssigkeit verabfolgt wird, tritt die Frage nach dem Gebrauch kristalloider oder kolloidaler (Albumin, Plasma, Dextran) Lösungen auf. Kolloidale können nützlich sein, wenn sie den intravasalen kolloidosmotischen Druck aufrechterhalten oder steigern können und die Flüssigkeitsverluste aus den Lungenkapillaren verringern. Unglücklicherweise ist das Kapillarendothel bei ARDS sogar für große Proteine permeabel, und die Kolloidalen können in die Lunge fließen und sogar mehr Flüssigkeit mit sich ziehen. Wir haben deshalb versucht, Kolloidale bei ARDS zu vermeiden, speziell wenn ein Permeabilitätseffekt durch Analysen der Ödemflüssigkeit nachgewiesen werden konnte. Andere haben jedoch auch bei ARDS Kolloidale erfolgreich verwendet. Im Hinblick auf den Permeabilitätseffekt bei ARDS muß man immer auf mögliche Verschlechterung der Parameter der Oxygenierung achten; dies gilt bei jeder Art der zugeführten Flüssigkeit.

Da die Lunge in derselben Art auf viele unterschiedliche Schädigungen reagiert (vgl. Übersicht, s. S. 166) und wir bis jetzt die pathophysiologischen Mechanismen der Erkrankung für all die verschiedenen Ätiologien des ARDS nicht aufgeklärt haben, bleibt die Therapie lediglich unterstützend und eher unspezifisch. Neuere Evidenz für Granulozytenaggregation im Mikrogefäßbett der Lunge und Aktivierung des Komplementsystems im Zusammenhang mit ARDS haben einen möglichen Einsatz für Kortikosteroide bei ARDS nahegelegt [34]. In der Tat zeigten Sibbald et al., daß Kortikosteroide die Permeabilität verringern können, wenn Veränderungen eingetreten sind [35]. Jedoch gibt es keine Belege dafür, daß Steroide das Outcome von Menschen mit ARDS günstig beeinflussen. Eine prospektive Studie ist in Arbeit.

Der dargestellte Patient entwickelte nach Behandlung einer akuten gastrointestinalen Blutung ein nichtkardiogenes Lungenödem und ARDS. Das Lungenödem wurde wegen des kolloidosmotischen Druckgradienten zwischen Ödemflüssigkeit und Serum, der 75 % betrug und dem normalen pulmonalarteriellen Verschlußdruck als nicht kardiogen angesehen. Das Lungenödem wurde initial, wie es oft der Fall ist, auf verschiedene mögliche Ätiologien zurückgeführt. Diese umfaßten Schock, Volumenüberladung durch Bluttransfusionen und Elektrolytlösungen, Embolisation, bedingt durch Blutprodukte oder das Schaummaterial, das für die Embolisation benutzt wurde und Aspiration (die gewöhnlich sehr schwer mit absoluter Sicherheit ausgeschlossen werden kann). Der PAK wurde plaziert, um den genauen PWP zu messen und die kardiopulmonalen Variablen herauszufinden, die die PEEP-Therapie optimierten. Der normale PWP und Herzindex machten eine Volumenüberlastung und eine gestörte Herzfunktion als Ursachen für das Lungenödem unwahrscheinlich. Eine weitere Abklärung der Ätiologie war unmöglich, dies hatte aber für das therapeutische Vorgehen keinen Belang.

Der Patient hatte anfangs einen guten Herzindex, wegen der gesteigerten Herzfrequenz hatte er jedoch einen niedrigen Schlagvolumenindex (SVI) und eine niedrige linksventrikuläre Schlagarbeit (LVSW; Profil 1). Der pO_2 von 72 mm Hg war hinnehmbar, die toxische inspiratorische Sauerstoffkonzentration von 0,8 zeigte jedoch die Notwendigkeit für mehr PEEP an, um die Compliance zu steigern und eine Verringerung der F_IO_2 zu ermöglichen. Trotz des annehmbaren Sauerstofftransportes nahm der p_vO_2 ab und die $D_{a\bar{v}}O_2$ sowie die Sauerstoffnutzungsrate waren erhöht. Dies kann auf die gesteigerten metabolischen Bedürfnisse zurückzuführen gewesen sein, die sich in der Tachykardie, Tachypnoe und der gesteigerten Sauerstoffaufnahme widerspiegeln.

Die Höhe des PEEP wurde in typischer Weise in Steigerungsschritten von 3–5 cm H_2O angehoben. Als der PEEP auf 10 cm H_2O gesteigert war (Profil #2), gab es wenige Veränderungen der kardialen Parameter und der p_vO_2 stieg an. Dies ermöglichte es den Ärzten, die F_IO_2 auf 0,7 zu senken. In dieser Zeit stieg der p_vO_2 leicht an und die $D_{av}O_2$ nahm leicht ab. Die Kontraktilität kann abgenommen haben, da der CI bei einem höheren PWP unverändert blieb. Man muß jedoch daran denken, daß der linksventrikuläre Druck bei diesen Patienten nicht das linksventrikuläre Volumen widerzuspiegeln braucht

[36]; viele Untersucher haben keine Abnahme der Kontraktilität unter PEEP gesehen [37].

Als der PEEP auf 15 cm H_2O gesteigert war, verschlechterte sich die kardiale Funktion — RR, CI, SVI und LVSW nahmen ab. Deshalb nahm ebenso der Sauerstofftransport ab. Die Abnahme des Herzauswurfvolumens war nicht überraschend, da das Herzauswurfvolumen gewöhnlich bei einem PEEP von 10—15 cm H_2O abnimmt [37]. Eine Dopamintherapie wurde wegen der Abnahme des Herzauswurfvolumens und des Sauerstofftransportes begonnen und weil der systolische Blutdruck auf Werte unter 90 mm Hg absank. Trotz des verringerten Sauerstoffangebotes nahm die gemischtvenöse Sauerstoffspannung nicht ab. Dies stimmt mit anderen Berichten von Patienten mit ARDS überein, bei denen ein abnehmendes Sauerstoffangebot zur gleichen Abnahme der Sauerstoffaufnahme führte, jedoch zu unterschiedlichen Veränderungen des p_vO_2 [38]. Tatsächlich hat der p_vO_2 keine feste Beziehung zum Herzauswurfvolumen oder dem Sauerstoffangebot [38]. Bei der Therapie mit Dopamin stieg das Herzauswurfvolumen auf 7,2 l/min an, der Herzindex auf 4,2 l/min/m^2 der SVI auf 31,4 ml/min/m^2, die LVSW auf 39 g·m/m^2 und der Sauerstofftransport auf 1009 ml O_2/min. Der PEEP wurde schrittweise auf 20 cm H_2O gesteigert, weil der pO_2 weiterhin nur 64 mm Hg bei einer F_IO_2 von 0,7 und einem PEEP von 15 cmH_2O betrug. Bei diesem neuen PEEP war die Herzfunktion stabil und der pO_2 stieg auf 102 mm Hg (Profil #4). Zu dieser Zeit stieg der p_vO_2, und die Sauerstoffextraktionsrate nahm weiterhin ab. Der Sauerstofftransport blieb gegenüber den Ausgangsbedingungen und den vorangegangenen Stufen verringert, wahrscheinlich wegen des geringen Anstiegs der Sauerstoffsättigung (trotz großer Veränderungen im pO_2), des geringen Abfalls des Herzauswurfvolumens und dem Abfall des Hämoglobins. Als Konsequenz daraus wurde die F_IO_2 auf 0,5 reduziert, der pO_2 betrug 70 mm Hg. Da der Patient nun Dopamin erhielt, um das Herzzeitvolumen aufrechtzuerhalten und einen hohen PEEP, um einen p_aO_2 von 70 mm Hg bei einer F_IO_2 von 0,5 aufrechtzuerhalten, wurde die PEEP-Therapie bei 20 cm H_2O beibehalten. Ein höherer PEEP wurde nicht angewendet trotz der Tatsache, daß der intrapulmonale Shunt größer als 30 % war und weiterhin eine F_IO_2 von 0,5 benötigt wurde. Andere Ärzte hätten vielleicht den PEEP weiter gesteigert, um den Shunt zu reduzieren, bzw. die F_IO_2 erniedrigen zu können.

Die bei dem vorgestellten Patienten während der Behandlung mit PEEP stattgefundenen kardiopulmonalen Veränderungen sind repräsentativ für viele Veränderungen, die bei Patienten mit ARDS vorkommen. PEEP erhöhte die Compliance und den pO_2 und ermöglichte eine Verringerung der F_IO_2, der p_vO_2 stieg und die $D_{a\bar{v}}O_2$ nahm ab. Als der PEEP gesteigert wurde, fiel das Herzzeitvolumen ab, und Dopamin war erforderlich. Im Gegensatz zur Originalbeschreibung des optimalen PEEP von Suter [31] werden viele Patienten trotz zunehmendem PEEP keine meßbare Steigerung der Compliance erfahren. Zusätzlich wird der PEEP oft das Herzauswurfvolumen und den Sauerstofftransport verringern, bevor bei nichttoxischen inspiratorischen Sauerstoffkonzentrationen eine adäquate Oxygenierung ereicht ist. Unter diesen Umständen sind Vasopressoren wie Dopamin erforderlich, um Herzauswurfvolumen und Sauerstofftransport zu steigern, so daß der PEEP weiter erhöht werden kann.

5.7 Multiples Trauma
(J. M. Civetta)

Ein 39 Jahre alter weißer männlicher Fußgänger wurde um 11 Uhr von einem Auto angefahren. Der Rettungswagen der Feuerwehr erschien 5 min nach dem Notruf. Der Patient wurde äußerst hypotensiv mit offensichtlichen Frakturen aufgefunden. Er wurde auf die Antischock-Streckmatratze des Militärs gelegt, die auf 100 mm Hg aufgeblasen wurde. Intravenös wurde an Ort und Stelle Flüssigkeit zugeführt, jedoch blieb er hypotensiv.

Bei der Ankunft im Rettungsraum betrug sein Blutdruck palpatorisch 60 mm Hg und die initiale Abklärung seiner Verletzungen ergab bilateral offene Tibiafrakturen und Fibulafrakturen, Bruch des rechten Radius, Brüche beider Beckenkämme und multiple Schnittverletzungen von Kopf und Gesicht. Die Untersuchung des Abdomes ergab einen diffusen Druckschmerz. Eine offene Peritoneallavage wurde durchgeführt, die eine stark blutige Flüssigkeit zeigte. Er wurde sofort in den Operationsraum gebracht. Eine Laparotomie wurde durchgeführt, die einen großen Lebereinriß und eine partiell rupturierte Gallenblase zeigte. Es wurde festgestellt, daß der Patient splenektomiert war. Die Verletzungen von Kopf und Hals wurden versorgt. Die offenen Frakturen wurden gesäubert. Wegen schwerer Muskelschwellungen beider Beine waren Fasziotomien notwendig. Das operative Vorgehen dauerte 6 h, und 20 Einheiten Blut waren notwendig, um den Kreislauf aufrechtzuerhalten. Ebenso wurden 21 l Ringer-Laktat verabfolgt, 6 Einheiten tiefgefrorenes Frischplasma und 12 Einheiten Thrombozyten.

Bei der Ankunft auf der Intensiveinheit wurde ein PAK gelegt. Zu dieser Zeit betrug der PWP 8 mm Hg und das Herzauswurfvolumen 8 l/min. Die Bestimmung der arteriellen und gemischtvenösen Blutgase ergab einen arteriellen pO_2 von 86 mm Hg ($F_IO_2 = 0,45$) und eine gemischtvenöse Sättigung von 49%; die $D_{a\bar{v}}O_2$ betrug 7 ml/dl und der intrapulmonale Shunt (Q_s/Q_t) betrug 14%. Während der folgenden 12 h wurden 3 Einheiten Vollblut und 4 l kristalloide Lösungen gebraucht, um das Hb, das Herzauswurfvolumen und die Urinausscheidung aufrecht zu erhalten. Die wiederholten Kontrollen der arteriellen Sauerstoffspannung zeigten eine Abnahme, die eine Zunahme des positiven endexpiratorischen Drucks erforderlich machte. Bei einem PEEP von 15 cm H_2O betrug das Herzauswurfvolumen 7,2 l/min, der Verschlußdruck 11 mm Hg und der intrapulmonale Shunt betrug erneut 15%. Nach ungefähr 2 h war das Herzauswurfvolumen jedoch auf 5,9 l/min abgefallen und Dopamin wurde mit 200 µg/min eingesetzt. Nach dieser Intervention stieg das Herzauswurfvolumen auf 10,8 l/min und der Verschlußdruck sank auf 8 mm Hg. Die zu dieser Zeit durchgeführten Blutgasanalysen zeigten einen arteriellen pO_2 von 59 mm Hg, eine gemischtvenöse Sättigung von 53% und eine arteriovenöse Sauerstoffgehaltsdifferenz von 7,3 ml/dl. Der intrapulmonale Shunt betrug 10%. Während der nächsten 24 h besserten sich die Blutgase weiter, nach der Zufuhr von Vollblut stieg sein Hb auf 12,7 g/dl. Wegen des angestiegenen systolischen Blutdruckes wurde Dopamin abgesetzt; das Herzauswurfvolumen sank jedoch auf 5,9 l/min und eine Dobutamininfusion

(400 µg/min) wurde begonnen. Dies führte zu einem Anstieg des Herzauswurfvolumens auf 10,5 l/min ohne Anstieg des systolischen Blutdruckes. Die gemischtvenöse Sauerstoffsättigung stieg auf 65% und der PEEP konnte zunehmend gesteigert werden, um die arterielle Oxygenierung bis auf 134 mm Hg zu verbessern. Zu dieser Zeit betrug der Shunt 8,2%. Dies erforderte die Steigerung des PEEP auf 28 cm H_2O.

In der dritten 24-h-Periode verbesserte sich seine kardiorespiratorische Situation, und der PEEP wurde schrittweise auf 18 cm H_2O reduziert. Dobutamin konnte auf 200 µg/Minute reduziert werden und das Herzauswurfvolumen betrug 10,4 l/min; der arterielle pO_2 betrug 124 mm Hg, die $D_{a\bar{v}}O_2$ 6,3 ml/dl und der Shunt 11%.

Am 4. Tag auf der Intensiveinheit wurde Dobutamin abgesetzt, während der PEEP bei 18 cm H_2O belassen wurde, das Herzauswurfvolumen blieb bei mehreren Bestimmungen zwischen 8,4 und 10,5 l/min. Eine positive Flüssigkeitsbilanz von ungefähr 2,5 l kristalloider Lösungen war an jedem der ersten 3 Tage notwendig. Während der nächsten 24 h war es möglich, den PEEP fortlaufend von 18 cm H_2O auf 12 cm H_2O zu reduzieren ohne eine wesentliche Veränderung der kardiovaskulären oder respiratorischen Funktion. Spontandiurese trat während der nächsten 48 h auf; jedoch verschlechterten sich die Blutgase mit einem Anstieg des intrapulmonalen Shunts auf 31%. Der PEEP wurde erneut gesteigert, bis 24 cm H_2O erreicht waren. Zu diesem Zeitpunkt nahm der intrapulmonale Shunt auf 12,9% ab, das Herzauswurfvolumen betrug ohne inotrope Unterstützung 13,3 l/min, der arterielle pO_2 106 mm Hg, die gemischtvenöse Sauerstoffsättigung 65% und die $D_{a\bar{v}}O_2$ 5,3 ml/dl. Danach wurde während der nächsten 48 h eine Reduktion des PEEP versucht. Der intrapulmonale Shunt wurde zwischen 10% und 15% gehalten, bis der PEEP auf 16 cm H_2O reduziert war. Zu diesem Zeitpunkt stieg der Shunt auf 24% an, was eine Steigerung des positiven endexpiratorischen Drucks erforderlich machte. Das Herzauswurfvolumen wurde ohne inotrope Unterstützung zwischen 10 und 12 l gehalten. Am 10. Tag auf der Intensiveinheit stieg der intrapulmonale Shunt erneut auf 25% und der PEEP wurde von 24 auf 26 cm H_2O gesteigert. Dies reduzierte den Shunt auf 15%. Das Herzauswurfvolumen betrug zwischen 9,4 und 10,5 l/min. Am 12. Tag auf der Intensiveinheit wurden Temperaturspitzen bis 103°F ≙ 39,4°C beobachtet. Mehrfache Blutkulturen, Sputum- und Urinkulturen ergaben keine pathogenen Keime. Der Röntgenthorax zeigte diffuse interstitielle Infiltrate ohne Evidenz von Pneumonie. Gram-Färbungen des Sputums zeigten ein geringes gramnegatives Wachstum ohne weiße Blutzellen. Die Untersuchung des Abdomens ergab einen diffusen Druckschmerz. Die Serumamylase war auf 193 Einheiten erhöht. Die Leberfunktionsuntersuchung ergab ein Gesamtbilirubin von 2,4 mg/dl mit einem direkten Anteil von 1,2 mg/dl, eine SGOT von 102 mU/ml und eine SGPT von 90 mU/ml. Eine traumatische Pankreatitis und/oder Cholezystitis wurden vermutet. Das abdominale CT, Kernspin-CT und das Sonogramm des Abdomens ließen eine Masse im rechten oberen Quadranten vermuten. Der Patient wurde in den Operationssaal gebracht, und es wurde wegen akuter acholischer Cholezystitis eine Cholezystektomie durchgeführt. Während der Operation fiel das Herzauswurfvolumen auf 7,7 l, was die Zufuhr von Dobutamin (400 µg/min) erforderlich machte. Während dieser Zeit blieb die Atemfunktion stabil. Während der nächsten 48 h konnte der PEEP fortschreitend auf 11 cm H$_2$O reduziert werden. Das Herzauswurfvolumen betrug 11 l/min, die D$_{a\bar{v}}$O$_2$ 3,4 ml/dl und der intrapulmonale Shunt 16,9 %. Dobutamin wurde ohne eine Veränderung des Herzauswurfvolumens abgesetzt.

Zu diesem Zeitpunkt waren die kardiale Instabilität und das Atemversagen überwunden, und das invasive Monitoring wurde beendet. Die weitere Entwicklung während der nächsten 2 Wochen zeigte eine langsame Besserung der Atemfunktion. Er wurde am 32. Tag seines Aufenthaltes auf der Intensiveinheit extubiert. Während dieser 2 Wochen war keine weitere kardiovaskuläre Intervention notwendig; 2 Tage nach der Extubation war er stabil genug, um auf eine nachgeordnete Pflegeeinheit verlegt zu werden.

Diskussion. Dieser Patient erlitt ein schweres, mehrere Organsysteme betreffendes Trauma und entwickelte eine posttraumatische respiratorische Insuffizienz. Obwohl die genaue Ätiologie ungewiß war, hatte er dafür viele bekannte Risikofaktoren, die Frakturen der langen Knochen eingeschlossen, akuter Genuß von Alkohol mit Erbrechen und möglicher Aspiration und ein stumpfes Thoraxtrauma. Ebenfalls erlitt er eine prolongierte Schockperiode und erhielt Massivtransfusionen. Nach unserer Erfahrung ist diese jedoch mehr durch den Schweregrad der anderen Verletzungen bzw. Begleitumstände und nicht direkt durch die akute Lungeninsuffizienz bedingt. Sein erniedrigtes Herzauswurfvolumen war nicht immer Folge der Aggressivität des Beatmungsmusters und läßt eine direkte Myokardkontusion vermuten. Im EKG bestanden keine Veränderungen, obwohl die CPK-Isoenzyme leicht erhöht waren. Obwohl das Volumen an kristalloiden Lösungen absolut gesehen als groß eingeschätzt werden kann, entspricht es der Schwere der Verletzung der Weichteilgewebe und dem Ausmaß des Blutverlustes. Es ist interessant festzustellen, daß die Verschlechterung der Atemfunktion in Verbindung mit der Entwicklung einer intraabdominalen Sepsis entstand, während sich gleichzeitig eine Spontandiurese einstellte, die nach einer weiteren Beatmungsphase in der 2. postoperativen Periode wieder zurückging. Wegen der gleichzeitig aufgetretenen Veränderungen der kardialen und der respiratorischen Funktion war das invasive Monitoring nicht nur notwendig, um die Abweichungen der kardiovaskulären Funktion zu erkennen, sondern auch, um Unterscheidungen zwischen den voneinander unabhängigen respiratorischen und kardialen Einflußfaktoren auf die arterielle Sauerstoffspannung zu ermöglichen. Die niedrigsten arteriellen Sauerstoffspannungen waren nicht primär von der Verschlechterung der respiratorischen Funktion begleitet, wenn man diese anhand des intrapulmonalen Shunts abschätzte, sondern waren am ehesten durch niedrige gemischtvenöse Sauerstoffspannungen bedingt. Zu diesem Zeitpunkt war die Therapie dahingehend ausgerichtet, das Sauerstoffangebot durch Zufuhr von zusätzlichen roten Blutzellen zu verbessern, ebenso wie durch die gleichzeitig damit erzielte Anhebung der ventrikulären Füllungsdrücke. Schließlich waren in der unmittelbaren postoperativen Phase inotrope Substanzen notwendig, um die kardiovaskuläre Funktion während des maximalen endexpiratorischen Drucks aufrechtzuerhalten, auch als die Myokardfunktion durch die intraabdominale Sepsis beeinträchtigt war. Die umfassende Information, die durch das invasive Monitoring der 3 Parameter, Druck, Fluß und gemischtvenöse Blutprobe bereitgestellt wurde, kann vielleicht mit Zahlen unterstrichen werden, die die Beharrlichkeit ausdrücken, die notwendig war, um dieses Ziel zu erreichen: 5 Pulmonalarterienkatheter waren erforderlich (bei unserem 72 h dauernden Protokoll), und 68 kardiorespiratorische Profile wurden während dieser Periode durchgeführt.

5.8 Präoperative Einschätzung für einen chirurgischen Eingriff
(B. H. Ruben)

Eine 70 Jahre alte Frau wurde für eine elektive abdominoperineale Resektion des Sigmoids wegen Karzinoms angemeldet. Die Patientin litt seit 15 Jahren an einem arteriellen Hypertonus, der mit einem Diuretikum und oraler antihypertensiver Therapie gut kontrolliert war. Die Patientin führte ein ruhiges Leben, sie klagte über keine körperlichen Einschränkungen in ihrem täglichen Leben. Die körperliche Untersuchung zeigte eine dicke, ältere Frau mit einem RR von 160/100 mmHg. Der präoperative Röntgenthorax war unauffällig, das EKG zeigte jedoch unspezifische ST-T-Streckenveränderungen. Die Patientin wurde einige Tage präoperativ aufgenommen. Ihr Blutdruck bewegte sich zwischen 145 und 185 mmHg systolisch und 95−115 mmHg diastolisch. Die Patientin wurde präoperativ auf die Intensiveinheit aufgenommen, um einen PAK zu legen. Die erhaltenen kardiopulmonalen Parameter können Profile Chart 5.5*, s. S. 178 Profil #1 entnommen werden. Die Operation der Patientin wurde zurückgestellt, und sie wurde während der nächsten 24 h digitalisiert. Das kardiopulmonale Profil am nächsten Tag ist auf der Profile Chart 5.5, Profil #2 notiert. Sie wurde für ihren chirurgischen Eingriff in den Operationssaal gebracht. Der 3 1/2stündige Eingriff verlief unauffällig. Sie erhielt 2 Einheiten Vollblut und 4,5 l kristalloide Lösung im Operationssaal. Wieder auf die Intensiveinheit zurückgekehrt, hatte die Patientin eine Temperatur von 35 °C und einen RR von 215/130 mmHg. Das Herzauswurfvolumen betrug 4,5 l/min; der systemische Gefäßwiderstand (SVR) 2808 $dyn \cdot s \cdot cm^{-5}$; der ZVD 10 mmHg; der PWP 14 mmHg und die $D_{a\bar{v}}O_2$ 6 ml/dl. Die Patientin erhielt Medikamente gegen die Schmerzen und eine Wärmedecke. Nitroprussid wurde verabfolgt, um ihren mittleren arteriellen Blutdruck auf Werte zwischen 110 und 120 mmHg zu bringen. Nachdem die Patientin warm war und der mittlere arterielle Blutdruck 120 mmHg betrug, stieg das Herzauswurfvolumen auf 6 l/min und der SVR betrug 1600 $dyn \cdot s \cdot cm^{-5}$. Der weitere Verlauf auf der Intensiveinheit war unauffällig. Das Nitroprussid wurde ausgeschlichen und die Patientin wurde 24 h postoperativ von der Intensiveinheit verlegt.

---

* Unveränderte Übernahme der am. Fassung; Erläuterungen (Abk., Symbole) s. S. 198.

Profile Chart 5.5. Cardiopulmonary profile of elderly patient preoperatively

Enter:	Date/time:	# 1	# 2
Cardiac output (CO)		4.0	5.2
Systolic blood pressure (SBP)		160	150
Diastolic blood pressure (DBP)		100	90
Mean arterial pressure (MAP)		120	110
Heart rate (HR)		85	70
Mean pulmonary artery pressure (MPAP)		26	24
Pulmonary artery wedge pressure (PWP)		15	10
Central venous pressure (CVP)		8	6
Body surface area (BSA)		2.1	2.1
Data:			
Stroke volume (SV)		47.1	74.3
Cardiac index (CI)		1.9	2.5
Stroke index (SI)		22.4	35.4
Right ventricular stroke work (RVSW)		5	9
RVSW/CVP ratio		0.63	1.5
Left ventricular stroke work (LVSW)		32	48
LVSW/PWP ratio		2.13	4.8
Systemic vascular resistance (SVR)		2237	1598
Pulmonary vascular resistance (PVR)		220	215
Enter:			
Hemoglobin (Hgb)		14	14
FIO_2		0.21	0.21
$PaCO_2$		40	40
PaO_2		68	70
SaO_2		0.94	0.95
PvO_2		36	40
SvO_2		0.65	0.70
DATA:			
Capillary O_2 content (CcO_2)		19.3	19.3
Mixed venous O_2 content (CvO_2)		12.5	13.4
Arterial O_2 content (CaO_2)		18.1	18.3
Arteriovenous O_2 content difference ($avDO_2$)		5.6	4.9
O_2 delivery		724	952
O_2 consumption (VO_2)		224	255
O_2 utilization ratio		0.31	0.27
Intrapulmonary shunt (Qs/Qt)		0.18	0.17
PaO_2/FIO_2		324	333
Vasopressors or vasodilators ($\mu/k/m$)			

Diskussion. Es wird geschätzt, daß ungefähr 35 Mio. Menschen (1 von 6) in den USA einen Hypertonus haben. Weniger als die Hälfte von diesen Individuen sind als Hypertoniker diagnostiziert und weniger als 20 % der Diagnostizierten haben eine angemessene Therapie erhalten. Der Anästhesist ist an der Schwere des Hypertonus, seiner Dauer und dem Ausmaß der Einschränkung der Zielorgane – Gehirn, Nieren und Herz – interessiert. Der Patient mit langandauerndem Hypertonus hat oft eine koronare Herzkrankheit und/oder eine linksventrikuläre Hypertrophie, die nicht nur das Sauerstoffangebot an das Herz herabsetzen, sondern auch den Sauerstoffbedarf steigern können. Patienten mit schwerem Hypertonus sind in Gefahr, während oder nach dem chirurgischen Eingriff eine Myokardischämie oder einen Infarkt zu erleiden [39]. Patienten, die zur Kontrolle ihres Hochdrucks Medikamente einnehmen, weisen eine geringe Inzidenz dieser Komplikation auf [39]. Zusätzlich neigen Patienten mit einer Hypertonusanamnese intraoperativ zu Blutdruckschwankungen.

Wenn diese intraoperativen Blutdruckschwankunen behandelt und vermieden werden, sind die kardiovaskulären Komplikationen postoperativ verringert [40]. Die folgende Übersicht zeigt die hauptsächlichen Erkrankungen, die das Narkoserisiko für einen chirurgischen Eingriff erhöhen.

Zusätzlich zu dem Problem des Hypertonus war die Patientin auch noch älter. Der Anteil an Menschen, der über 65 Jahre alt wird, wird in den USA auf ungefähr 11 % geschätzt. Der Anteil an älteren Patienten ist bei der Krankenhausklientel sogar noch höher, er beträgt zwischen 12 % und 35 % [41]. Selbst ohne begleitende Erkrankungen ist die postoperative Sterblichkeit bei älteren Patienten, verglichen mit jungen Erwachsenen, merklich höher. Bei über 80jährigen alten Menschen kann die Mortalität von elektiven chirurgischen Eingriffen bis zu 14 % betragen, während chirurgische Notfalleingriffe eine Mortalität von 44 % erreichen können [41]. Bei Jungen und Betagten wird die postoperative Mortalität durch das Vorhandensein von begleitenden Erkrankungen dramatisch gesteigert, dies gilt besonders bei Akutkrankheiten [41]. Nach Powers [42] beträgt die Inzidenz von kardiovaskulären Erkrankungen 6 % in der 5. Dekade, 23 % in der 6. Dekade, 45 % in der 7. Dekade und 100 % in der 8. Dekade. Die operative Mortalität wird durch die Gegenwart einer kardiovaskulären Krankheit beträchtlich beeinflußt. Die operative Mortalität ist bei Patienten mit kardiovaskulären Krankheiten höher als bei Patienten ohne Herzkrankheiten. Patienten mit kardiovaskulären und pulmonalen Vorerkrankungen weisen mit gesteigerter Wahrscheinlichkeit postoperativ eine Verschlechterung auf, besonders wenn präoperativ ein Hypertonus vorlag, intraoperativ eine Hypotension auftrat oder es sich um Operationen im Oberbauch oder mit einer Dauer von mehr als 3 h handelte [39, 40].

Del Guercio u. Cohn [43] untersuchten 148 aufeinanderfolgende Patienten über 65 Jahre, indem sie diesen Patienten präoperativ einen PAK legten. Alle Patienten waren in üblicher Weise für den Eingriff vorbereitet worden. Nur 13,5 % dieser Patienten hatten normale hämodynamische und respiratorische Parameter und Sauerstofftransportfunktionen. Geringe physiologische Abweichungen, die keine Verzögerung des chirurgischen Eingriffs erforderten oder schwerere Abweichungen, die ein hohes operatives Risiko anzeigten, wurden

Erkrankungen, die das Anästhesierisiko erhöhen:

1) Kardiovaskulär
   a) Primäre kardiale Probleme (in Verbindung mit einer linksventrikulären Ejektionsfraktion von kleiner als 40%)
   b) Segmentale Bewegungsanomalien des Ventrikels
   c) Ventrikelaneurysma
   d) Globale Dysfunktion
2) Fixiertes Herzauswurfvolumen
   a) Aortenklappenstenose
   b) Mitralklappenstenose
   c) Schrittmacherabhängige Arrhythmien
   d) Konstriktive Perikarditis oder Herztamponade
   e) Massive Lungenembolie
3) Ischämische Herzkrankheit
   a) Vorangegangener Myokardinfarkt
   b) Kürzlich stattgehabter Myokardinfarkt
   c) Instabile Angina
   d) Verengung der linken Hauptstammarterie
4) Angeborene Herzerkrankung
   a) Eisenmenger-Komplex
   b) Links-rechts-Shunts (Kurzschlüsse) mit pulmonalem Hochdruck
   c) Andere schwere mechanische Defekte
5) Störung der Leitung oder Arrhythmien
   a) Sinoatriale Erkrankung (kranker Sinusknoten)
   b) Bifaszikulärer Block
   c) Hochgradiger atrioventrikulärer Block
   d) Syndrom des verlängerten QT-Intervalls
6) Schwere Lungenerkrankung
   a) Hypoventilation
   b) Intrapulmonaler Rechts-links-Shunt
   c) Beeinträchtigte Diffusionskapazität
   d) Ventilations-Perfusions-Ungleichheiten
7) Hypovolämie
   a) Blutverlust
   b) Sequestration von Flüssigkeit in den 3. Raum
   c) Dehydrierung
8) Endokrine Dysfunktion
   a) Nebennierenrindeninsuffizienz
   b) Schilddrüsenfunktionsstörung
   c) Instabiler, insulinpflichtiger Diabetes
9) Erkrankungen des Nervensystems
   a) Fortgeschrittene periphere Neuropathie
   b) Zerebrovaskuläre Erkrankung
   c) Myasthenia gravis
10) Ernste Beeinträchtigungen der Niere oder Leber

bei 63,5 % der Patienten gefunden. Fortgeschrittene und nicht korrigierbare funktionelle Defekte wurden bei den übrigen 23 % gefunden, die ein nicht akzeptables Risiko für große chirurgische Eingriffe und Allgemeinnarkose darstellten. Del Guercio zog den Schluß, daß eine invasive präoperative Einschätzung bei Patienten über 65 Jahre einen hohen Prozentsatz von ernsthaften physiologischen Abweichungen aufdecken kann, die bei vielen Patienten eine Verzögerung oder Verschiebung einer vorgeschlagenen Operation erforderlich machen können.

Der intraoperative Volumenersatz und Volumenverlust werden von dem Anästhesisten traditionell durch Parameter abgeschätzt, die bestenfalls indirekt sind. Der Blutverlust wird visuell durch Beobachtung des Operationsfeldes, der Tücher, Zahl der Tupfer und der Blutsättigung dieser Tupfer eingeschätzt. Bestenfalls ist dies sehr subjektiv und die Möglichkeit des Irrtums ist bei großen Blutverlusten größer. Traditionell wird das Blutvolumen anhand der Urinausscheidung und des ZVD abgeschätzt. Wie an anderer Stelle in diesem Buch ausgeführt, ist der ZVD manchmal kein guter Indikator für den Volumenstatus und der PWP kann sich zur Abschätzung des Füllungsdruckes des linken Vorhofes und des Volumenbedarfs als hilfreicher erweisen. Ob das präoperative, operative oder postoperative hämodynamische Monitoring das Überleben verschiedener Patientengruppen verbessern kann, bleibt zu belegen. Invasives Monitoring kann jedoch sicherlich kardiopulmonale Störungen identifizieren, die offensichtlich mit nichtinvasiven Standardmethoden nicht zu erheben sind. Diese Patienten können vor oder während ihrer Operationen von solchen physiologischen „Feinabstimmungen" profitieren.

Bei dieser Patientin wurde präoperativ wegen ihres Alters, dem Vorliegen eines leichten, aber nicht kontrollierten Hypertonus und der Möglichkeit einer langen Operationsdauer mit großen Flüssigkeitsverlusten ein PAK gelegt. Die Patientin zeigte ein hypodynames Muster mit einem niedrigen Herzindex und einem hohen systemischen Gefäßwiderstand. Bei den hohen Füllungsdrücken hätte sich frühzeitig ein Herzversagen entwickeln können. Ein unzureichendes Sauerstoffangebot wurde durch einen niedrigen p_vO_2 und eine vergrößerte arteriovenöse Sauerstoffdifferenz angezeigt. Der Hypertonus war offenbar vor dem Krankenhausaufenthalt eingestellt, aber ihr Hochdruck nahm präoperativ leicht zu. Diese Nachlaststeigerung verursachte wahrscheinlich ihr Linksherzversagen. Nach der Digitalisierung verbesserten sich die hämodynamischen Parameter, und die Patientin hatte einen unauffälligen intraoperativen Verlauf. Postoperativ war sie hypertensiv. Dies war am wahrscheinlichsten durch ihre Hypothermie und ihr Aufwachen aus der Anästhesie mit begleitender Schmerzwahrnehmung bedingt. Der PAK befand sich in situ und der pulmonalarterielle Verschlußdruck war normal. Es lag ein unzureichendes Sauerstoffangebot vor, was durch die vergrößerte $D_{a\bar{v}}O_2$ offensichtlich wurde. Der Fluß wurde durch einfache Vasodilatation verbessert. Die Verfügbarkeit des PAK zu dieser Zeit ermöglichte es den Ärzten, die Patientin mit der angemessenen Therapie zu behandeln, die eher auf physiologischen Daten beruhte als auf klinischen Vermutungen. Es bestand keine Notwendigkeit für Flüssigkeitsersatz oder inotrope Unterstützung.

5.9 Herzchirurgie
(B. H. RUBEN)

Ein 61 Jahre alter Mann war für einen 3fachen koronararteriellen Bypass vorgesehen. Er hatte eine 7jährige Anamnese mit stabiler Angina pectoris, die mit 4mal täglich 20 mg Propranolol und gelegentlich Nitroglycerin sublingual eingestellt war. Er war kürzlich wegen einer Episode von prolongiertem Brustschmerz, die mit deutlichen ischämischen Veränderungen in seinem EKG verbunden war, in die Klinik eingeliefert worden. Ein akuter Myokardinfarkt war durch Serien-EKG und Bestimmungen der Herzenzyme ausgeschlossen worden. Während seines Aufenthaltes auf der Intensiveinheit hatte der Patient trotz intravenöser Nitroglycerinzufuhr und und 6stündlich 60 mg Propranolol mehrere prolongierte Episoden mit Brustschmerz. Eine Herzkatheterisierung wurde durchgeführt und ergab: Herzfrequenz 55/min; RR 110/67 mmHg; Herzzeitvolumen 5,5 l/min; systemischer Gefäßwiderstand 1 164 dyn·s·cm^{-5}; $D_{a\bar{v}}O_2$ 4,7 mg/dl; Schlagvolumen 100 ml/Schlag; Ejektionsfraktion 87 %; linkventrikulärer diastolischer Druck 19 mm Hg unter Ruhe und 28 mm Hg nach der Angiographie; rechtsventrikulärer diastolischer Druck 7 mm Hg. Es bestanden keine Klappenanomalien. Der linke Ventrikel zeigte im inferioren Abschnitt Hypokinesie. Die rechte Koronararterie wies eine 80 %ige Stenose nahe ihres Ursprungs auf. Der R. interventricularis anterior der A. coronaria sinistra zeigte eine längliche Läsion in der Nähe des ersten diagnolan Astes, die das Gefäßlumen um ca. 80 % einengte. Die A. circumflexa wies proximal des stumpfwinkeligen marginalen Astes eine Einengung von 75 % ihres Lumens auf. Die arterielle Oxygenierung war normal.

Der Patient kam in den Operationssaal, nachdem er zur Prämedikation Morphinsulfat und Scopolamin intramuskulär erhalten hatte und Diazepam und Propanolol oral. Wegen des dyskinetischen, inferioren Myokardsegments und der Ungleichheit zwischen rechtsatrialem und linksatrialem Druck wurde ein PAK über die rechte V. jugularis interna gelegt. Ein Katheter wurde zur kontinuierlichen Blutdruckmessung in die A. radialis gelegt. Die EKG-Ableitungen II und V_5 wurden zur Kontrolle des Herzrhythmus und zu Veränderungen der ST-Strecke kontinuierlich registriert. Der PAK ergab folgende präoperative Daten: ZVD 5 mm Hg; PWP 12 mm Hg und Herzauswurfvolumen 5 l/min. Die Einleitung der Anästhesie wurde mit einer langsamen Fentanylinfusion mit zusätzlich 10 mg Diazepam intravenös begonnen. Nachdem eine ausreichende Fentanylmenge infundiert war, wurde zur Intubation Pancuronium appliziert. Während dieser Phase erfolgte eine kontinuierliche Beatmung mit 100 % Sauerstoff. Die Herzfrequenz blieb zwischen 55 und 65 Schlägen/min, während der Blutdruck und der PWP unter den Werten vor der Einleitung blieben. Gleichzeitig mit Plazierung des endotrachealen Tubus stieg die Herzfrequenz des Patienten auf 100 Schläge/min an, und der systolische Blutdruck stieg auf 140 mm Hg. Der Patient war nun in Narkose. Im Falle einer Myokardischämie war er nun nicht mehr in der Lage, Brustschmerzen anzugeben. Zu diesem Zeitpunkt war das Druck-Frequenz-Produkt größer als 12 000, was mit einem gesteigerten myokardialen Sauerstoffbedarf verbunden ist [44].

Deshalb war die schnelle Vertiefung der Narkose indiziert, um den erhöhten Sympathikotonus in Folge der trachealen Stimulation zu dämpfen. Folglich wurde Halothan, ein Inhalationsanästhetikum, in geringen Konzentrationen zugesetzt. Dies erzeugte einen Abfall der Herzfrequenz auf 80/min und einen Blutdruckabfall auf 100/50 mm Hg. Zu dieser Zeit wurde die Entwicklung von ST-T-Streckenveränderungen in V_s beobachtet. Da Halothan durch periphere Vasodilatation die Vorlast herabsetzen und direkt die myokardiale Kontraktilität verringern kann, erfolgte zügig eine Einschätzung der Myokardfunktion, der PWP betrug zu dieser Zeit 20 mm Hg. In Anbetracht ischämischer EKG-Veränderungen und einer Verringerung des koronaren Perfusionsdrucks (diastolischer Blutdruck minus linksventrikulärem enddiastolischem Druck), wurde durch intravenöse Titrierung von Kalziumchlorid eine Verbesserung der myokardialen Kontraktilität erzielt, um das Sauerstoffangebot zu steigern. Dies wirkte dem myokarddepressiven Effekt des Halothans entgegen. Der Blutdruck stieg dann auf 120/70 mm Hg an, und zur gleichen Zeit verringerte sich der PWP auf 15 mm Hg. Wenn der PWP nicht bekannt gewesen wäre, wäre möglicherweise zusätzlich Flüssigkeit gegeben worden, um die Vorlast und den Blutdruck zu steigern. In diesem Fall wäre eine Flüssigkeitszufuhr unangebracht gewesen und hätte zur Entwicklung eines Lungenödems führen können. Die Phase unmittelbar nach der Narkoseeinleitung ist sehr kritisch, da sich die hämodynamischen Parameter schnell ändern können, was eine schnelle Einschätzung und angemessene Intervention erfordert. Da oft schnelle Interventionen erforderlich sind, um verheerende Komplikationen zu vermeiden, ist der Aufwand einer Herzzeitvolumenbestimmung nicht immer möglich.

Nach adäquater Anästhesie verursachten die chirurgische Inzision und die Sternotomie keine Veränderungen der Herzfrequenz, des Blutdrucks oder des PWP. Während eines 2stündigen kardiopulmonalen Bypasses wurden 3 aortokoronare Venenbypässe angelegt. Beim Abgang vom Bypass war der Blutdruck gut aufrechtzuerhalten, indem der PWP mit Flüssigkeit aus der Herzlungenmaschine bei 15 mm Hg gehalten wurde. Nach Abgang vom Bypass begannen der Blutdruck und der PWP langsam zu sinken. Da der Hämatokrit nur 28 % betrug, wurden Erythrozytensedimente infundiert, um den PWP bei 15 mm Hg zu halten, dadurch hielt sich der systolische Blutdruck (p_{syst}) bei 110 mm Hg. Während des Sternumverschlusses sank der Blutdruck trotz eines PWP von 18 mm Hg. Das Herzauswurfvolumen betrug zu dieser Zeit 3,8 l/min. Der Patient erhielt 5 µg/kg/min Dopamin, was bei einem PWP von 15 mm Hg das Herzauswurfvolumen auf 4,8 l/min steigerte. Der Patient wurde auf die Intensivstation gebracht, wo das Dopamin ausgeschlichen wurde. Er konnte am selben Tag extubiert werden. Der weitere Verlauf war unauffällig.

Diskussion. Anästhesie ist ein unnormaler physiologischer Zustand bei dem die meisten normalen physiologischen Antworten abgeschwächt sind oder fehlen. Beim normalen Individuen führt die Anästhesie zu Änderungen in den homöostatischen Reaktionen, die das Herz, die Lungen und die Nieren betreffen. Der Verlust des Bewußtseins selbst kann die kardiovaskulären Reaktionen durch Änderungen im zentralen sympathischen und parasympathischen System ändern. Manipulationen an den Atemwegen oder chirurgische Stimulation während flacher Narkose führen zu tiefgreifenden autonomen Reaktionen. Unter diesen Umständen kann es zu einem dramatischen Anstieg der Katecholaminkonzentrationen und den damit verbundenen hämodynamischen Veränderungen kommen, d. h. Tachykardie, Hypertonus, Arrhythmien und einem erhöhten peripher-vaskulären Widerstand. Die Tachykardie verringert, bedingt durch eine verkürzte Diastolendauer, den koronaren Blutfluß und das Sauerstoffangebot, während der Hypertonus die Herzarbeit und den Sauerstoffbedarf steigert. Diese physiologischen Veränderungen können bei einem Patienten mit durch Koronararteriensklerose bedingter eingeschränkter Myokardperfusion extrem gefährlich sein. Myokardischämie, ischämisch bedingte Arrhythmien und/oder Pumpversagen können sehr schnell auftreten und zu einem kardiovaskulären Kollaps führen. Die Narkoseeinleitung sollte deshalb wie „ein Strich" dem stabilen Zustand folgen, in dem sich die Patienten mit Myokardischämie oder Herzversagen vorher befinden. Typischerweise berücksichtigen die Anästhesisten die Determinanten des myokardialen Sauerstoffangebotes und -bedarfs, indem sie beim Herzpatienten eine vorsichtige Einleitung durchführen. Eine Minimierung des myokardialen Sauerstoffbedarfs wird durch Vermeidung von Angst vor der Narkoseeinleitung erreicht sowie durch das Aufrechterhalten einer normalen Herzfrequenz während der Einleitung, der Zufuhr adäquater Mengen von Anästhetika und Analgetika und dadurch, daß die linksventrikulären Füllungsdrücke normal oder niedrig gehalten werden. Die Maximierung des myokardialen Sauerstoffangebotes wird erreicht durch: abermals die Herzfrequenz normal halten, während kritischer Phasen 100 % Sauerstoff anwenden, den diastolischen Blutdruck im Normbereich halten oder sogar leicht erhöhen, um den koronaren Perfusionsdruck aufrechtzuerhalten und eine adäquate Sauerstofftransportkapazität des Blutes zuzusichern. Das Druckfrequenzprodukt und der Tripleindex ($p_{syst} \cdot HF \cdot PCW$) wurden angewandt, um diese Patienten während des chirurgischen Eingriffs zu überwachen. Wenn Hypertonus oder Tachykardie auftreten, sind die Standardmethoden zur Therapie dieser Abweichungen ebenfalls nicht ohne unerwünschte Auswirkungen. Beispielsweise kann die Reduktion der Nachlast durch Vasodilatatoren ebenso die Vorlast verringern und damit das Herzauswurfvolumen herabsetzen. Der Einsatz von β-Blockern, um Tachykardien zu behandeln, kann ebenso die Myokardkontraktilität verringern. Alle volatilen Anästhetika, die in Gebrauch sind, wirken am Myokard negativ inotrop, verursachen eine Vasodilatation und wirken dosisabhängig arrhythmogen. Lachgas, das als 2. Gas zusammen mit Sauerstoff zur Analgesie und Amnesie eingesetzt wird, verringert die Myokardkontraktilität ab einer Konzentration von 40 %. Wenn Lachgas mit einem potenten Inhalationsanästhetikum angewendet wird, kann die Konzentration der potenteren Substanz reduziert werden, um den gleichen anästhetischen Effekt zu erreichen. Folglich können die myokarddepressiven Wirkungen des volatilen Anästhetikums reduziert werden. Mit dem Fortschreiten der Herzchirurgie wurde der Gebrauch von Narkotika als primäre Anästhetika populär, weil sie einen sehr geringen Effekt auf die myokardiale Kontraktilität ausüben. Große Dosen von Morphin (12 mg/kg) intravenös gegeben, haben nur eine geringe direkte Wirkung auf die Herzfunktion. Das Herzauswurfvolumen kann jedoch, bedingt durch eine gesteigerte venöse Kapazität und eine Abnahme der Vorlast, abfallen. Trotz dieser ziemlich hohen Dosen bleiben die Patienten bei Bewußtsein ohne Amnesie, wodurch der Gebrauch anderer Substanzen wie Lachgas, volatiler Inhalationsanästhetika oder Diazepam erforderlich wird. Hochdosiertes Morphin erfordert ebenfalls eine prolongierte postoperative Nachbeatmung. Der Einsatz des potenteren, kurz wirksamen Opioids Fentanyl erlaubt den Gebrauch höherer Dosen (bis 150 µg/kg) als primäres oder einziges Anästhetikum. Unglücklicherweise kann auch Fentanyl das Bewußtsein oder die sympathische Antwort auf schmerzhafte Stimuli nicht unterdrücken. Kurz wirksame Barbiturate wie Thiopental, die gewöhnlich für die Einleitung der Narkose verwendet werden, werden in der Herzanästhesie vermieden. Wenn sie in ausreichenden Dosierungen angewendet werden, um sympathische Reaktionen unterdrücken zu können, treten besonders bei Patienten ohne kardiovaskuläre Reserve sehr starke Wirkungen auf.

Es gibt keine ideale Narkoseeinleitung oder eine die Narkose aufrechterhaltende Substanz. Die primären Ziele der Narkose sind, Bewußtsein zu vermeiden und für Schmerzfreiheit zu sorgen. Dies gilt es, bei adäquater Oxygenierung, angemessenem Blutvolumenersatz und unter Verhinderung von Hypertension, Hypotension und von Arrhythmien, zu erzielen. Dies wird erreicht, wenn der operative Eingriff bei optimaler Herzleistung und der Vermeidung von Myokardischämie durchgeführt wird. Mit diesen Zielen vor Augen haben die Anästhesisten verschiedene Anästhesietechniken, die nicht nur komplette Schmerzlosigkeit und Verlust des Bewußtseins bewirken, sondern auch Methoden enthalten, die die Überwachung der physiologischen Situation des Patienten ermöglichen. Diese traditionellen Überwachungstechniken für die Operation enthalten: intraarterielle Blutdruckmessung, um Sekunde für Sekunde den Blutdruck messen zu können, Überwachung von Herzfrequenz und Rhythmus durch das EKG und Messung des zentralvenösen Druckes und der Urinausscheidung zur Einschätzung der Volumensituation. Obwohl dies routinemäßig als intraoperatives Monitoring angewendet wird, sind es bestenfalls indirekte Zeichen, deren Grenzen noch mehr zunehmen, wenn eine schwere Herzkrankheit vorliegt. Seit der Einführung des PAK haben die Anästhesisten ein differenziertes Verfahren in der Hand, um die kardiopulmonale Funktion zu überwachen. Wie anderweitig in dem Buch ausgeführt, können Herzauswurfvolumen, systemischer und pulmonaler Gefäßwiderstand, linksventrikulärer Volumenstatus und Parameter der Oxygenierung bei Gebrauch des PAK schnell erhalten werden. Anästhesisten können diese Parameter benutzen, um Anästhesietechniken zu individualisieren und auf der Grundlage der schnellen Einschätzung der physiologischen Antworten auf die Anästhesie ihre Therapie anzupassen.

Es gibt keine Daten, die eine Verringerung von Morbidität, Mortalität oder Kosten-Nutzen-Relation durch intraoperatives Benutzen des PAK belegen. Der Gebrauch des PAK, wie er in Kap. 3 dargestellt wird, ist nicht ohne Gefahren. Ärzte in einigen Kliniken der USA legen einen PAK bei allen Patienten, bei denen ein koronarchirurgischer Eingriff vorgenommen wird. Im

Gegensatz dazu glauben andere Ärzte, daß das routinemäßige Legen eines PAK bei Patienten in der offenen Herzchirurgie gefährlich und zusätzlich teuer ist. In diesen Institutionen ist der Gebrauch des PAK für spezifischere klinische und anatomische Besonderheiten reserviert. Eine klare Indikation scheint bei solchen Patienten vorzuliegen, die bei der Herzkatheteruntersuchung eine Ejektionsfraktion von unter 40% aufweisen oder jenen, die 2 oder mehr Ventrikelsegmentdyssynergien aufweisen. Bei diesem Patientenkollektiv korreliert der rechtsatriale Druck, gemessen durch den ZVD, nicht vorhersehbar mit den linksatrialen Füllungsdrücken [45]. Zusätzlich zeigte eine neuere Studie, daß der intraoperative Anstieg des pulmonalarteriellen Verschlußdruckes auf eine Myokardischämie hinweist, der sich sogar vor dem Auftreten elektrokardiographischer Veränderungen zeigt [46]. Eine 2. Gruppe von Patienten, die von einem pulmonalarteriellen Monitoring profitieren, sind Patienten mit Herzklappenerkrankungen. Patienten mit fixierten Herzzeitvolumina, bedingt durch ihre Klappenerkrankung, können, bedingt durch eine Abnahme der Myokardkontraktilität oder Veränderungen der Füllungsdrücke des Herzens, dramatische Änderungen des Herzauswurfvolumens zeigen. Zusätzlich haben Patienten mit Herzklappenerkrankungen und pulmonalem Hypertonus unterschiedliche rechtsatriale und linksatriale Drücke. Weitere Studien werden erforderlich sein, um die Subgruppen von Patienten zu identifizieren, die vom intraoperativen hämodynamischen Monitoring profitieren.

Die niedrige Mortalität, die bei herzchirurgischen Patienten beoabachtet wird, wird auf die Möglichkeit zurückgeführt, Patienten mit schweren kardialen Erkrankungen narkotisieren zu können. Dies wurde durch das Verständnis des Anästhesisten für die Wirkungen der verschiedenen Anästhesiemittel und -techniken auf das Myokard erreicht. Das Aufkommen des PAK hat das Verständnis sicher erhöht.

5.10 Ballonverschlußangiographie
(C. L. Sprung)

Ein 52 Jahre alter Mann mit einer seit 18 Jahren bestehenden Sklerodermie war mit einer 2–3 Wochen dauernden Anamnese mit Dysphagie und intermittierendem, dumpfem Periumbilikalschmerz zur Aufnahme gekommen. Der Patient hatte in den vorangegangenen Monaten 10 kg an Gewicht verloren; 2 Jahre vor Aufnahme war dem Patienten gesagt worden, daß er eine Lungenfibrose habe. Die körperliche Untersuchung zeigte einen abgezehrten Mann mit abgeschwächtem Atemgeräusch, Muskelschwäche und Sklerodaktylie. Die gastrointestinale Untersuchung ergab eine Ösophagusstriktur am gastroösophagealen Übergang und eine Magenentleerungsstörung, die durch die verringerte Motilität bedingt war. Die therapeutische Dilatation der Striktur war erfolgreich. Es wurde mit einer peripher-venösen und enteralen Ernährung begonnen; der Patient entwickelte jedoch eine Pneumonie, die als Folge

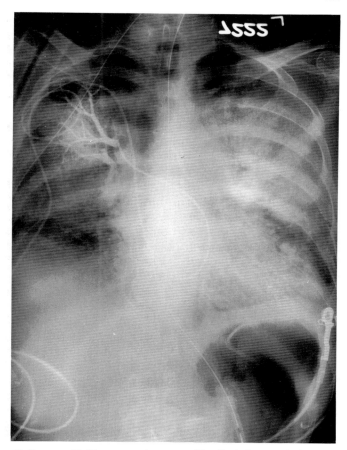

Abb. 5.12. Ein bettseitiges Ballonverschlußlungenangiogramm. Es gibt keinen Anhalt für einen Füllungsdefekt oder Abbruch einer der Arterien. Die Lungenvenen sind ebenfalls sichtbar

einer Aspiration vermutet wurde. Die vitalen Funktionen waren normal, bei 2 l Sauerstoff via Nasensonde betrug der pO_2 80 mm Hg. Der Patient war für 3 Tage stabil, danach entwickelte er eine akute Atemnot, verbunden mit Hämoptoe. Die körperliche Untersuchung zeigte nun folgendes: Puls 110 Schläge/min, RR 120/80 mm Hg, Atemfrequenz 30 Atemzüge/min und diffuse inspiratorische und expiratorische Rasselgeräusche. Die arterielle Blutgasanalyse zeigte bei einer F_IO_2 von 1,0 einen pH von 7,28, einen pO_2 von 76 mm Hg und einen pCO_2 von 65 mm Hg. Eine Katheterisierung der Pulmonalarterie wurde durchgeführt, um präzise die Ätiologie der Atemnot zu definieren und das Atemversagen zu therapieren. Der Pulmonalarteriendruck betrug 40/22 mm Hg mit einem pulmonalarteriellen Verschlußdruck von 15 mm Hg. Wegen des hochgradigen klinischen Verdachts auf Vorliegen einer Lungenarterienembolie wurde ein Verschlußpulmonalangiogramm durchgeführt (Abb. 5.12).

Diskussion. Obwohl die Pulmonalangiographie i. allg. als der „goldene Standard" für die Diagnose der Lungenembolie angesehen wird, kann sie gelegentlich keine definitiven Antworten geben. Segmentale und subsegmentale Zweige der Pulmonalarterie können durch Standardprojektionen selbst bei selektiven Techniken nicht gut gesehen werden [47]. Bell et al. [48] waren die ersten, die den Nutzen der Verschlußpulmonalarteriographie beschrieben. Seit der Originalbeschreibung haben andere Ärzte den Nutzen der Ballonverschlußangiographie demonstriert, um die Standardpulmonalarteriographie zu vervollständigen und zu verbessern [47, 49]. Die Verschlußarteriographie kann Füllungsdefekte besser sichtbar machen, ebenso kleine Pulmonalgefäße und kleine Emboli und dies mit einem geringeren Kontrastvolumen und bei niedrigeren Injektionsdrücken. Die Diagnose der Lungenembolie kann bei unter anderen Untersuchungsbedingungen zweifelhaften Fällen verifiziert oder verworfen werden [47, 49]. Spezielle Katheter zur Einschwemmangiographie sorgen dafür, daß ein größeres pulmonales Segment sichtbar wird, sie haben jedoch keinen Thermistor für Herzzeitvolumenbestimmungen.

Der kritisch Kranke ist von der Entwicklung einer Lungenembolie vital bedroht. In den letzten Jahren haben einige Untersucher den bettseitigen Einsatz der Ballonverschlußarteriographie zur Diagnose der Pulmonalarterienembolie bei kritisch Kranken befürwortet, die keine Standardpulmonalarteriographie erhalten können [47, 50−53]. Die Untersuchung wird gewöhnlich bei Patienten durchgeführt, bei denen der klinische Verdacht auf Vorliegen einer Lungenembolie besteht, bei denen PAK früher für hämodynamische Messungen gelegt worden waren und bei denjenigen, bei denen ein Transport für eine Standardpulmonalarteriographie unmöglich oder nicht ratsam ist [47, 50, 52, 53]. Nach Feststellung der korrekten Katheterlage wird die Pulmonalarterie durch Aufblasen des Ballons geschlossen (der pulmonalarterielle Verschlußdruck wird auf dem Oszilloskop beobachtet) und es wird Kontrastmittel (gewöhnlich 5−12 cm^3) durch das distale Katheterlumen injiziert. Manche Untersucher glauben, daß Kontrastmitteldarstellungen zu einer größeren Gefäßreaktivität führen als Conray annimmt [54]. Andere haben 1,5 ml 2 %iges Lidocain zugeführt, um den Husten abzuschwächen, der durch das Kontrastmittel induziert wird [53]. Diese bettseitigen Angiogramme wurden ohne eine gesteigerte Morbidität oder Mortalität durchgeführt [47, 50, 52, 53]. Das Kriterium für ein positives Ergebnis ist das Vorliegen eines intraluminalen Füllungsdefektes und/oder ein scharfer Abbruch an einer kontrastmittelgefüllten Arterie [52, 53].

Pulmonalarterienkatheter werden wegen desselben gesteigerten Blutflusses, der auch das Auftreten von Lungenemboli in den Unterlappen verursacht, am häufigsten in die unteren Lungenlappen geschwemmt. Zusätzlich sind Lungenemboli gewöhnlich multipel und werden bilateral festgestellt. Diese Pathophysiologie ist die Grundlage für die Nützlichkeit der bettseitigen Ballonverschlußangiographie. Von 24 Patienten mit bettseitiger Verschlußarteriographie, bei denen durch Autopsie, Standardarteriographie oder Lungenscan die Diagnose gesichert wurde, waren 11 positiv, 6 negativ, 5 falsch-positiv und 2 falsch-negativ [50, 52, 53, 55]. Deshalb kann dieses Vorgehen nicht als Standardmethode angesehen werden − es gilt seine Grenzen zu kennen. Bettseitige Verschlußangiographie zeigt einen statischen Blick auf einen einzelnen peripheren Lappen. Es ist nicht praktikabel, beim kritisch kranken Patienten den gesamten pulmonalen Gefäßbaum bettseitig zu untersuchen. Wenn jedoch nicht alle Areale des Lungengefäßbaumes sichtbar werden, kann die Untersuchung nicht als vollständig angesehen werden, und der Patient kann ein falsch negatives Resultat haben. Außerdem müssen die mit dieser Technik gesehenen Defekte mit Vorsicht gedeutet werden [52, 53]. Nicht alle Defekte werden durch eine Lungenembolie verursacht. Ein abrupter Abbruch kann durch unterschiedliche Füllungsraten der verschiedenen Pulmonalarterienzweige simuliert werden. Wir haben versucht, durch Wiederholung der Untersuchung und Sicherstellung, daß alle Defekte persistent sind, dieses Problem zu vermeiden. Ein Abszeß mit nachfolgender mechanischer Distorsion der Lungengefäße kann ebenfalls ein falsch-positives Untersuchungsergebnis ergeben [53]. Andere Einschränkungen sind, daß bei Vorhandensein von Embolie der Fluß in Areale ohne Embolie größer sein kann. Der flußgesteuerte Katheter könnte dann mit größerer Wahrscheinlichkeit in einen Lungenabschnitt ohne Embolie gelangen. Es muß auch daran erinnert werden, daß der Katheter selbst die Quelle der Embolie sein kann. Ballonverschlußangiographie kann ebenfalls zur Ballonruptur und Lungenblutung führen, obwohl diese Komplikationen bis jetzt nicht beschrieben worden sind.

Schlußfolgernd ist zu sagen, daß eine große Studie zur Abklärung der Vorteile und Nachteile der bettseitigen Verschlußarteriographie nicht durchgeführt worden ist. Der Wert dieser Technik bleibt deshalb abzuklären. Gegenwärtig empfehlen wir den routinemäßigen Einsatz der Ballonverschlußangiographie nicht, aber unter bestimmten klinischen Umständen kann sie nützliche Information zusätzlich erbringen und bei der Versorgung kritisch Kranker hilfreich sein.

Der vorgestellte Patient hatte seit mehreren Jahren eine Sklerodermie und eine restriktive Lungenerkrankung. Die gastrointestinale Hypomotilität war am wahrscheinlichsten auf die Sklerodermie zurückzuführen, bei dem Patienten bestand deshalb ein hohes Risiko für eine Aspiration. Jedoch machten ihn die zu Grunde liegende Lungenerkrankung und die dauernde Bettruhe für eine Lungenembolie empfänglich. Die Ätiologie der akuten Atemnot war unklar. Aspiration wurde als am wahrscheinlichsten angesehen, jedoch war der Patient parenteral ernährt worden und war seit einigen Stunden vor der Episode mit Dyspnoe nicht mehr gefüttert worden. Wegen des außerordentlich plötzlichen Auftretens des Ereignisses, der Hämoptoe und der deutlichen Hypoxie wurde die Diagnose einer Lungenembolie ernsthaft erwogen. Der pulmonale Hochdruck und der Gradient zwischen diastolischem pulmonalarteriellem Druck und pulmonalarteriellem Verschlußdruck von mehr als 5 mm Hg hätten auf ein Embolieereignis zurückgeführt werden können, hätten aber ebensogut, bedingt durch die interstitielle Fibrose des Patienten, seit Monaten vorhanden sein können. Zusätzlich hätte die Hämoptyse durch die vorhandene Lungenerkrankung des Patienten bedingt sein können. Die schwere Hypoxie stimmte mit einem embolischen Ereignis überein, jedoch hyperventilieren Patienten mit chronischer Lungenerkrankung gewöhnlich angesichts von Lungenemboli und hypoventilieren typischerweise nicht [56].

Die Entwicklung eines Atemnotsyndroms des Erwachsenen (ARDS), bedingt durch die vermutete Aspiration vor 3 Tagen, war ebenfalls eine Möglichkeit; das ARDS beginnt jedoch viel früher nach dem schädigenden Ereignis.

Wegen des hohen Verdachts auf Vorliegen einer Lungenembolie bei diesem Patienten, wegen des Umstandes, daß die Ausrüstung für eine Standardangiographie kaputt war und weil der PAK schon in Position lag, wurde eine Verschlußangiographie durchgeführt. Wie in Abb. 5.12 gesehen werden kann, lagen keine intraluminalen Füllungsdefekte oder Abbrüche irgendwelcher Gefäße vor. Interessanterweise war der Katheter in den rechten oberen Lappen anstatt in den unteren Lappen geschwemmt. Dies ist unüblich und kann auf die beim Patienten präexistenten anormalen Lungengefäße oder auf Lungenemboli zurückgeführt werden, die in den unteren Lappen vorhanden waren. Trotz des negativen Verschlußangiogramms behandelten die Ärzte den Patienten mit intravenösem Heparin. Dies geschah, weil der klinische Verdacht bestanden hatte, daß eine Lungenembolie vorläge und weil nur ein Abschnitt statt der gesamten Lungengefäße zu sehen war. Während der nächsten 24 h entwickelte der Patient diffuse bilaterale Infiltrate, schweren Schock und starb. Die Autopsie ergab eine interstitielle Fibrose, bilaterale hämorrhagische Pneumonien und ein ARDS. Diese Befunde wurden als Folge einer Aspiration angesehen. Es wurde kein Anhalt für eine Lungenembolie gefunden.

5.11 Luftembolie während des neurochirurgischen Eingriffs
(B. H. RUBEN)

Ein 65 Jahre alter Mann wurde in den Reanimationsraum gebracht, nachdem er aus einer Höhe von 4 Fuß (1,20 m) auf den Hinterkopf gestürzt war. Bei der Aufnahme hatte der Patient eine Divergenz der Bulbi, er war stuporös und nur nach heftigem Reiz weckbar. Die Anamnese war leer. Schädelaufnahmen zeigten eine rechts okzipitale Fraktur mit Ausbreitung bis zum Foramen magnum. Das CT zeigte eine Läsion hoher Dichte im Bereich des Wurmes mit Ausbreitung zur rechten Kleinhirnhemisphäre. Hydrozephalus oder Blut im Ventrikelsystem lagen nicht vor. Es wurde die Diagnose eines traumatischen zerebellaren Hämatoms gestellt. Der Patient wurde zur Exploration der Fossa posterior und Entfernung des Hämatoms in den Operationsaal gebracht.

Eine arterielle Druckmessung und ein zentraler Venenkatheter wurden angelegt, der Patient wurde narkotisiert und in die sitzende Position gebracht. Ein Doppler-Monitor wurde über dem Präkordium angebracht. Die korrekte Position wurde durch Änderung des Doppler-Geräusches nach Injektion von 1 ml Luft festgestellt. Nach Eröffnung und Anhebung der paraspinalen und okzipitalen Muskulatur wurde gesehen, daß die Fraktur durch den Sinus transversus der rechten Seite verlief. Während der Okzipitalknochen mobilisiert wurde, wurde der Patient akut hypotensiv. Diese hypotensive Episode traf mit der Entdeckung von Luft durch den Doppler zusammen. Während der chirurgische Situs abgedeckt wurde, wurden ungefähr 15 ml Luft durch den zentralvenösen Katheter abgezogen. Zu dieser Zeit erhielt der Patient 100 % Sauerstoff. Der Blutdruck kehrte langsam in den Normbereich zurück, es wurde keine weitere Luft durch den Doppler festgestellt. Während dieser Episode war der ZVD unverändert. Der chirurgische Eingriff wurde erneut fortgesetzt, jedoch kam es erneut zur Hypotension, als der prädkordiale Doppler wieder Luft nachwies. Erneut wurde eine geringe Luftmenge über den Cavakatheter abgezogen und der Patient erhielt weiterhin 100 % Sauerstoff. Als sich der Blutdruck normalisierte, wurde der chirurgische Eingriff schließlich ohne Besonderheiten abgeschlossen. Mit Ausnahme des Sinus transversus wurde keine weitere offensichtliche Pforte für den Lufteintritt festgestellt. Postoperativ blieb der Patient stuporös. Ein erneutes CT zeigte lediglich Luft im Bereich der Kraniotomie. Der Patient starb ungefähr 3 Wochen postoperativ an den Folgen pulmonaler Komplikationen. Er hatte zu keinem Zeitpunkt das Bewußtsein wiedererlangt.

Diskussion. Obwohl immer die Möglichkeit des intraoperativen Kreislaufversagens besteht, wenn spezielle Anästhetika verabreicht werden, gibt es wenige Situationen, bei denen damit zu rechnen ist. Der operative Eingriff in der sitzenden Position ist eine solche Situation und der Anästhesist muß dieser Komplikation deshalb gewärtig sein. Am häufigsten werden neurochirurgische Eingriffe in dieser Position durchgeführt, das heißt, Exploration der Fossa posterior und hohe posteriore zervikale Laminektomien.

Wenn sich der Operationssitus über Herzhöhe befindet, stellt die venöse Luftembolie eine potentielle Gefahr dar. Kardiovaskuläres Versagen kann auftreten, wenn genug Luft in den rechten Ventrikel gelangt und auf diese Weise ein Luftblock und in der Folge ein akuter Rückgang des Rechtsherzauswurfvolumens verursacht wird [57]. Venöse Plexus und venöse Sinus, die während der operativen Eröffnung exponiert werden, sind die wahrscheinlichen Ursachen für die Luftembolie. Unter klinischen Bedingungen tritt die Luftembolie am häufigsten als ein ständiger Strom von kleinen Luftblasen in den Kreislauf auf [58]. Während ein großer Luftbolus einen Luftblock im rechten Ventrikel verursachen kann, verursacht die langsame Infusion von Luft Blasen, die in der gesamten kardiopulmonalen Zirkulation fein verteilt werden [57]. Kleine Luftblasen gelangen in periphere Zweige des Lungenkreislaufs und verursachen mechanische Obstruktion ebenso wie reflektorische pulmonale Gefäßkonstriktion, die zu einer Erhöhung des pulmonalarteriellen Druckes und einer Verschlechterung der Ventilation führt [58]. Wenn der Lufteintritt langsam erfolgt, entwickelt sich der kardiovaskuläre Zusammenbruch wahrscheinlich entweder durch Verschluß des pulmonalen Ausflußtraktes und/oder durch ein akutes Rechtsherzversagen. Wegen dieser möglichen Gefahr der Entwicklung einer Luftembolie, die bei Patienten während operativer Eingriffe in sitzender Position entstehen kann, wird immer ein zentralvenöser Katheter gelegt, so daß eine Luftaspiration möglich ist.

Eine ganze Reihe von Monitoringvorrichtungen wurde für die Entdeckung von Luft während dieser neurochirurgischen Eingriffe entwickelt. Es wird angenommen, daß, wenn die Luft früh genug entdeckt wird, der operative Situs von den Operateuren bedeckt werden kann und offene venöse Gefäße verschlossen werden können, bevor mehr Luft in den Kreislauf gelangt. Obwohl es einige Methoden zur Entdeckung von venöser Luft gibt, treten viele erst auf, nachdem große Mengen von Luft in den Kreislauf übergetreten sind, wie ein plötzlicher Anstieg des ZVD oder ein „Mühlsteinmahlgeräusch", das durch ein Ösophagusstethoskop gehört werden kann. Es ist außerordentlich nützlich, in der Lage zu sein, die Entwicklung von kleinen Luftmengen festzustellen, so daß präventive Maßnahmen durchgeführt werden können, bevor es zur Ansammlung von großen Luftmengen und Hypotension kommt.

Die Methoden, um Luftemboli festzustellen und ihre hämodynamischen Folgen, umfassen die Doppler-Ultraschalleinheit, den PAK und den Kapnographen, der das endexspiratorische CO_2 zeigt [59]. Der Doppler ist die empfindlichste Methode, um Luftemboli aufzuspüren. Er ist deshalb als das minimale Monitoring empfohlen, das erforderlich ist, um Komplikationen im Zusammenhang mit einer Luftemboli zu vermeiden [60]. Wenn er korrekt über dem Präkordium positioniert ist, kann der Doppler Luftblasen dokumentieren, die kleiner als 1 ml sind, wenn sie das rechte Atrium passieren. Bei Anwendung dieser Methode beträgt die Inzidenz von venösen Luftembolie während der sitzenden neurochirurgischen Position 30–40 % [61]. Unglücklicherweise zeigt der Doppler häufig klinisch unbedeutende Luftemboli an und kann nicht alle Formen signifikanten Lufteintritts erfassen [61]. Zusätzlich kann der Doppler nicht die Schwere der Kreislaufbeeinträchtigung quantifizieren.

Das Monitoring des endexspiratorischen CO_2 ist weniger empfindlich als der Doppler [59]. Es ist eine noninvasive Technik, die den Anästhesisten auf den Eintritt von Luft aufmerksam machen kann, die ausreicht, um die pulmonale Zirkulation zu beeinflussen, bevor eine Verschlechterung des systemischen Kreislaufs eintritt. Luft im Lungenkreislauf wird Ventilations- und/oder Perfusionsstörungen mit einer nachfolgenden Abnahme der CO_2 Elimination verursachen. Mit der Absorption der pulmonalkapillären Luft werden die Ventilationsperfusionsstörungen korrigiert und das endexspiratorische CO_2 kehrt zu präexistenten Werten zurück. Deshalb kann das endexspiratorische CO_2-Monitoring, anders als der Doppler, die relative Schwere einer Luftembolie reflektieren und anzeigen, wann sich die Auswirkungen abschwächen. Wegen der großen Kosten ist das Kapnographiemonitoring i. all. auf stark ausgelastete Neuroanästhesieabteilungen beschränkt.

Die Sensitivität des Monitorings der pulmonalarteriellen Drücke scheint zwischen dem Doppler und dem endexspiratorischen CO_2-Monitoring zu stehen [62]. Der PAK erkennt pulmonale Hypertension in nur 40 % der vom Doppler entdeckten Luftemboli [62]. Dies liegt daran, daß der überschießend empfindliche Doppler klinisch unerhebliche Ereignisse detektiert. Andererseits können Änderungen im endexspiratorischen CO_2 nur bei den Patienten mit extremen Änderungen des Pulmonalarteriendrucks vorkommen. Die Gegenwart von Luft im Lungenkreislauf verursacht pulmonale Vasokonstriktion, Flowobstruktion und pulmonalen Hochdruck. Das Monitoring des pulmonalarteriellen Druckes kann prompt klinisch bedeutsame Luftemboli identifizieren und reflektiert die Schwere dieser Emboli [62]. Erfolgreiche Maßnahmen im Operationsgebiet können durch die schnelle Rückkehr des pulmonalarteriellen Druckes auf die Ausgangswerte erkannt werden. Der ZVD besitzt bei der Luftembolie keinen diagnostischen Wert, da sich in den geringen Veränderungen des ZVD nicht die deutlichen Veränderungen im pulmonalarteriellen Druck widerspiegeln.

Ein anderer Nutzen des PAK ist die Abschätzungsmöglichkeit des Zeitpunktes, ab dem zur Anästhesie wieder Lachgas eingesetzt werden kann. Da Lachgas ein sehr schnell diffundierendes Gas ist, vergrößert sich der Umfang eines Luftembolus oder irgend einer Residualluft in der Gegenwart von Lachgas schnell. Wie vorher ausgeführt, nimmt der pulmonalarterielle Druck nach einer klinisch wirksamen Luftembolie mit erhöhten pulmonalarteriellen Drükken ab, wenn sich der Lufteinschluß verringert und wenn die Luftblasen im Lungenkreislauf nicht länger klinisch wirksam sind. Wenn vor Fortsetzung des operativen Eingriffs erneut Lachgas zugeführt wird und der pulmonalarterielle Druck wieder steigt, ist wahrscheinlich immer noch Residualluft im Lungenkreislauf vorhanden. Der chirurgische Eingriff sollte solange verzögert werden, bis der pulmonalarterielle Druck unter Lachgas nicht länger ansteigt [62]. Deshalb kann das Aufzeichnen des pulmonalarteriellen Druckes während bestimmter neurochirurgischer Eingriffe eine außerordentlich nützliche klinische Praxis sein.

Ein Foramen ovale, das anatomisch offen, aber funktionell verschlossen ist, wird ein sondierbares Foramen ovale genannt. Die Inzidenz in der Gesamtbevölkerung wird mit 20−30% angegeben [63]. Wenn der rechtsatriale Druck den linksatrialen Druck übersteigt, können Blut und Luft vom rechten in den linken Vorhof gelangen. Die potentielle Gefahr einer systemischen Luftembolie ist dann gegeben [64]. Es wurde berichtet, daß bei einem Patienten, nachdem er nach Narkoseeinleitung von der liegenden in die sitzende Position gebracht wurde, die Differenz zwischen PWP und Rechtsvorhofdruck (RAP) abnahm [65]. Nach 1 h Operation entwickeln 50% der Patienten einen Rechtsvorhofdruck (RAP), der größer als der PWP ist [65]. Deshalb ist die Möglichkeit der Entwicklung einer systemischen Luftembolie bei solchen Patienten gegeben. Wenn der RAP den Linksvorhofdruck (LAP oder PWP) übersteigt, nachdem der Patient in die sitzende Position gebracht wurde, sollte in Erwägung gezogen werden, den operativen Eingriff entweder in der Seitenlage oder in der liegenden Position durchzuführen.

Zusammenfassend kann gesagt werden, daß der PAK ein wertvolles diagnostisches und therapeutisches Mittel während Operationen in sitzender Position ist. Er stellt eine sichere, verläßliche und flexible Technik dar, die klinisch signifikante Episoden von Luftemboli erkennen, den Schweregrad quantifizieren und erfolgreiche therapeutische Maßnahmen ergreifen läßt. Er bietet ebenso eine Möglichkeit, Luft aus dem rechten Herzen und der Pulmonalarterie zu beseitigen [62] und kann benutzt werden, um die beste Operationslage für den Patienten zu bestimmen. Obwohl keine Daten existieren, die die Komplikationen bei Eingriffen in der sitzenden Position mit und ohne den Gebrauch des PAK vergleichen, glauben wir, daß die Vorteile seiner Anwendung die Risiken überwiegen. Wenn präoperativ bei dem vorgestellten Patienten ein PAK gelegt worden wäre und damit die pulmonale Hypertonie als Folge der Luftembolie festgestellt und behandelt worden wäre, hätte die hypotensive Episode möglicherweise vermieden werden können.

Literatur

1. Stein L, Beraud JJ, Morissette M, Da Luz P, Weil MH, Shubin H (1975) Pulmonary edema during volume infusion. Circulation 52:483—489
2. Weiss RB, Muggia FM (1980) Cytoxic drug induced pulmonary disease: Update. 1980. Am J Med 68:259—266
3. Killip T, Kimball JT (1967) Treatment of myocardial infarction in a coronary care unit. Am J Cardiol 20:457—464
4. Forrester JS, Diamond G, Chatterjee K, Swan HJC (1976) Medical therapy of acute myocardial infarction by application of hemodynamic subsets. N Engl J Med 295:1356—1362 and 1404—1413
5. Beta-Blocker Heart Attack Trial Research Group. (1982) A randomized trial of propranolol in patients with acute myocardial infarction. JAMA 247:1707—1714
6. McHugh TJ, Forrester JS, Adler L, Zion D, Swan HJC (1972) Pulmonary vascular congestion in acute myocardial infarction: Hemodynamic and radiologic correlations. Ann Intern Med 76:29—33
7. Crexells C, Chatterjee K, ForresterJS, Dikshit K, Swan HJC (1973) Optimal level of filling pressure in the left side of the heart in acute myocardial infarction. N Engl J Med 289:1263—1266
8. Dikshit K, Vyden JK, Forrester JS, Chatterjee K, Prakash R, Swan HJC (1973) Renal and extrarenal hemodynamic effects of furosemide in congestive heart failure after acute myocardial infarction. N Engl J Med 288:1087—1090
9. Marcus FI (1980) Use of digitalis in acute myocardial infarction. Circulation 62:17—19
10. Forrester JS, Diamond GA, Swan HJC (1977) Correlative classification of clinical and hemodynamic function after acute myocardial infarction. Am J Cardiol 39:137—145
11. Miller RR, Awan NA, Joye JA, Maxwell, KS, DeMaria AN, Amsterdam EA, Mason DT (1977) Combined dopamine and nitroprusside therapy in congestive heart failure. Circulation 55:881—884
12. Meister SG, Helfant RH (1972) Rapid bedside differentiation of ruptured interventricular septum from acute mitral insufficiency. N Engl J Med 287:1024—1025
13. Fuchs RM, Heuser RR, Yin FCP, Brinker JA (1982) Limitations of pulmonary wedge v-waves in diagnosing mitral regurgitation. Am J Cardiol 49:849—854
14. Cohn JN, Franciosa JA (1977) Vasodilator therapy of cardiac failure. N Engl J Med 297:27—31
15. Packman MI, Rackow EC (1981) Optimum left heart filling pressure during fluid challenge of patients with septic shock. Crit Care Med 9(Abstract):234
16. Skillman JJ (1976) The role of albumin and oncotically active fluids in shock. Crit Care Med 4:55—61
17. Shoemaker WC (1976) Comparison of the relative effectiveness of whole blood transfusions and various types of fluid therapy in resuscitation. Crit Care Med. 4:71—78
18. Virgilio RW, Smith DE, Zarins CK (1979) Balanced electrolyte solutions: Experimental and clinical studies. Crit Care Med 7:98—106
19. Lowe RJ, Moss GS, Jilek J, Levine HD (1979) Crystalloid versus colloid in the etiology of pulmonary failure after trauma — a randomized trial in man. Crit Care Med 7:107—112
20. Weil MH, Henning RJ, Puri VK (1979) Colloid oncotic pressure: Clinical significance. Crit Care Med 7:113—116
21. Shoemaker WC, Hauser CJ (1979) Critique of crystalloid versus colloid therapy in shock and shock lung. Crit Care Med 7:117—124
22. Rackow EC, Fein IA, Leppo J (1977) Coloid osmotic pressure as a prognostic indicator of pulmonary edema and mortality in the critically ill. Chest 72:709—713
23. Weil MH, Nishijima H (1978) Cardiac output in bacterial shock. Am J Med 64:920—922
24. Sibbald WJ, Paterson AM, Holliday RL, Anderson RA, Lobb TR, Duff JH (1978) Pulmonary hypertension in sepsis. Chest 73:583—591
25. Kreger BE, Craven DE, McCabe WR (1980) Gram-negative bacteremia, Am J Med 68:344—355

26. Jardin F, Eveleigh MC, Gurdjian F, Delille F, Margairaz A (1979) Venous admixture in human septic shock. Circulation 60:155–159
27. Brigham KL, Woolverton W, Blake L, Staub NC (1974) Increased sheep lung vascular permeability caused by Pseudomonas bacteremia. J Clin Invest 54:792–804
28. Sprung CL, Rackow EC, Fein IA, Jacob AI, Isikoff SK (1981) The spectrum of pulmonary edema: Differentiation of cardiogenic, intermediate, and noncardiogenic forms of pulmonary edema. am Rev Respir Dis 124:718–722
29. Unger KM, Shibel EM, Moser KM (1975) Detection of left ventricular failure in patients with adult respiratory distress syndrome. Chest 67:8–13
30. Cassidy SS, Mitchell JH (1981) Effects of positive pressure breathing on right and left ventricular preload and afterload . Fed Proc 40:2178–2181
31. Suter PM, Fairley HB, Isenberg MD (1975) Optimum end-expiratory airway pressure in patients with acute pulmonary failure. N Engl J Med 292:284–289
32. Gallagher TJ, Civetta JM, Kirby RR (1978) Terminology update: Optimal PEEP. Crit Care Med 6:323–326
33. Sibbald WJ, Driedger AA, Moffat JD, Myers ML, Reid BA, Holliday RL (1981) Pulmonary microvascular clearance of radiotracers in human cardiac and noncardiac pulmonary edema. J Appl Physiol 50:1337–1347
34. Hammerschmidt DE, Weaver LJ, Hudson LD, Craddock PR, Jacob HS (1980) Association of complement activation and elevated plasma – C5a with adult respiratory distress syndrome. Lancet 1:947–949
35. Sibbald WJ, Anderson RR, Reid B, Holliday RL, Dridger AA (1981) Alveolo-capillary permeability in human septic ARDS. Effekt of highdose corticosteroid therapy. Chest 79:133–142
36. Calvin JE, Driedger AA, Sibbald WJ (1981) Does the pulmonary capillary wedge pressure predict left ventricular preload in critically ill patients? Crit Care Med 9:437–443
37. Robotham JL, Lixfeld W, Holland L, MacGregor D, Bromberger-Barnea B, Permutt S, Rabson JL (1980) The effects of positive end-expiratory pressure on right and left ventricular performance. Am Rev Respir Dis 121:677–683
38. Danek SJ, Lynch JP, Weg JG, Dantzker DR (1980) The dependence of oxygen uptake on oxygen delivery in the adult respiratory distress syndrome. Am Rev Respir Dis 122:387–395
39. Prys-Roberts C (1979) Hypertension and anesthesia – fifty years on. Anesthesiology 50:281–284
40. Tarhan S, Moffit EA, Sessler AD, Douglas WW, Taylor WF (1973) Risk of anesthesia and surgery in patients with chronic bronchitis and chronic obstructive pulmonary disease. Surgery 74:720–726
41. Foex P (1980) Preoperative assessment of patients with cardiac disease. Int Anesthes Clin 18:81–109
42. Powers JH (ed) (1968) Surgery of the Aged and Debilitated Patient. p 205. WB Saunders Company, Philadelphia and London
43. Del Guerico LM, Cohn SD (1980) Monitoring operative risk in the elderly. JAMA 243:1350–1355
44. Robinson BF (1967) Relation of heart rate and systolic blood pressure to the onset of pain in angina pectoris. Circulation 35:1073–1083
45. Mangano DT (1980) Monitoring pulmonary artery pressure in coronary artery disease. Anesthesiology 53:364–370
46. Kaplan JA, Wells PH (1981) Early diagnosis of myocardial ischermia using the pulmonary arterial catheter. Anesth Analg 60:789–793
47. Wilson JE, Bynum LJ (1976) An improved pulmonary angiographic technique using a balloon-tipped catheter. Am Rev Respir Dis 114:1137–1144
48. Bell AL, Shimonura S, Guthrie WJ, Hempel HF, Fitzpatrick HF, Begg CF (1959) Wedge pulmonary arteriography. Radiology 73:566–574
49. Stein PD (1971) Wedge arteriography for the identification of pulmonary emboli in small vessels. Am Heart J 82:618–623
50. Loop JW, Archer G, Northrop CH (1975) Bedside pulmonary arteriography. Radiology 114:469–471

51. Alsbrook EH, Comer PB, Gibson RL, Reidy JF (1976) Pulmonary angiography via an indwelling four-channel Swan-Ganz catheter. Crit Care Med 4:320–322
52. Orta DA, Eisen S, Yergin BM, Olsen GN (1979) Segmental pulmonary angiography in the critically ill patient using a flow-directed catheter. Chest 76:269–273
53. Dougherty JE, LaSala AF, Fieldman A (1980) Bedside pulmonary angiography utilizing an existing Swan-Ganz catheter. Chest 77:43–46
54. Lefcoe MS (1981) Opacification of pulmonary veins during wedge angiography. Crit Care Med 9:128–129
55. Greene R, Zapol WM, Snider MT, Reid L, Snow R, O'Connell RS, Novelline RA (1981) Early bedside detection of pulmonary vascular occlusion during acute respiratory failure. Am Rev Respir Dis 124:593–601
56. Lippmann M, Fein A (1981) Pulmonary embolism in the patient with chronic obstructive pulmonary disease. Chest 79:39–42
57. Adornato DC, Gildenberg PL, Ferrario CM, Smart J, Frost EAM (1978) Pathophysiology of intravenous air embolism in dogs. Anesthesiology 49:120–127
58. Munson ES, Paul WC, Perry JC, de Padua CB, Rhoton AL (1975) Early detection of venous air embolism using a Swan-Ganz catheter. Anesthesiology 42:223–226
59. English JB, Westenskow D, Hodges MR, Stanley TH (1978) Comparison of venous air embolism-monitoring methods in supine dogs. Anesthesiology 48:425–429
60. Edmonds-Seal J, Maroon JC (1969) Air-embolism diagnosed with ultrasound. Anesthesia 24:438–440
61. Michenfelder JD, Miller RH, Gronert GA (1972) Evaluation of an ultrasonic device (Doppler) for the diagnosis of air embolism. Anesthesiology 36:164–167
62. Marshall WK, Bedford RF (1980) Use of pulmonary artery catheter for detection and treatment of venous air embolism: A prospective study in man. Anesthesiology 52:131–134
63. Edwards JE (1960) Interatrial communication. Pathology of the heart. Gould SE (ed). pp 260–261. Charles C Thomas, Springfield, IL
64. Gronert GA, Messick JM, Cuchiara RF, Michenfelder JD (1979) Paradoxical air embolism from a patent foramen ovale. Anesthesiology 50:548–549
65. Perkins-Pearson NAK, Marshall WK, Bedford RF (1981) Atrial pressures and air embolism in the seated position. Anesthesiology 55:A236 (Supplement)

Anhang

Zur Erläuterung der am. Abkürzungen und Symbole (Übersetzung von Profile Chart 4.1)

Profilkarte 4.1. Kardiopulmonales Profil, Miami-V.A.-Krankenhaus, medizinische Intensivstation	**Profile Chart 4.1.** Cardiopulmonary profile, Miami V.A. Hospital Medical Intensive Care Unit
Patientenname:	Patient Name:
Krankenhaus-Nr.:	Hospital no.:
Diagnosen/Therapie:	Diagnosis/procedure:
Eingabe: Datum/Zeit:	Enter Date/time:
Herzminutenvolumen	Cardiac output (CO)
Systolischer Blutdruck	Systolic blood pressure (SBP)
Diastolischer Blutdruck	Diastolic blood pressure (DBP)
Arterieller Mitteldruck	Mean arterial pressure (MAP)
Herzfrequenz	Heart rate (HR)
Mittlerer Pulmonalarteriendruck	Mean pulmonary artery pressure (MPAP)
Pulmonalarterieller Verschlußdruck („Wedgedruck")	Pulmonary artery wedge pressure (PWP)
Zentralvenöser Druck	Central venous pressure (CVP)
Körperoberfläche	Body surface area (BSA)
Daten:	Data:
Schlagvolumen	Stroke volume (SV) (CO/HR)
Herzindex	Cardiac index (CI) (CO/BSA)
Schlagindex	Stroke index (SI) (SV/BSA)
Rechtsventrikuläre Schlagarbeit	Right ventricular stroke work (RVSW) [SI × (MPAP-CVP) × 0.0136]
Quotient	RVSW/CVP ratio
Linksventrikuläre Schlagarbeit	Left ventricular stroke work (LVSW) [SI × (MAP-PWP) × 0.0136]
Quotient	LVSW/PWP ratio
Systemischer Gefäßwiderstand	Systemic vascular resistance (SVR) (MAP-CVP/CO) 79.9
Lungengefäßwiderstand	Pulmonary vascular resistance (PVR) (MPAP-PWP/CO) 79.9

Anhang   199

Eingabe:		Enter:	
Hämoglobin		Hemoglobin (Hgb)	
F_IO_2		FIO_2	
p_aCO_2		$PaCO_2$	
p_aO_2		PaO_2	
S_aO_2		SaO_2	
p_vO_2		PvO_2	
S_vO_2		SvO_2	
Daten:		Data:	
Kapillärer O_2-Gehalt		Capillary O_2 content (CcO_2) [Hgb × alv O_2 sat × 1.36 + (PaO_2 × 0.003)]	
Gemischtvenöser O_2-Gehalt		Mixed venous O_2 content (CvO_2) [Hgb × Ven O_2 sat × 1.36 + (PvO_2 × 0.003)]	
Arterieller O_2-Gehalt		Arterial O_2 content (CaO_2) [Hgb × Art O_2 sat × 1.36 + (PaO_2 × 0.003)]	
Arteriovenöse O_2-Gehaltsdifferenz		Arteriovenous O_2 content difference ($avDO_2$) ($CaO_2 - CvO_2$)	
O_2-Angebot		O_2 delivery (CO × CaO_2 × 10)	
O_2-Verbrauch		O_2 consumption (VO_2) (CO × $avDO_2$ × 10)	
O_2-Nutzungsquotient		O_2 utilization ratio ($avDO_2/CaO_2$)	
Intrapulmonales „Kurzschlußblut" (Shunt)		Intrapulmonary shunt (Qs/Qt) (CcO_2-CaO_2/CCO_2-CvO_2)	
p_aO_2/F_IO_2		PaO_2/FIO_2	
Katecholamine oder Vasodilatoren (μm/kg/min)		Vasopressors or vasodilators (μ/k/m)	
PEEP (positiver endexspiratorischer Druck)		PEEP	
Atemfrequenz		Respirator rate	
Atemzugvolumen		Tidal volume	
PIP (inspiratorischer Spitzendruck)		PIP	

Sachverzeichnis

Abgeleitete Variablen 100–103, 125–131
Abkürzungen XV
Anaesthesie 180, 183–186
ARDS 14, 165–173
Arrhythmien, siehe Katheterisierung, Komplikationen
Arterieller Blutdruck 103
Arterio-venöse Sauerstoffgehaltsdifferenz 128

Ballonruptur, siehe Katheterisierung, Komplikationen
Ballonverschlußangiographie 186–190

Complaiance 104–106, 114, 172

Dämpfung 26, 27, 47, 53, 63

Endokarditis, siehe Katheterisierung, Komplikationen

Fehlerquellensuche 50–52, 53–55, 57–68

Gemessene Variablen 59–61, 99–124
Gemischtvenöse Sauerstoffspannung 49–56

Hämodynamik bei
  akutem Myokardinfarkt 138–147
  ARDS 163–173
  kardiogenem Lungenödem 122, 135–137
  primär pulmonaler Schädigung 120–122
  Rechtsherzinfarkt 12–13, 122, 146
  Schock
    hypovolämischem 10, 13–14, 122, 157–159
    kardiogenem 122, 138–147
    septischem 157–163
    traumabedingtem 174–177
  Tamponade 12, 109, 122
  Vasodilatoren 15–16, 143, 145, 150–156
Hämodynamisches Profil 100–101
Herzauswurfvolumen 50–52, 56–61
Herzchirurgie 17, 182–186
Herzfrequenz 113
Hilfsmittel und Zusatzbehör, siehe Katheterisierung

Indikationen, siehe Katheterisierung
Infektionen, siehe Katheterisierung, Komplikationen

Katheterisierung
  Einführungstechniken 33–49
  Hilfsmittel und Zusatzbehör 21–33
  Indikationen 7–19
    Abschätzung des intravasalen Volumens 15
    ARDS 14–15
    Auswirkungen vasoaktiver Substanzen 13
    Einsatz von Vasodilatoren 15–16
    Herzkatheterlabor 18
    Lungenödem 14
    Lungenversagen 14
    Maßnahmen zur Reduzierung der Infarktgröße 13
    Mitralinsuffizienz vs Ventrikelseptumdefekt 11, 147–150
    Myokardinfarkt mit Herzbeuteltamponade 12
    Myokardinfarkt mit Hypertonie 11
    Myokardinfarkt mit Hypotonie 10
    Myokardinfarkt mit Linksherzversagen 9–10
    Myokardinfarkt mit Sinustachykardie 10–11
    operative 16–17
    pädiatrische 17–18
    Rechtsherzinfarkt 12–13
    Schock 13–14
    schwerer Myokardinfarkt oder -ischämie 11–13
  Kalibrierung 28–30
  Katheterkonfiguration und -typen 31–33
  Komplikationen 69–96
    Ballonruptur 88–89
    begünstigende Faktoren und Vorsichtsmaßnahmen 89
    Endokarditis 82, 87
    Infektionen 49, 85–88
    kardiale 82, 40
    Lungeninfarkt 75–81
    Pulmonalarterienruptur 75–81
    Thrombosierung 74–75

Thrombozytopenie 75
Verknotung 82−85
verschiedene 89
zentraler Venenweg 39−42, 89
Repositionierung 50−51
Standardisierung 33−36
Suche von Fehlerquellen 50−53
Verschiedenes 18
Wahl des Zugangweges 37−42
Kolloidosmotischer Druck 160−161, 165−166
Kontraindikationen 18−19
Kontraktilität 106
Körperoberfläche 125

Linksventrikuläre Schlagarbeit (LVSW) 127
Linksventrikulärer enddiastolischer Druck (LVEDP) 113−115, 120−121
Lungengefäßwiderstand 56, 120−121, 127
Lungeninfarkt siehe Katheterisierung, Komplikationen
Lungenödem 14, 135−137, 159−173

Myokardinfarkt 9−13

Nachlast 106−107
Normalwerte 102−103

Overwedge 65−66

PEEP 114
Pneumonie versus Linksherzversagen 135−137
Pulmokapillärer Verschlußdruck bei 110−121
PEEP 114−119
Bedeutung der Katheterlage 114−119
Korrelation mit LAP oder LVEDP 114−119
Pulmonalarterienruptur, siehe Katheterisierung, Komplikationen
pulmonalen Erkrankungen 119−120
Korrelation mit Linksvorhofdruck 112−113

Korrelation mit LVEDP 113−114
Kriterien 111−112
Pulmonalarteriendruck 110−128
Korrelation mit Linksvorhofdruck 119−121
Korrelation mit LVEDP 120−121
Korrelation mit pulmokapillärem Verschlußdruck 110−121

Rechtsherzinfarkt 12−13, 109, 122, 141, 146
Rechtsherzschlagarbeit 127

Sauerstoffangebot 128
Sauerstoffextraktionsrate 130
Sauerstoffgehalt 127−128
Sauerstofftransport 128
Sauerstoffverbrauch 129−130
Schlagindex 125
Septischer Schock 157−163
Standardisierung, siehe Katheterisierung
Starling'sche Gleichung 165−166
Systemischer Gefäßwiderstand 126

Thrombosierung, siehe Katheterisierung, Komplikationen
Thrombozytopenie, siehe Katheterisierung, Komplikationen
Trauma 174−177

Vasodilatation 15−16, 143−144, 146, 150−156
Venoarterielle Beimischung 130
Verknotung, siehe Katheterisierung, Komplikationen
Volumentherapie 144, 157−163, 174−177
Vorlast 104−105
V-Wellen 11, 64−65, 109, 147−148

Wheatston'sche Brücke 22−23, 57, 59

Zentralvenöser Druck 107−108
Zugangsweg, siehe Katheterisierung